脑卒中居家康复护理

主编　陈玉梅　杨匡洋　吴怡卿

人民卫生出版社
·北京·

图书在版编目（CIP）数据

脑卒中居家康复护理 / 陈玉梅，杨匡洋，吴怡卿主编. —北京：人民卫生出版社，2025.1
ISBN 978-7-117-35637-4

Ⅰ. ①脑…　Ⅱ. ①陈…　②杨…　③吴…　Ⅲ. ①脑血管疾病－护理　Ⅳ. ①R473.54

中国国家版本馆 CIP 数据核字（2023）第 222824 号

脑卒中居家康复护理
Naocuzhong Jujia Kangfu Huli

主　　编　陈玉梅　杨匡洋　吴怡卿
出版发行　人民卫生出版社（中继线 010-59780011）
地　　址　北京市朝阳区潘家园南里 19 号
邮　　编　100021
E - mail　pmph @ pmph.com
购书热线　010-59787592　010-59787584　010-65264830
印　　刷　北京顶佳世纪印刷有限公司
经　　销　新华书店
开　　本　787 × 1092　1/16　　印张：12
字　　数　233 千字
版　　次　2025 年 1 月第 1 版
印　　次　2025 年 3 月第 1 次印刷
标准书号　ISBN 978-7-117-35637-4
定　　价　59.00 元

打击盗版举报电话　010-59787491　E- mail　WQ @ pmph.com
质量问题联系电话　010-59787234　E- mail　zhiliang @ pmph.com
数字融合服务电话　4001118166　E- mail　zengzhi @ pmph.com

编委会

主　编　陈玉梅　杨匡洋　吴怡卿

副主编　李淑芳　张明霞　许雪华　吴海科

编　委　（按姓氏笔画排序）

王飞红　卢婉敏　史晓思　宁晓春　刘伙娟　刘旭微
许雪华　苏咏珊　杨匡洋　杨燕平　李小玉　李淑芳
吴怡卿　余连君　张飞妃　张明霞　陈玉梅　林　静
罗丽霞　金培群　倪彩娇　黄银珍　黄漫华　黄燕冰
梁文倩　梁淑云　黎力生　黎爱金

顾　问　谢永慈（中国香港护士训练及教育基金会老师）

序

脑卒中患者的康复周期较长，伴随的肢体功能障碍如得不到及时干预，将严重影响患者和照顾者的生活质量，故如何对康复期的脑卒中患者进行有效的、针对性的指导就显得尤为重要。《脑卒中居家康复护理》一书系统整理了脑卒中患者居家康复护理过程中常见的疑难问题，并给出了很好的解决方案。

该书图文并茂地介绍了脑卒中患者居家康复期间，如何进行日常家居环境的改造，以建立安全的居家康复及生活环境；如何进行良肢位摆放，以最大限度地恢复和保持肢体的功能并减少并发症的发生，提高患者自理能力，树立生活的信心和减少对照顾者的依赖，提高生活质量；如何进行自主的和被动的全身关节活动，细致到指间关节的活动，以避免因肌肉萎缩和关节挛缩僵硬加重肢体功能障碍；如何进行安全的主动和被动的体位转移，包括转移的方式；如何进行安全进食和喂食及简易吞咽功能测试和训练，以防止误吸；如何进行言语训练，包括发音和失语的训练；如何进行二便功能的管理和日常饮食及护理，包括便秘、尿潴留、二便失禁的护理，膀胱功能训练和间歇性导尿的方法；如何进行日常生活活动能力训练，包括穿衣、洗漱、如厕、出行等技巧和辅助方法，以提升患者自我照顾能力，减轻照顾者的压力，维护患者的自我形象，增强和训练患者的社会活动参与度，为回归社会活动做准备。

同时还介绍了脑卒中患者的康复辅助用具，如轮椅、拐杖的使用和选择以及维护的方法；居家自我安全管理，包括预防压疮、烫伤、跌倒、走失、安全用药等方法和注意事项。

本书有两大特色和亮点：其一是加入了中医膳食调理的方法和中医保健功法，介绍了如何辨证施膳和保健功的锻炼方法，保健功包括坐式呼吸操、坐式八段锦，对增强和改善患者体质、提高免疫力提供了多维度的指导。其二是创新性地介绍居家简易康复护理器具制作和训练方法，如绳梯、滑轮牵引器、手推板、简易日常生活活动（activity of daily living，ADL）训练板等的制作，展示如何在家就地取材制作康复用具，并进行有效训练，可以很好地减轻患者的经济负担。

该书能给脑卒中患者居家康复提供指导、参考和帮助，也适合作为医学生的辅助学习用书。

本人有幸成为第一批读者，对本书的出版表示衷心的祝贺。也希望笔者笔耕不辍、总结经验，写出更多作品，促进患者健康，为人民谋福祉。

中华护理学会第 28 届理事会副理事长
中华中医药学会护理分会主任委员
张素秋

前言

近年来，随着卒中中心的规范化建设，脑卒中患者能够得到及时有效的救治，患者的生存率大大提高了。但由于脑卒中患者的康复周期较长，随着住院日的缩短，患者回家后，如何进行系统、规范、有效的康复护理，以减少身体功能残障率、提高生活质量是一个亟待解决的问题，也是脑卒中患者和照顾者面临的重大问题。

《脑卒中居家康复护理》一书，图文并茂、简明扼要、重点突出，细致地列述了脑卒中患者居家康复时期如何进行自我康复的方法和注意事项，涵盖了家居改造、功能锻炼、良肢位摆放、自我健康评估和管理、并发症的预防、中医养生保健、辅助器具的使用和制作等内容，为脑卒中患者居家康复护理提供了很好的参考和指导。

该书历时 4 年出版，书中的脑卒中康复护理技术，融合了佛山市中医院和中国香港护士训练及教育基金会在脑卒中临床康复护理技术方面近 10 年的合作研究经验，此套康复护理经验已推广到甘肃、黑龙江、山西等全国十余个省（市、区），培养了近千名学员，并逐步形成了脑卒中康复护理技术系列的培训品牌课程。在此也郑重地向中国香港护士训练及教育基金会姚瑞棠主席、谢永慈先生致谢。

为了进一步推广这套脑卒中康复护理技术，现将其总结、提炼成书，旨在让更多的读者和脑卒中患者受益。

本书编写任务繁重，分为 5 章、21 节，涉及脑卒中患者居家康复护理 12 个方面的问题，拍摄了 500 多张示范图片。由于受专业水平的限制和认知的局限，书中难免有错漏之处，敬请广大读者在阅读时海涵，也请大家多多批评指正。

陈红梅

2024 年 9 月

目录

第一章 居家环境要求

第二章 居家康复护理方法

第三章 康复辅助用具

第四章 居家简易康复护理器具制作

第五章 居家自我安全管理

第一章

居家环境要求

一、整体环境

1. 患者日常活动区域应安装稳固的扶手，防止跌倒。

2. 日常物品摆放合理，方便患者自行拿取。

3. 出入通道不能摆放过多的物品，以方便患者自行出入不会受到妨碍，地面干燥避免湿滑。

4. 楼梯通道不能过于狭窄，最好以轮椅可顺畅通过为宜。

5. 生活环境应保持整洁，电线以及电器不应放于患者活动的公共区域。

二、门槛

改装门槛，与有棱角的门槛相比，斜面门槛可以防止绊倒，或者改成无门槛（图 1-1）。有门槛的地方最好有醒目的提醒标识，做好预防工作，或在门旁加装扶手。

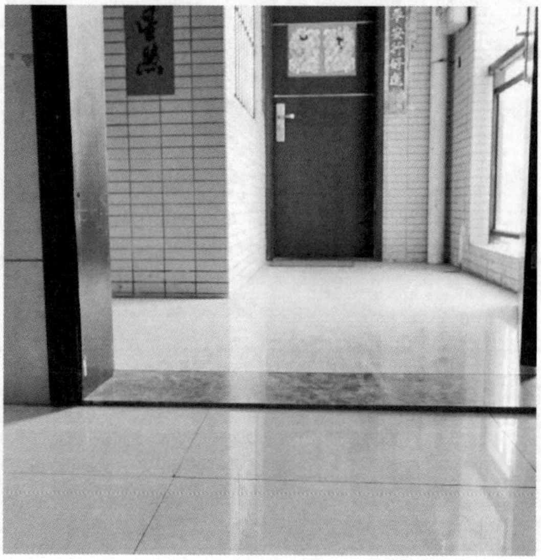

图 1-1　门槛

三、地面

地面保持干净、干燥，不堆积杂物。安装防滑地板或者给地板打防滑蜡，家里如有地毯需用钉子或者胶带固定好。

四、通道

为了方便轮椅通行，通道要光线充足、地面平坦，应移走所有不必要的家具，需要的家具合理、整齐地摆好，让轮椅有足够空间通行；患者通行的地方不能有任何障碍物；家居物品不宜常更换位置，在合理的情况下最好固定放置。通道两旁安装扶手（图 1-2）。

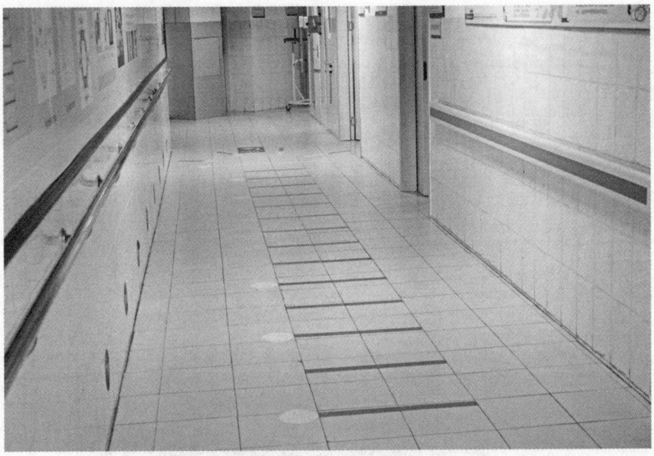

图 1-2　通道

五、厨房

给厨房的地板和瓷砖表面做好防滑，尤其是容易湿滑的地方。使用电水壶、电茶壶、热水器的温度不能过高，最好设置在 50℃；如果患者想要下厨，尽量让其使用微波炉，但需注意，带有心脏起搏器的患者慎用微波炉；尽量把厨房用品放在患者方便拿取的位置，避免患者使用凳子登高拿东西造成危险（图 1-3）；可以在餐桌旁为坐轮椅的患者准备一个餐架。

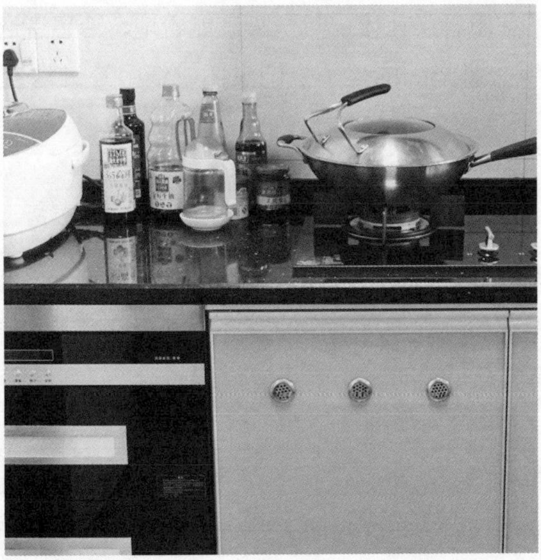

图 1-3　厨房

六、桌椅

1. 桌子所有锐利的边和角都用布包起来，椅子安装把手，有靠背，且把手、靠背够结实，确保家具稳固，患者倚着家具时不会有危险。

2. 选择硬质、有靠背、较重且底座面积较大、较稳固的座椅，椅子的高度要匹配患者的身高，不能太高也不要太低，以坐在椅子上患者的双脚能着地为宜，需防跌倒（图1-4）。

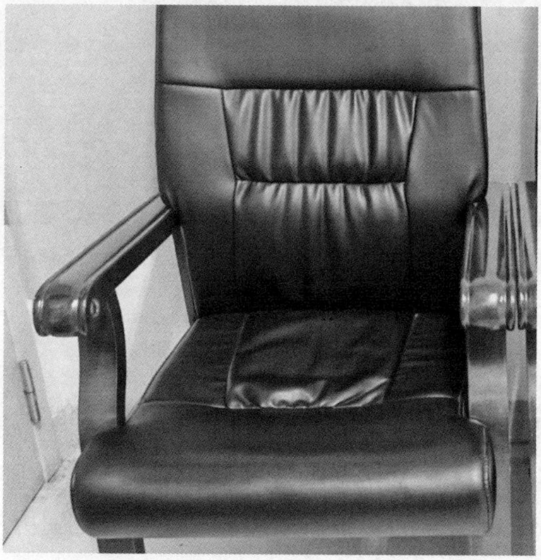

图 1-4　椅子

七、床铺

床的高度尽量保持在患者坐在床边时全脚掌能着地，给患者选用稳固的床铺，把床靠墙放置。在床旁放置一张坚固的桌子，把水杯或纸巾等日常生活所需物品放在桌子上，方便患者拿取。

八、厕所

1. 家庭一般采用马桶，马桶高度以患者坐在马桶上双脚着地为宜。在马桶旁安装护栏，方便患者如厕时蹲下和起立。有条件的家庭可以在马桶旁安装急救呼叫器，以确保患者发生意外时可以得到及时救助。

2. 把厕纸放在患者容易拿到的地方。

3. 厕所的门改成推拉门。

4. 厕所地面铺设防滑地砖，可以在地上放防滑垫。

5. 马桶、浴缸、洗手台周围加装扶手（图 1-5）。

6. 使用感应式水龙头，而不是手柄式（图 1-6）。周围安装好扶手。

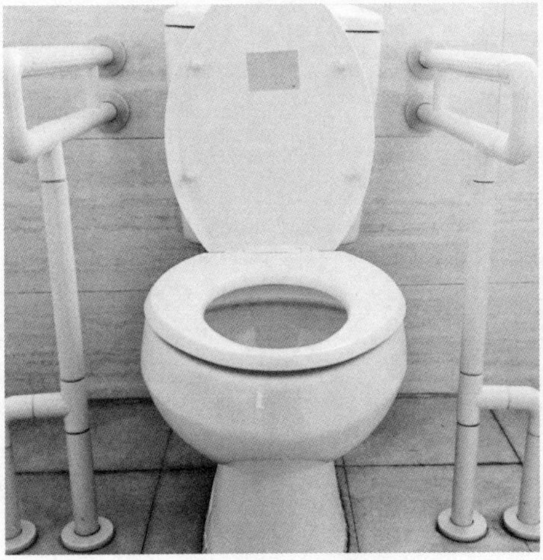
图 1-5　马桶旁安装扶手

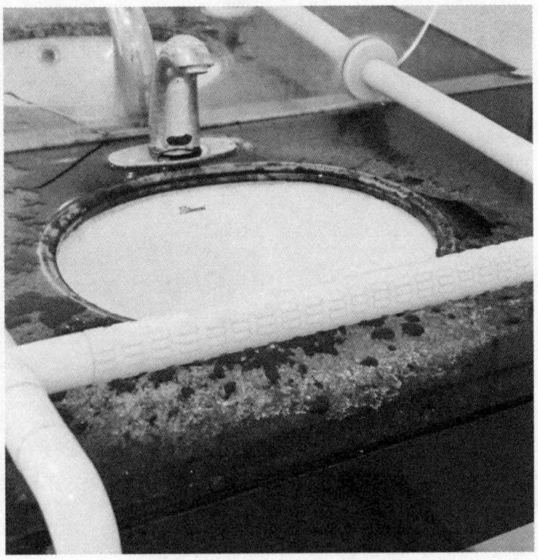
图 1-6　感应式水龙头

参考文献

[1] 关风光 . 中风患者自我管理手册 [M]. 北京 : 科学出版社 ,2017.

[2] 玛利亚・梅耶 , 保拉·德尔 , 乔恩·卡斯威尔 . 中风的日常护理 [M]. 李作农 , 译 . 北京 : 电子工业出版社 ,2017.

第二章 居家康复护理方法

第一节 良肢位护理

一、良肢位定义

良肢位是将患侧肢体置于抗痉挛的位置。操作前需了解病情、评估并检查肌张力、肌力状况，进行操作告知。适用于肌力在 0 ~ 3 级的患者。

二、良肢位卧位

1. 患侧卧位　患侧卧位即患侧肢体在下方，健侧肢体在上方的侧卧位，是脑卒中患者卧姿最重要的体位。该体位可缓解患肢痉挛，促进患侧肢体感觉的输入，增加患者对患肢的感知，而且健侧手可自由活动。

（1）患者取患侧卧位（图 2-1），头下放置合适高度（10 ~ 12 厘米）的软枕。

（2）患者侧卧时患侧上肢前伸，肩部向前，避免肩关节受压、后缩。

（3）患者患侧肩关节处于屈曲位，肘关节伸展，前臂旋后，腕关节背伸，掌心向上，拇指外展，手指伸展。

（4）患者健侧上肢置于身体上，背部放 1 个枕头，稳固支撑后背并使躯干略向后倾，使身体与床的角度小于 90°，减轻体重对患侧的压迫。

（5）患者患侧下肢在后，髋关节伸展，膝关节轻度屈曲呈迈步状，踝关节尽量保持 90°。可在患者踝部放置垫子，预防压疮。

（6）患者健侧髋关节、膝关节均屈曲，在其下放 1 个枕头，以患者舒适为度。

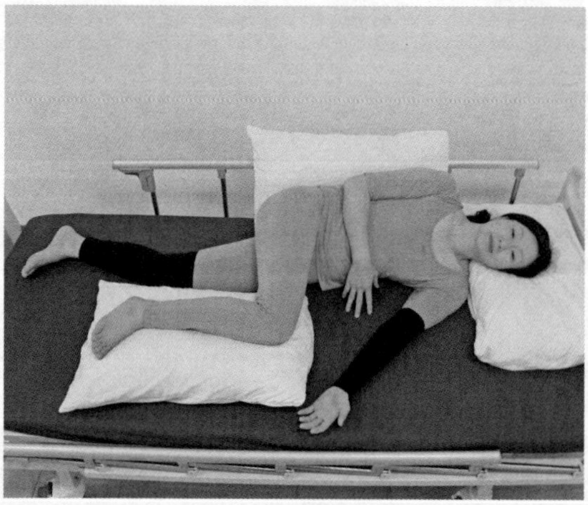

图 2-1　患侧卧位

2. 健侧卧位　健侧卧位（图 2-2），即健侧肢体在下方，患侧肢体在上方的侧卧位。也是一个较好的体位，可减少患侧肩、髋受压，预防压疮。

（1）患者患侧上肢放在枕头上，充分前伸，使肩关节屈曲 90°左右，身体的中轴与床的角度大于 90°，使患侧上肢充分支撑在软枕上，且患者更换体位后身体不易移位。注意软枕要有足够高度并可起到支撑作用，以避免肩关节内收。肘伸展，腕背伸，前臂旋前，手指伸展，掌心向下，此处注意点是支撑手部的枕头需足够长，预防垂腕。健侧上肢在下自然放置。

（2）患者患侧下肢髋、膝关节均屈曲成 90° ，置于枕头上，枕头高度合适，使髋关节既不外展、内收，也无内外旋转。枕头必须足够高、长，足部勿悬空，以防踝关节内翻。

（3）患者健侧下肢在后自然放置。

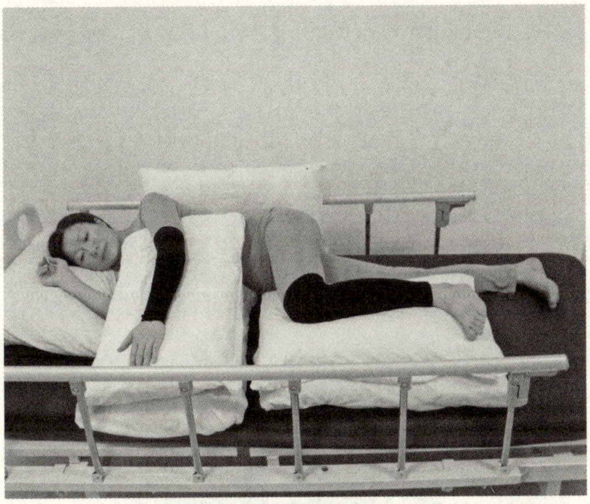

图 2-2　健侧卧位

3. 仰卧位　仰卧位尽量少采用，因为仰卧位时枕头过高容易诱发异常的反射活动，会加重患者的痉挛模式，只作为一种替换体位或患者需要这种体位时采用（图 2-3）。

（1）患者身体仰卧，枕头高度为 8 ~ 10 厘米，以胸椎不出现屈曲为宜。

（2）患者患侧肩下垫 1 个高度为 8 ~ 10 厘米的小枕，使肩关节充分前伸。

（3）患者患侧上肢肘关节伸展，腕关节背伸，前臂旋后，掌心向上，拇指外展，手指伸展并稍分开，可适当抬高，以促进血液循环，缓解肢端肿胀。

（4）在患者患侧臀部下面及大腿外侧垫 1 个长枕或斜长枕，使髋关节稍内旋，保持患侧下肢处于外展中立位，以防止患侧骨盆后缩和髋关节外展、外旋。

（5）在患者大腿下 1/3 处至膝关节下垫 7 ~ 8 厘米高的软枕或薄毛巾卷，使膝关节呈轻度屈曲位，踝关节成 90°，足尖向上。

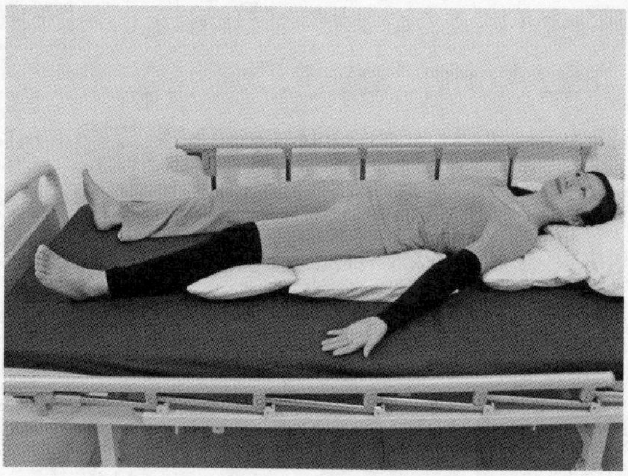

图 2-3　仰卧位

三、良肢位坐位

1. 床上坐位　床上坐位难以使患者的躯干保持正直，容易出现躯干后仰而成半卧位姿势，而半卧位易诱发下肢伸肌痉挛。因此，原则上应尽量避免采取半卧位，卧床期间，仅在患者进食和排泄等不得已的情况下短时间使用（图 2-4）。

（1）将大枕头垫在患者后背，尽量悬空头颈部，使躯干伸直并训练头颈部力量。

（2）患者髋关节屈曲成 90°，双膝伸展，大腿下 1/3 处至患侧膝下垫 1 个小软枕。

（3）患者双上肢置于跨床小桌上，患侧肘及前臂下垫 1 个枕头，使上肢及手伸展，肩关节前伸，前臂自然摆放。

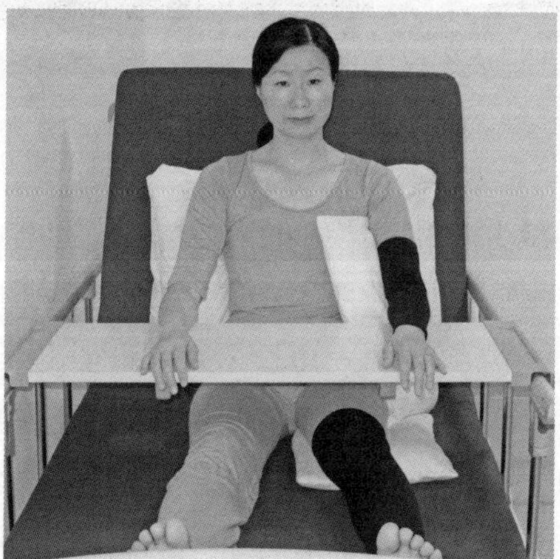

图 2-4　床上坐位

2. 椅子或轮椅坐位　适用于神志清醒、无运动禁忌的心脏病患者和全身并发症、无神经系统症状加重患者。与卧位相比，坐位利于躯干伸展，改善通气，可促进日常生活活动能力的恢复，如如厕、坐轮椅、椅上进食等，从而扩大患者的活动范围，改善患者的身体及精神状态，为进一步康复创造条件。

方法：患者挺直身体，头、颈、躯干保持左右对称，系上安全带（图 2-5）。患者轮椅坐位，患侧腋下放枕头承托（图 2-6）；手臂自然摆放，髋、膝、踝要分别保持 90° 的屈曲位，可在双脚底部垫上脚垫，臀部坐在椅子的后部，双侧身体均等负重，小腿与地面垂直。

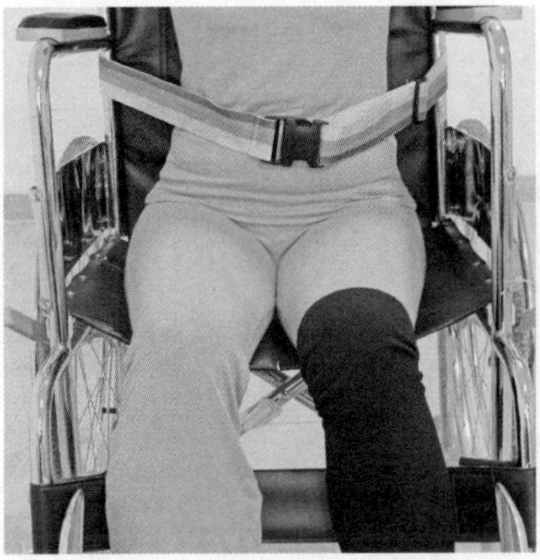

图 2-5　轮椅坐位系安全带

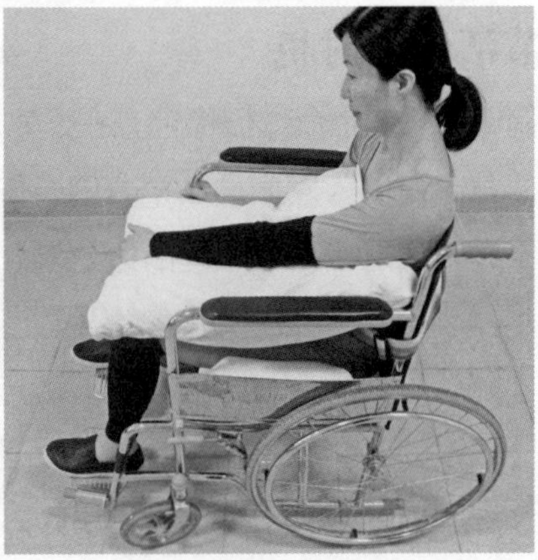

图 2-6　轮椅坐位患侧肢承托

四、良肢位摆放注意事项

1. 患者卧位时，床应放平，避免抬高床头或床尾。

2. 被动翻身时可采用翻身单，利用省力原则，避免拖、拉、拽患者的动作。

3. 每隔 2 ~ 3 小时，对患者进行体位变换和矫正，特殊患者可制订个体化翻身计划。

4. 患者患侧手中与足底不应放置任何物品。

5. 枕头的大小、高度、硬度适宜。

6. 坐位时，患者有意识，不在嗜睡状态，全身情况稳定。

7. 患者坐起时如出现直立性低血压，应立即卧床休息，展开针对直立性低血压的治疗措施。待血压稳定后采取逐渐增加角度、时间的被动坐起方式。

参考文献

[1] 燕铁斌 . 康复护理学 [M]. 北京 : 人民卫生出版社 ,2012.

[2] 谭峰 . 缺血性中风 [M]. 北京 : 科学技术文献出版社 ,2016.

第二节 关节活动训练

一、关节活动的目的

运用各种康复训练的方法，维持或增加关节活动度，防止关节活动度受限和关节僵硬、挛缩、畸形，提高肢体运动能力。维持肌肉强度，促进血液循环和增强感觉输入，防止肌肉萎缩和深静脉血栓形成。

二、关节活动的时机

患者偏瘫后只要生命体征稳定，在发病后 24 ~ 48 小时即可进行关节活动训练。偏瘫患者康复的黄金时间为发病后 3 个月内，偏瘫康复的有效时间为发病后 6 个月到 1 年，发病后 1 年进入后遗症期，康复治疗效果和速度都会明显降低。所以康复护理的介入越早越好，尽早调动患者的主动性、积极性，随着患者能力的提高，运动应由被动变为主动。

三、关节活动的原则和注意事项

1. 关节活动的顺序应遵循由近端到远端，由大关节到小关节以及循序渐进的原则。

2. 动作要轻柔、缓慢、有节律，活动范围由小到大，逐渐达到全范围的关节活动训练。

3. 每个关节活动 10 ~ 15 次，每组训练时间以 20 ~ 30 分钟为宜，每天 3 ~ 4 组，卧位和坐位时都可以进行训练。

4. 训练过程中避免出现拖、拉、扯等暴力动作，以免造成患者关节、韧带、肌肉等损伤。

5. 操作者可采用省力原则，即利用身体的移动带动患者进行运动而达到省力的目的，患者应尽量靠近操作者。

四、关节活动操作方法

1. 卧位被动运动

（1）上肢被动运动

第一步：肩关节屈曲（图 2-7）及伸展

1）操作者一手托住患者患侧手的肘关节，一手握住腕关节，将手臂缓慢抬高。

2）操作者将患者手臂慢慢向床头方向移动至患者出现紧绷的感觉（屈曲）。

3）操作者将患者手臂向下慢慢放回患者身边（伸展）。

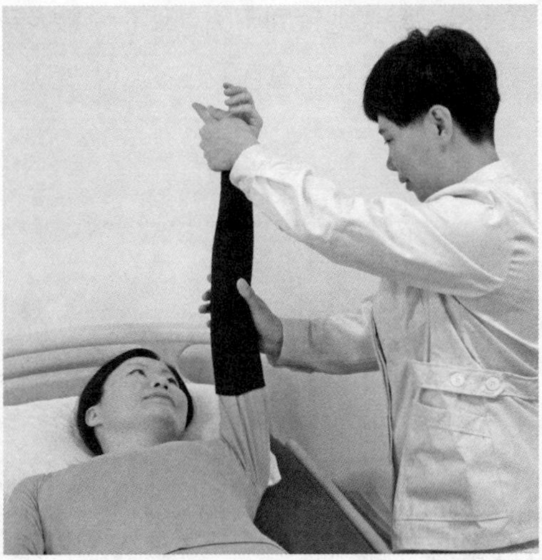

图 2-7　肩关节屈曲

第二步：肩关节外展及内收（图 2-8，图 2-9）

1）操作者将患者手掌向下，手臂从身旁向外侧移动。

2）达 90°时使患者手掌向上，继续向头部方向移动（外展）。

3）操作者一手托住患者患侧手的肘关节，一手握住患侧手掌，将肩关节往关节腔里送以保护肩关节。

4）将患者手臂缓慢收回患者身旁（内收）。

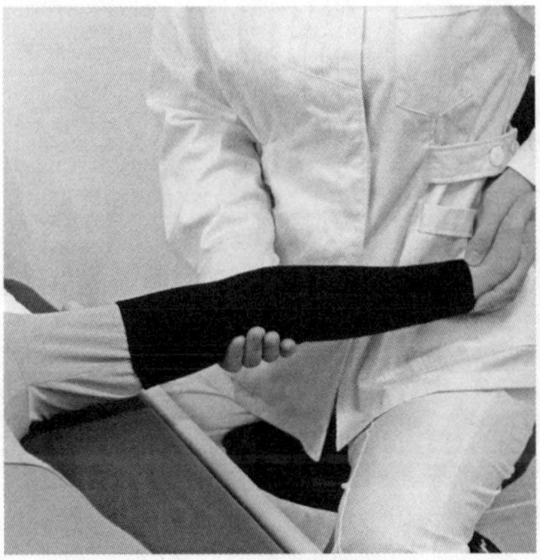

图 2-8　肩关节外展

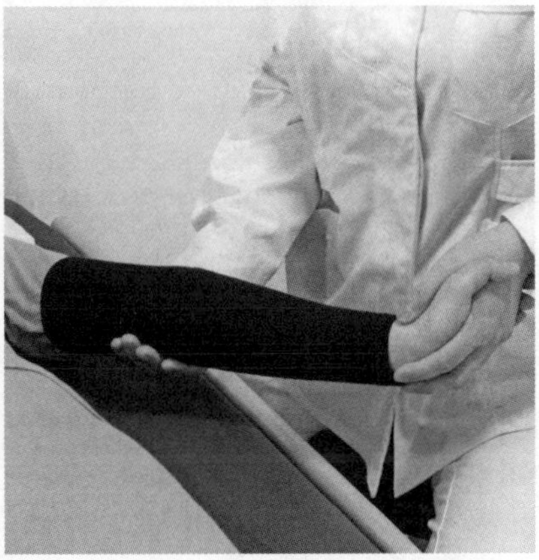

图 2-9　肩关节内收

第三步：肩关节外旋及内旋（图 2-10，图 2-11）

1）操作者一手托住患者患侧手的肘关节，一手握住腕关节将手臂拉开与肩平，屈肘与床成 90°。

2）操作者将患者前臂缓慢、轻柔地转向床头，使手背触及床褥（外旋）。

3）操作者将患者前臂慢慢放下，使手掌触及床褥（内旋）。

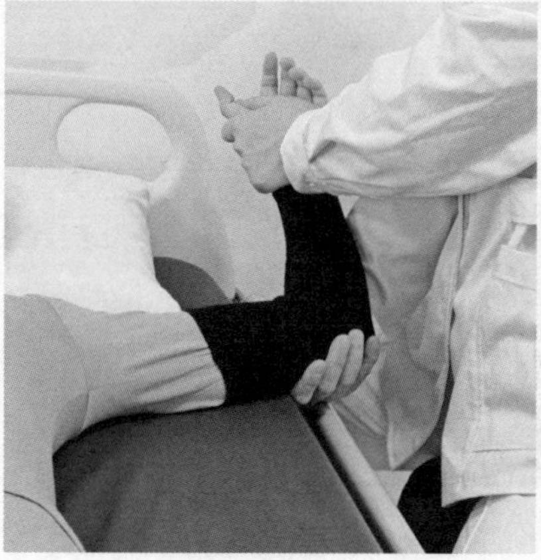

图 2-10　肩关节外旋

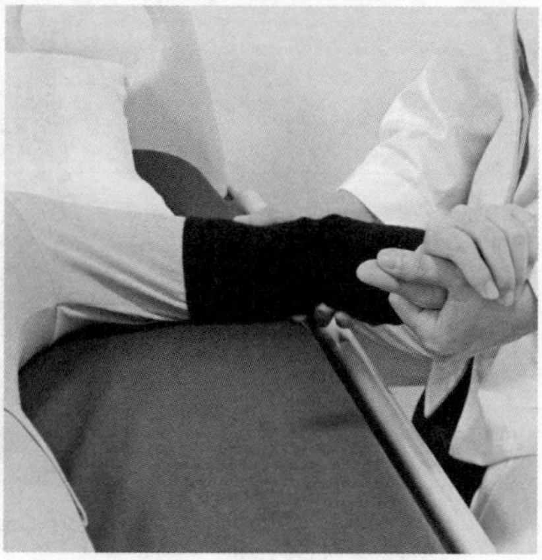

图 2-11　肩关节内旋

第四步：肘关节屈曲及伸展（图 2-12，图 2-13）

1）患者手平放体侧，操作者一手托住患者患侧手的肘关节，一手握住腕关节。

2）操作者将患者手臂向肩膀方向缓慢移动（屈曲）。

3）操作者将患者肘部缓慢伸直（伸展）。

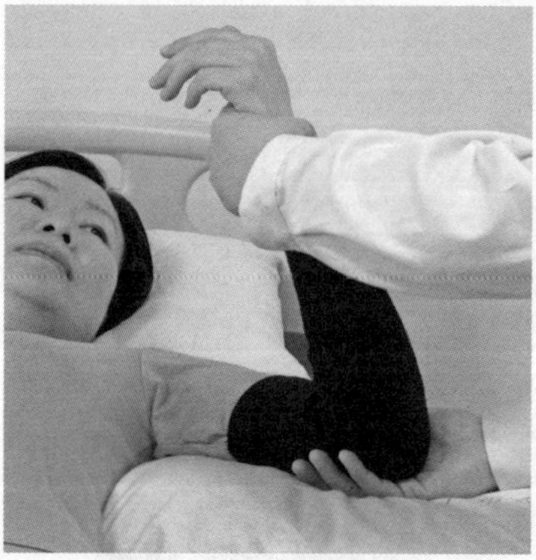

图 2-12　肘关节屈曲

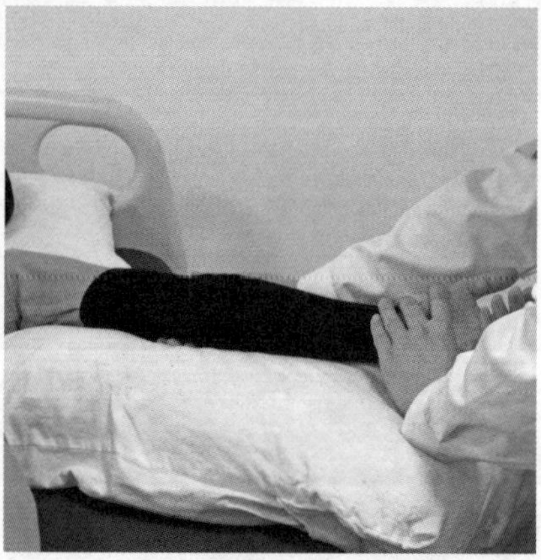

图 2-13　肘关节伸展

第五步：前臂旋后及旋前（图 2-14，图 2-15）

1）操作者一手握住患者手掌，一手托住肘部。

2）操作者将患者手掌转动向上（旋后）、转动向下（旋前）。

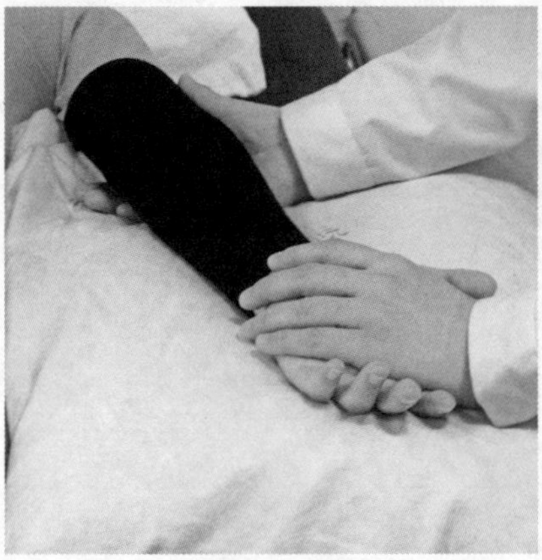

图 2-14　前臂旋后

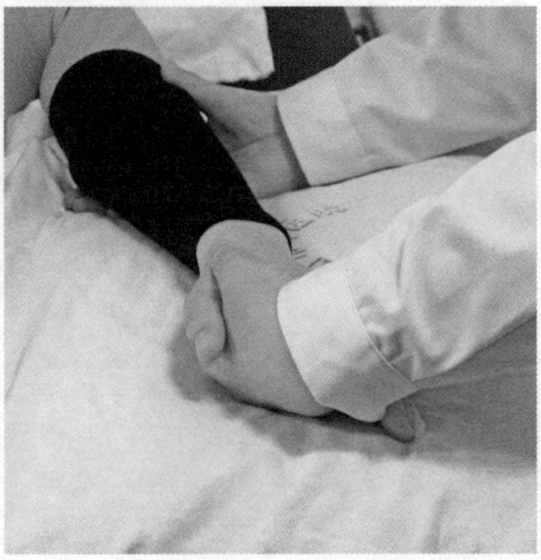

图 2-15　前臂旋前

第六步：腕关节桡侧偏及尺侧偏（图 2-16，图 2-17）

1）操作者一手扶住患者的手腕以固定，另一手托住患者的手指，使患拇指外展。

2）操作者将患者手掌分别向拇指方向（桡侧）及小指方向（尺侧）活动。

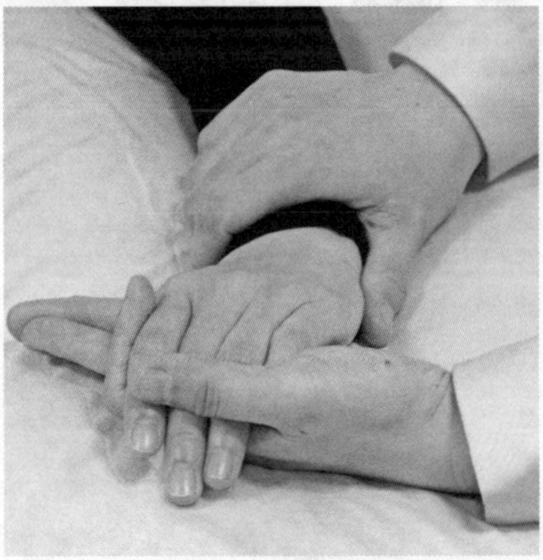

图 2-16　桡侧偏

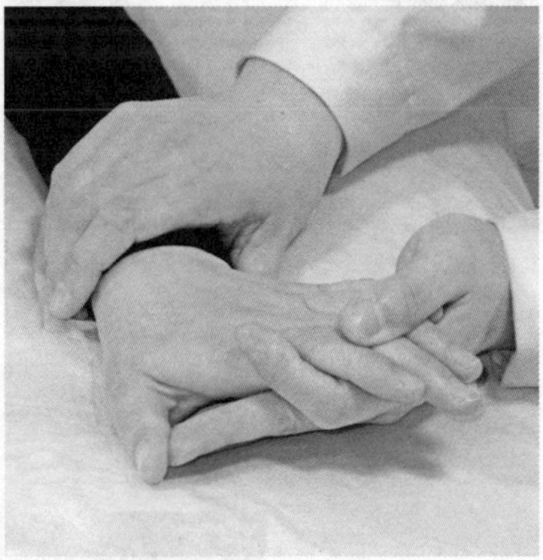

图 2-17　尺侧偏

第七步：腕关节背伸及掌屈（图 2-18，图 2-19）

1）操作者一手扶住患者的手腕，另一手握住患者的手指。

2）操作者把患者手腕向手背的方向伸展（背伸）。

3）操作者将患者手腕伸直，把手腕向手掌的方向屈曲（掌屈）。

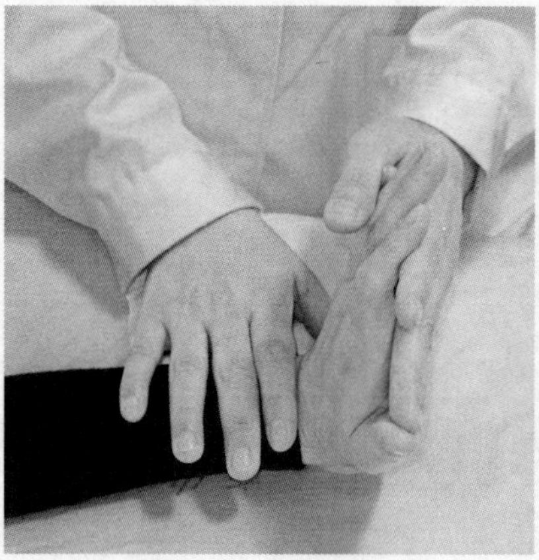

图 2-18　腕关节背伸

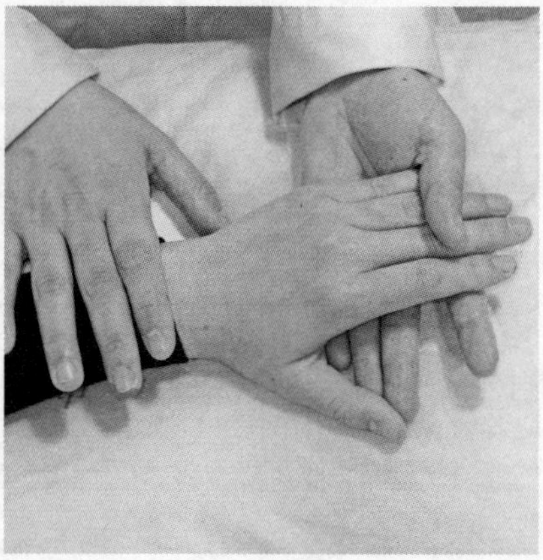

图 2-19　腕关节掌屈

第八步：操作者将患者拇指外展及内收（图 2-20，图 2-21）、拇指对掌（图 2-22）

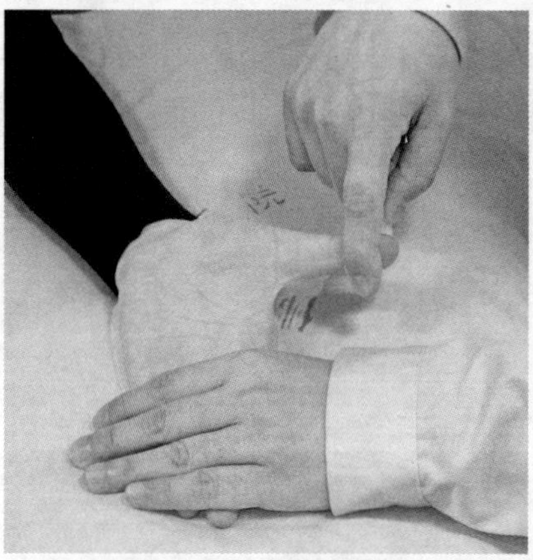

图 2-20　拇指外展

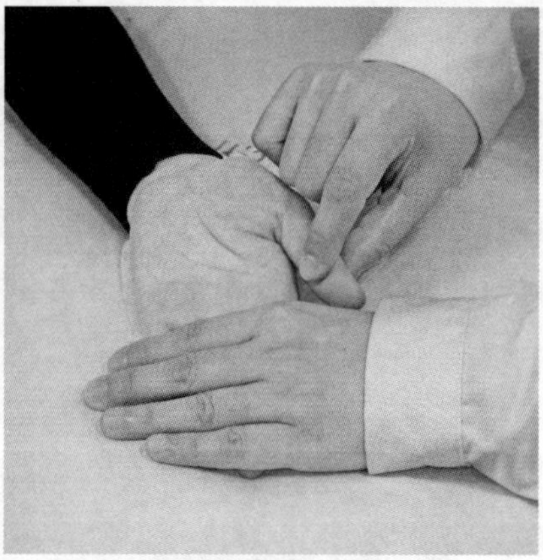

图 2-21　拇指内收

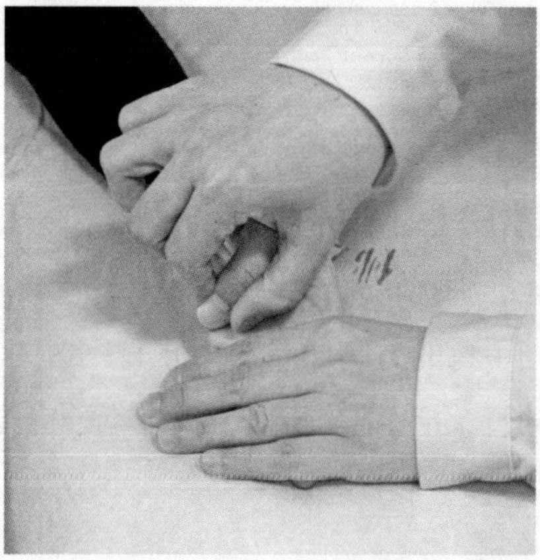

图 2-22　拇指对掌

第九步：拇指掌指关节屈伸（图 2-23，图 2-24）

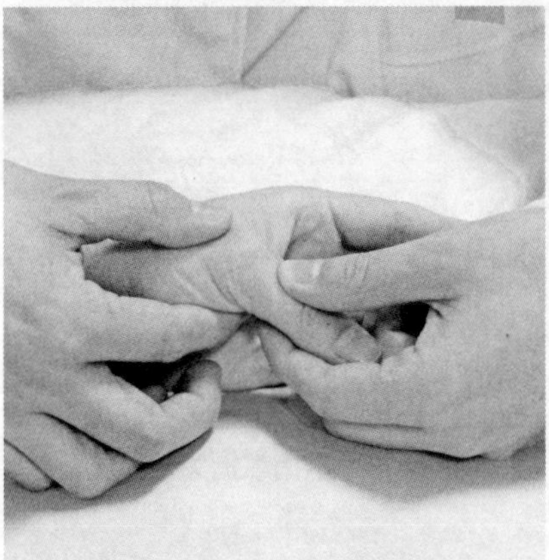

图 2-23　拇指掌指关节屈

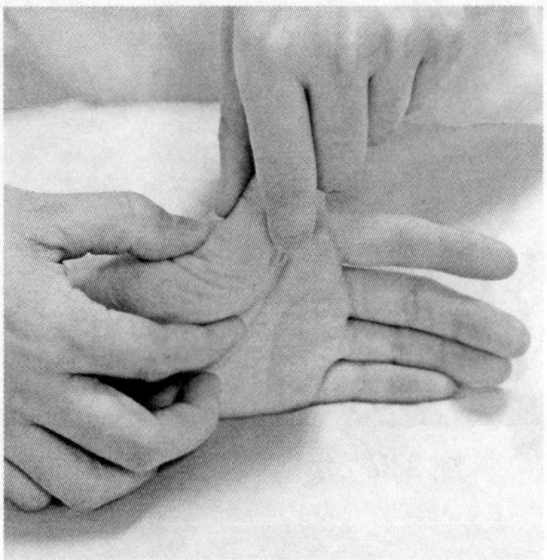

图 2-24　拇指掌指关节伸

第十步：操作者将患者拇指指间关节屈曲、伸展（图 2-25，图 2-26）

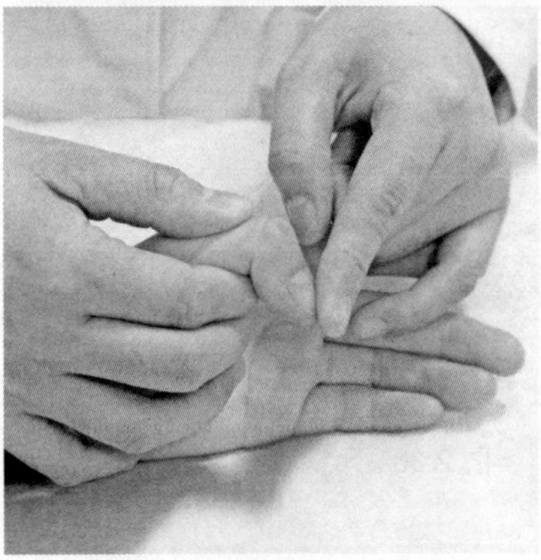

图 2-25　拇指指间关节屈曲

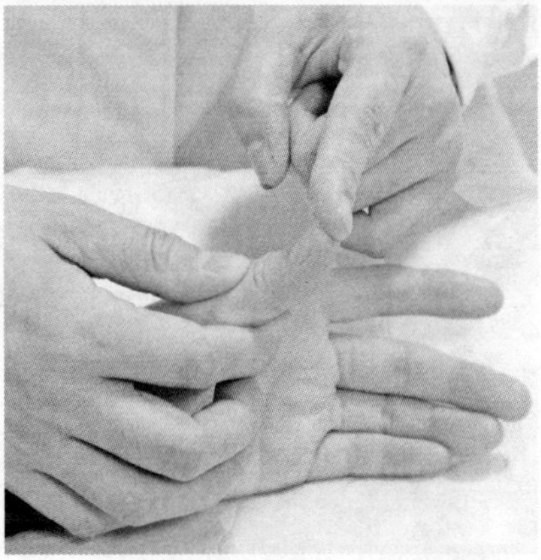

图 2-26　拇指指间关节伸展

第十一步：操作者将患者示指掌指关节屈曲、伸展（图 2-27，图 2-28）

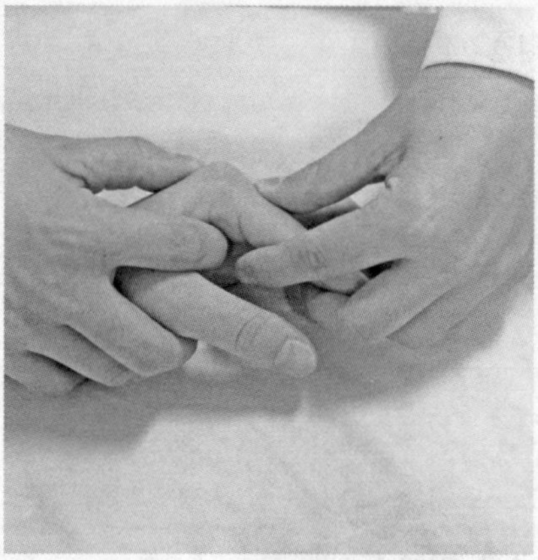

图 2-27　示指掌指关节屈曲

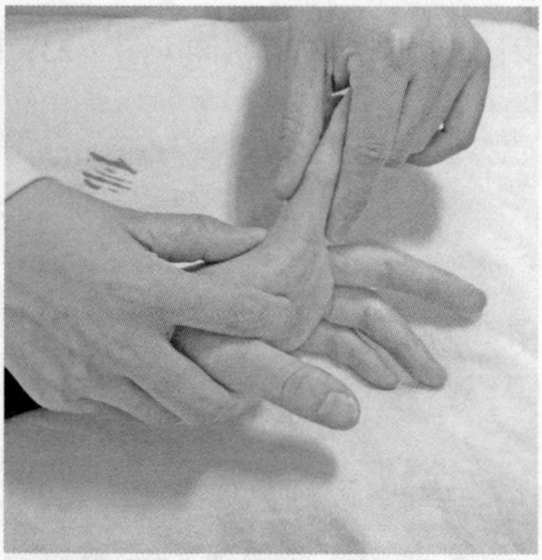

图 2-28　示指掌指关节伸展

第十二步：操作者将患者示指第一指间关节屈曲、伸展（图 2-29，图 2-30）

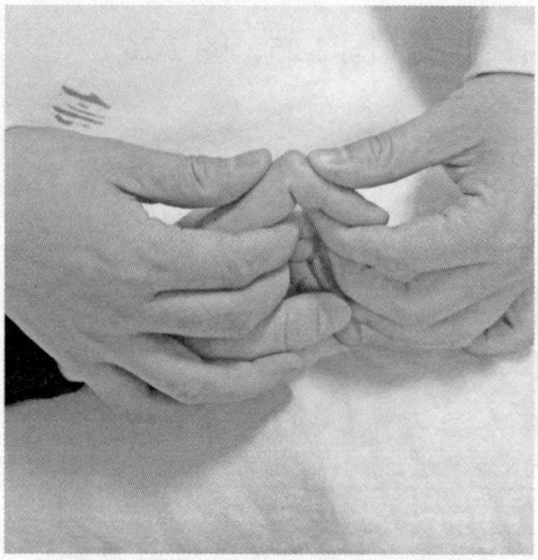

图 2-29　示指第一指间关节屈曲

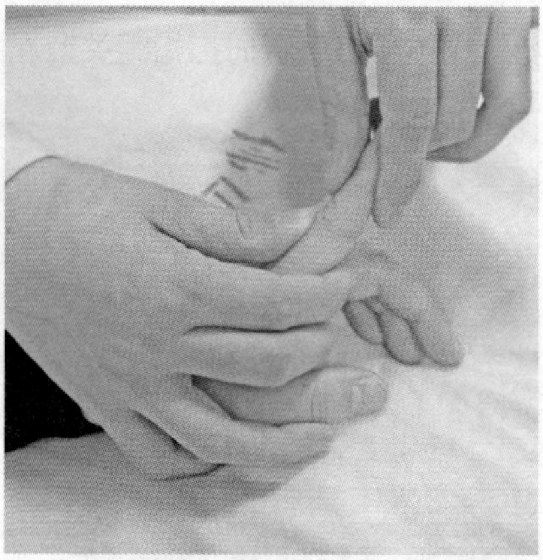

图 2-30　示指第一指间关节伸展

第十三步：操作者将患者示指第二指间关节屈曲、伸展（图 2-31，图 2-32）

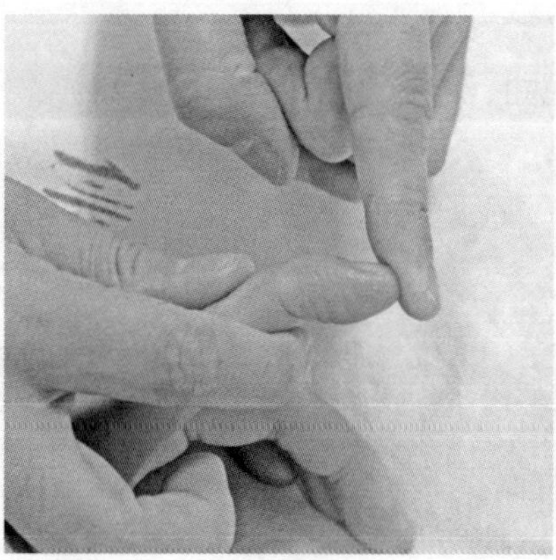

图 2-31　示指第二指间关节屈曲

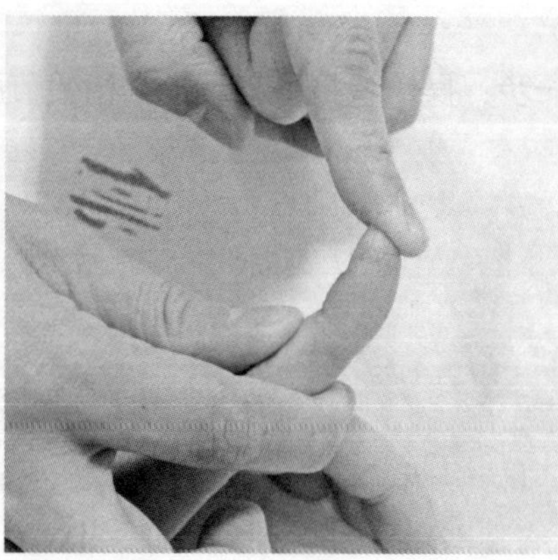

图 2-32　示指第二指间关节伸展

第十四步：手指关节整体伸展及屈曲（图 2-33，图 2-34）

1）操作者一手握住患者的拇指向外牵伸，另一手用其余四指对应患者的四指向上牵伸（伸展）。

2）操作者一手将患者伸展开的拇指内收，另一手放在患者手背上并把患者手指握成拳头状，拇指放在其他手指上（屈曲）。

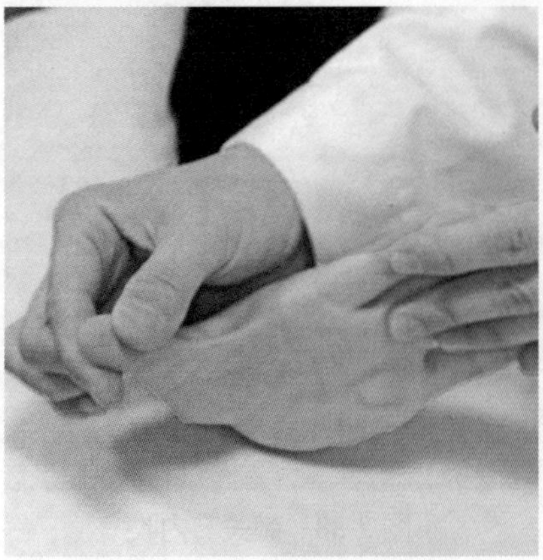

图 2-33　手指关节整体伸展

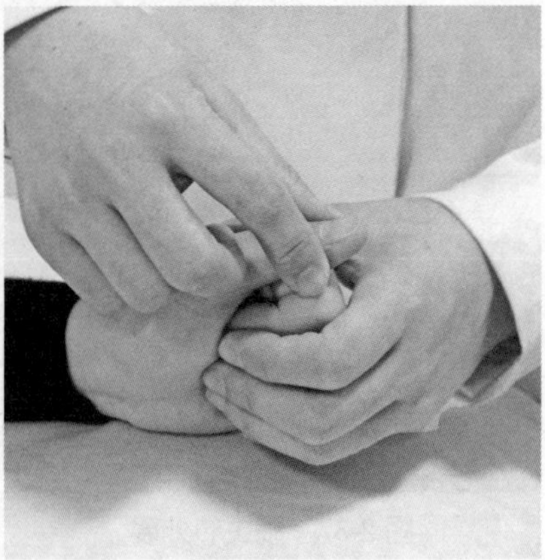

图 2-34　手指关节整体屈曲

（2）下肢被动运动

第一步：髋关节、膝关节屈曲及伸展（图 2-35，图 2-36）

1）操作者一手托住患者膝部，一手托住足跟。

2）操作者借助自身髋部左右移动，带动患者髋关节、膝关节做屈曲、伸展运动。

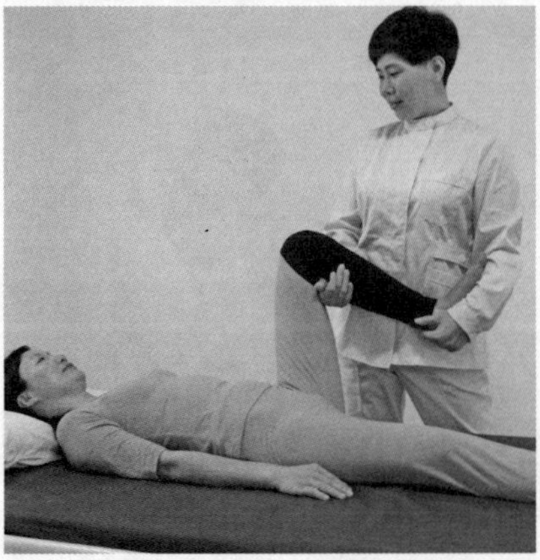

图 2-35　髋关节、膝关节屈曲

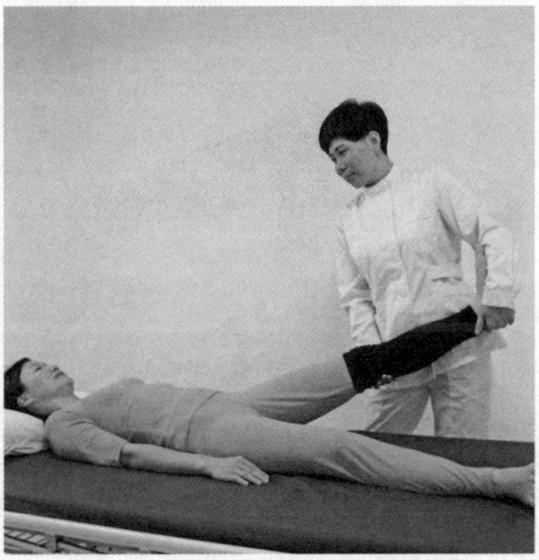

图 2-36　髋关节、膝关节伸展

第二步：髋关节外展、内收（图 2-37，图 2-38）

1）操作者一手托住患者膝后，另一手托住足跟。

2）操作者双脚前、后站立，借助身体重心的前后移动带动患者下肢做外展及内收运动。

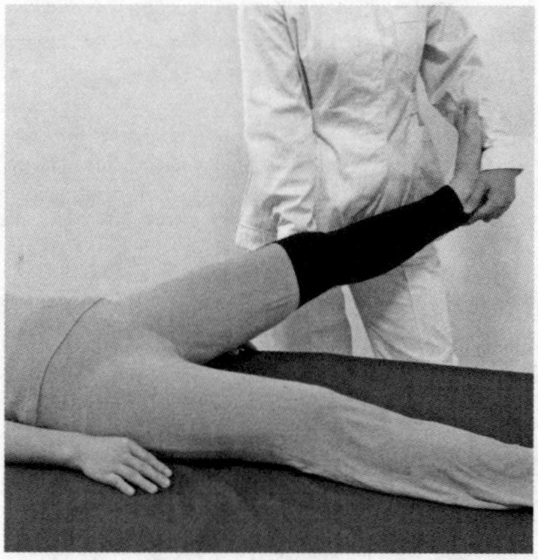

图 2-37　髋关节外展

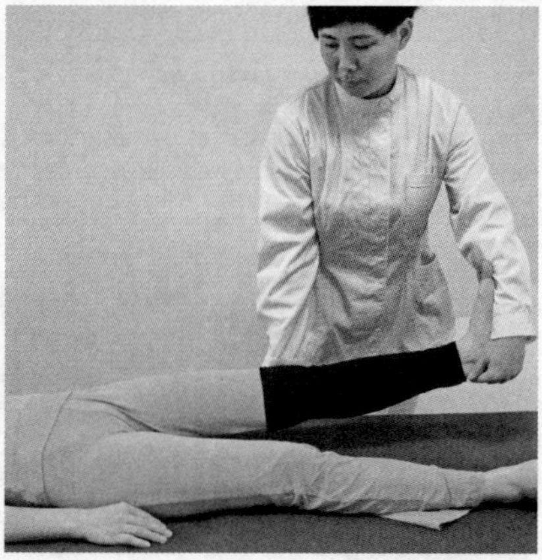

图 2-38　髋关节内收

第三步：髋关节内旋、外旋（图 2-39，图 2-40）

1）操作者一手放在患者膝上，一手托住足跟帮助患者屈髋、屈膝。

2）操作者把患者腿向内侧转动，足跟朝外（内旋）。

3）操作者把患者腿向外侧转动，足跟朝内（外旋）。

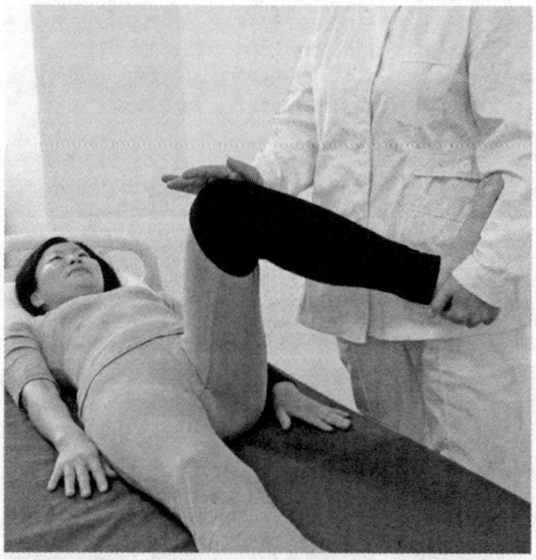

图 2-39　髋关节内旋

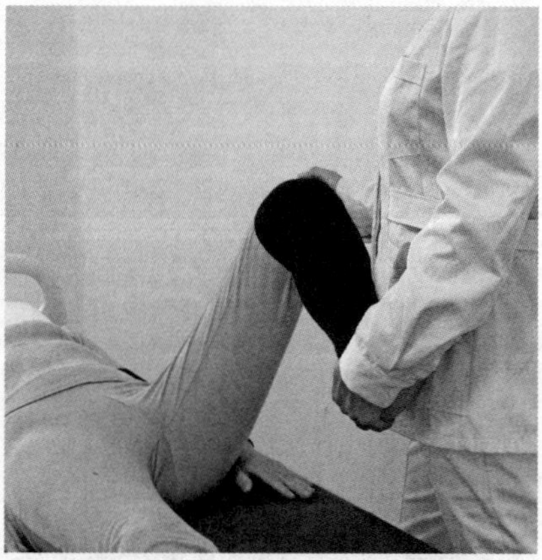

图 2-40　髋关节外旋

第四步：踝关节内旋、外旋（图 2-41，图 2-42）

1）操作者用软枕将患者患侧腿垫高，操作者一手扶住患者足踝起稳定作用，另一手握住患者脚掌上部。

2）操作者将患者足部轮流向蹬趾方向（内旋）及小趾方向（外旋）转动。

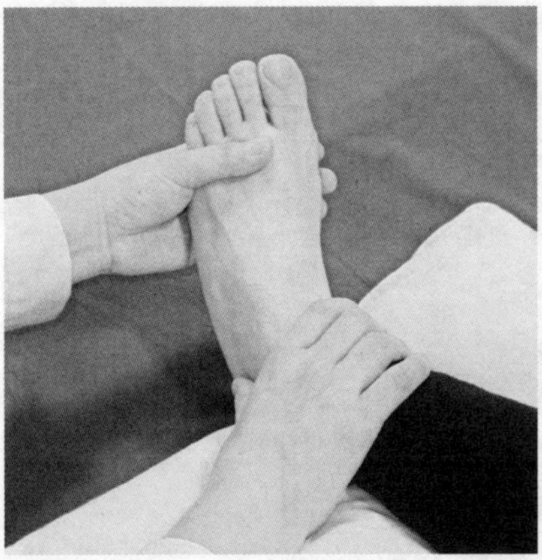
图 2-41　踝关节内旋

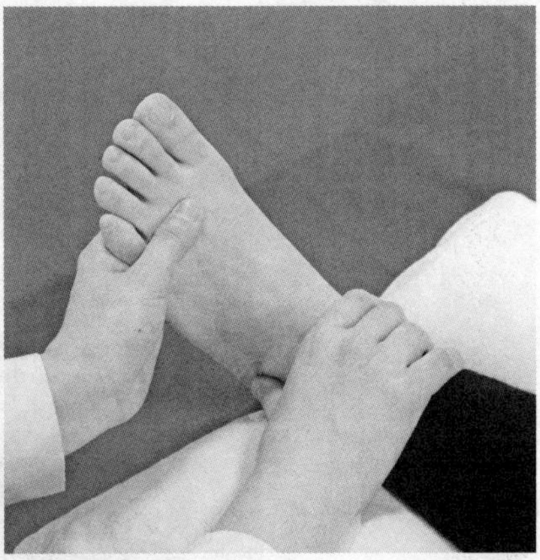
图 2-42　踝关节外旋

第五步：踝关节背伸及跖屈（图 2-43，图 2-44）

1）操作者一手握住患者患侧足跟部，前臂紧贴脚掌，利用身体侧屈的力量牵伸足跟部使踝关节背伸，另一手轻压膝关节（背伸）。

2）操作者一手握住患者患侧足跟部，另一手将足部轻轻向下牵伸（跖屈）。

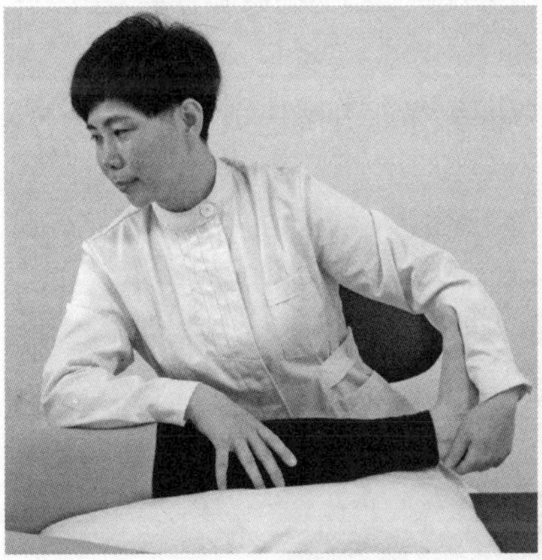
图 2-43　踝关节背伸

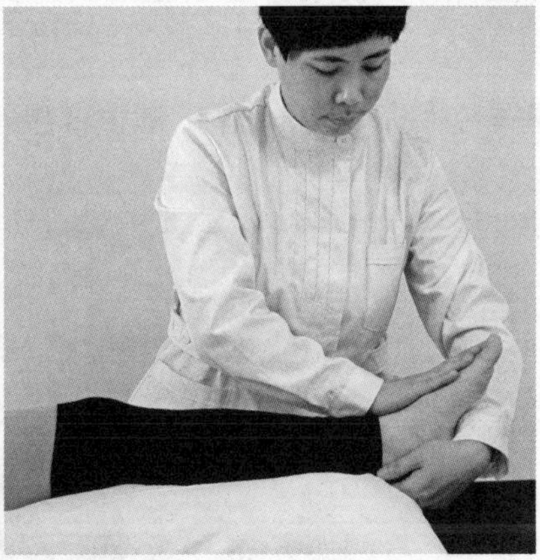
图 2-44　踝关节跖屈

（3）桥式运动

第一步：双桥运动（图 2-45）

1）患者取平卧位，双上肢放于体侧，双腿屈曲，脚掌支撑在床上。

2）操作者帮助患者将膝向前拉并向下压以固定患侧肢；必要时可以拍打患侧臀部以

刺激伸髋。

3）操作者嘱患者将臀部主动抬起，维持一段时间后慢慢放下，让患者在运动时微微张开嘴巴或数数，避免憋气。

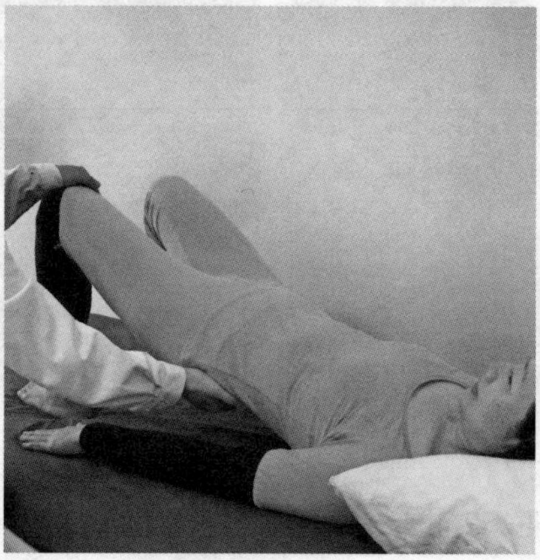

图 2-45　双桥运动

第二步：单桥运动（图 2-46）

1）患者取平卧位，双上肢放于体侧，双腿屈曲，脚掌支撑在床上，将臀部主动抬起。

2）然后操作者协助患者将重心转移到患侧腿，单脚支撑，让患者把健侧腿向上抬高。

3）操作者协助稳定患侧腿，嘱患者在运动时微微张开嘴巴或数数，避免憋气。

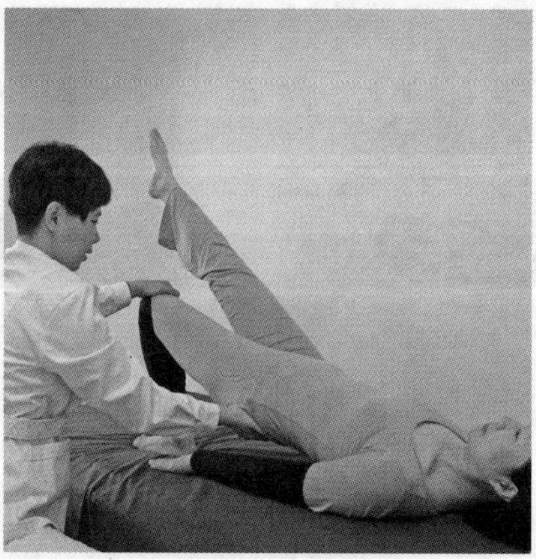

图 2-46　单桥运动

2. 坐位被动运动

（1）上肢被动运动

第一步：肩关节外展、内收（图 2-47，图 2-48）

1）操作者一手托住患者患侧手的上臂往肩关节腔推送，一手握住患侧手掌，保持拇指外展、腕背伸于操作者髋部。

2）操作者利用自身的重心前后移动，带动患者的肩关节做外展、内收运动，充分利用省力原则。

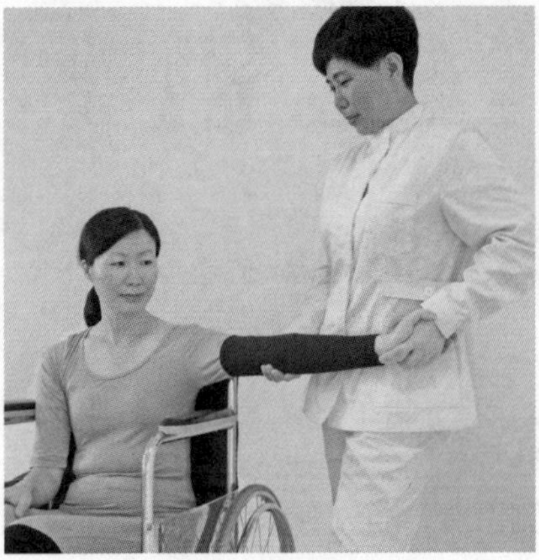
图 2-47　肩关节外展

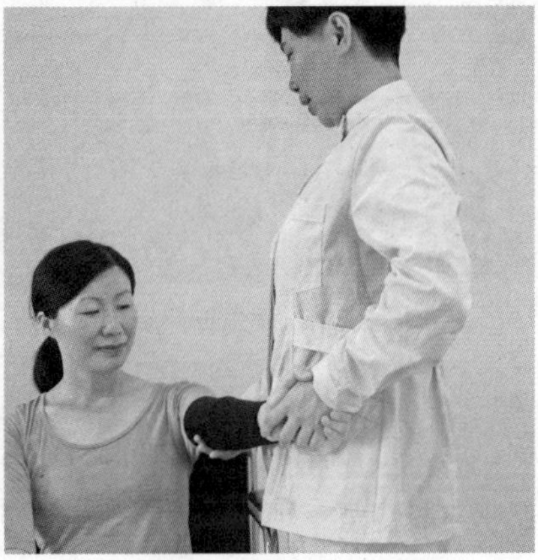
图 2-48　肩关节内收

第二步：肩关节屈曲、伸展（图 2-49，图 2-50）

操作者通过腰部左右摆动带动患者做肩关节屈曲、伸展运动，抓握患手的方法与卧位相同。

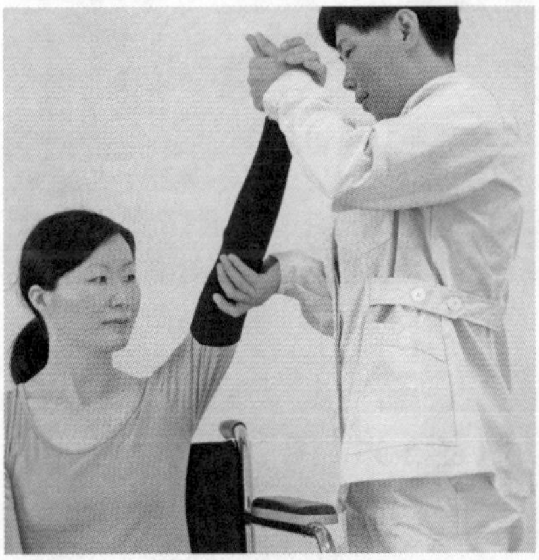
图 2-49　肩关节屈曲

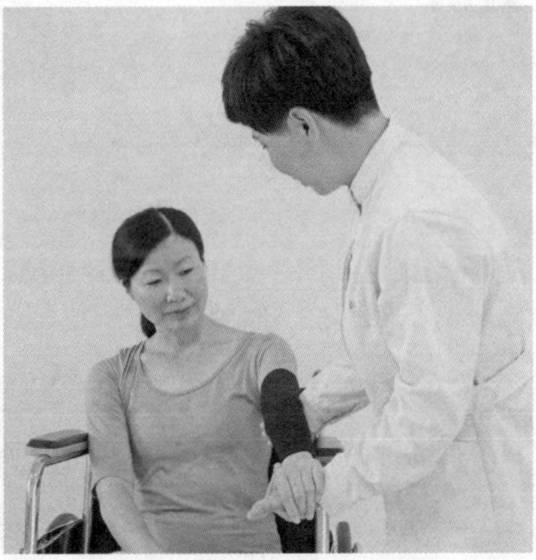
图 2-50　肩关节伸展

第三步：肩关节外旋、内旋（图 2-51，图 2-52）

操作者取坐位，通过腰部左右摆动带动患者做肩关节外旋、内旋运动，抓握患者患侧手的方法与卧位相同。

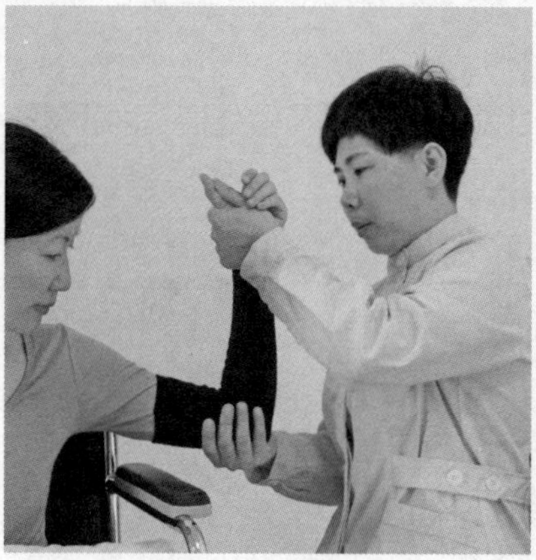
图 2-51　肩关节外旋

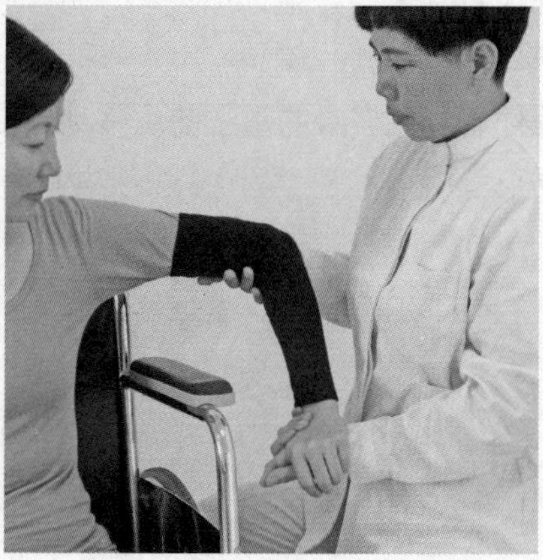
图 2-52　肩关节内旋

第四步：肘关节屈、伸（图 2-53，图 2-54）

操作者坐在椅子上，用枕头承托患者患侧手臂，通过身体前后移动带动患者做肘关节的屈、伸运动。

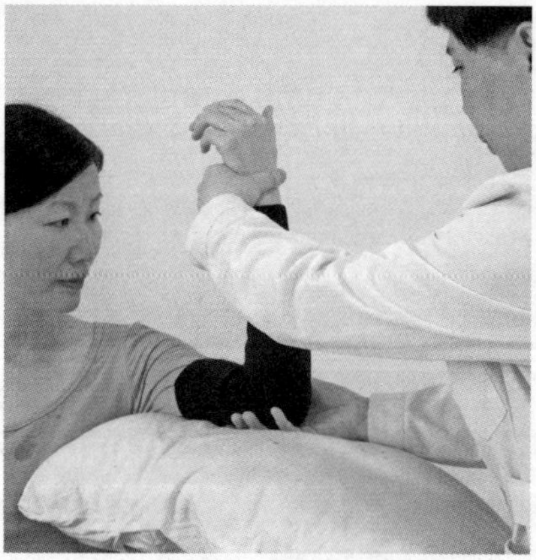
图 2-53　肘关节屈

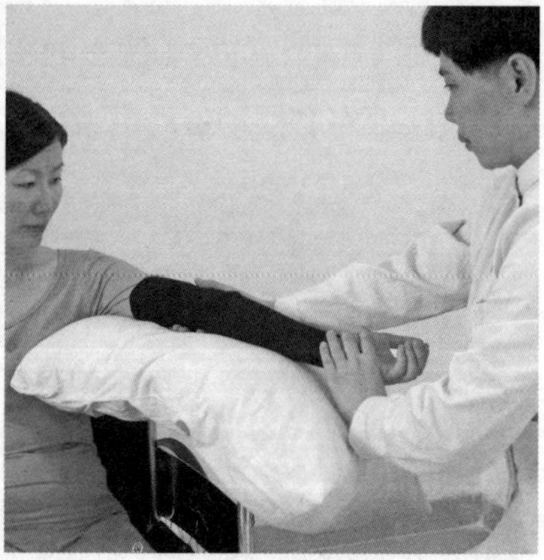
图 2-54　肘关节伸

第五步：操作者协助患者前臂旋前、旋后（图 2-55，图 2-56），腕关节背伸、掌屈（图 2-57，图 2-58）

操作者协助患者用枕头承托手臂，做前臂旋前、旋后；腕关节背伸、掌屈运动（操作方法和卧位相同）；其余手部运动和卧位相同。

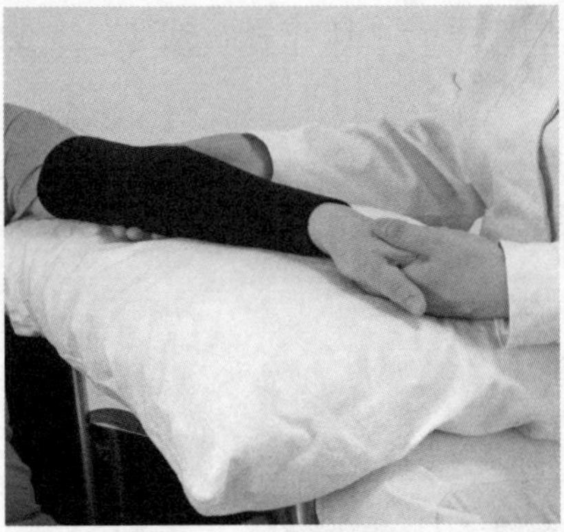

图 2-55　前臂旋前

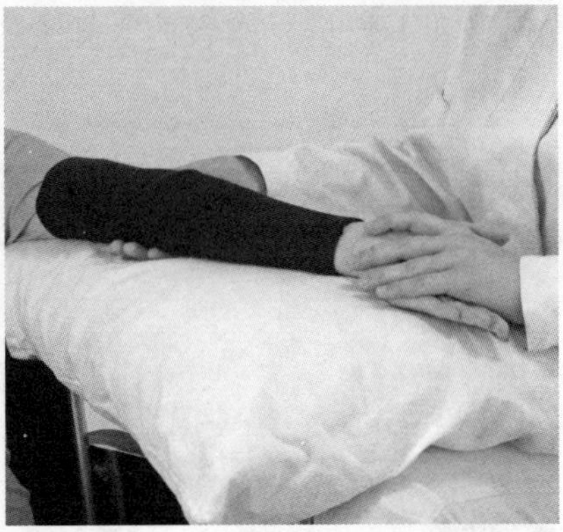

图 2-56　前臂旋后

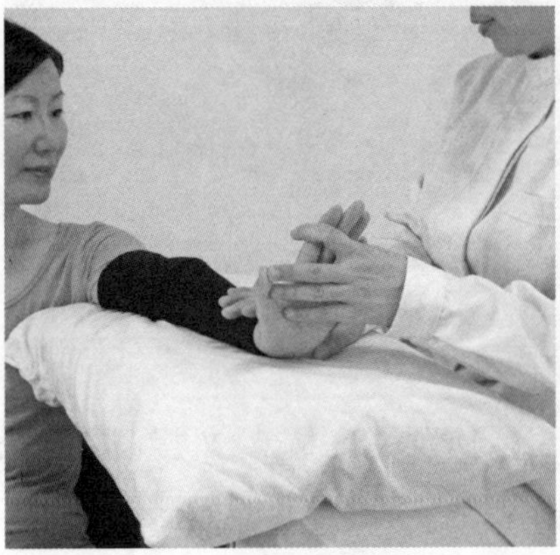

图 2-57　腕关节背伸

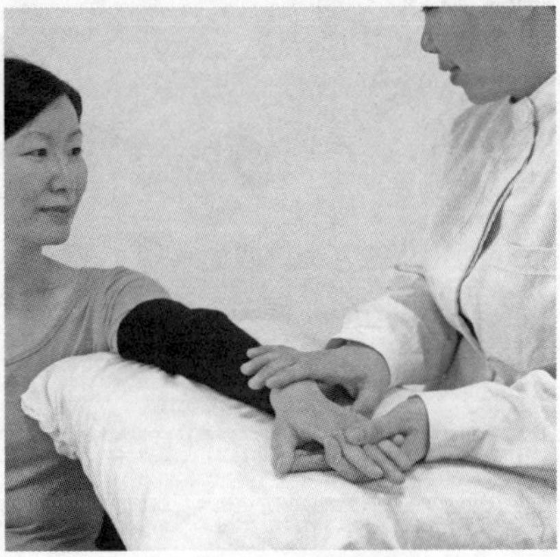

图 2-58　腕关节掌屈

（2）下肢被动运动

第一步：操作者协助患者髋关节和膝关节屈、伸（图 2-59，图 2-60），髋关节内旋、外旋（图 2-61，图 2-62）

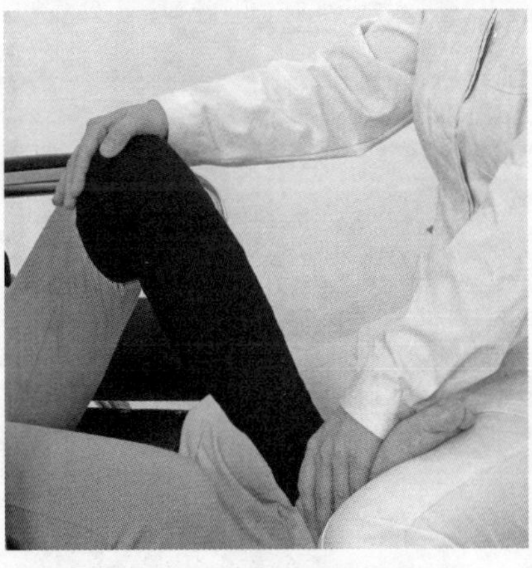

图 2-59　髋关节、膝关节屈

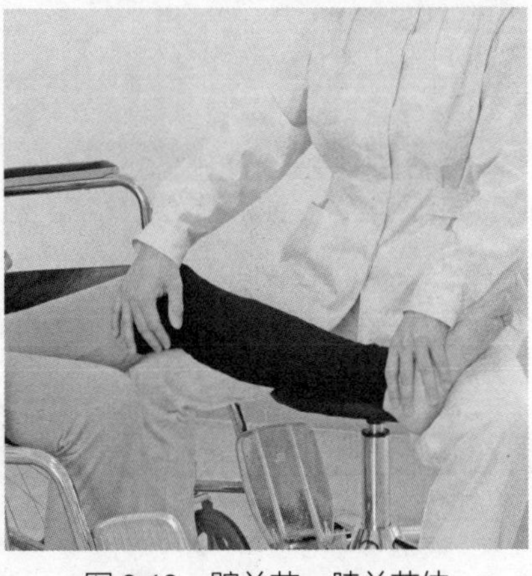

图 2-60　髋关节、膝关节伸

1）抬起患者下肢至操作者的大腿上，操作者一手扶住患者膝部，一手固定其踝关节。

2）通过操作者的大腿承托以及左右摆动，给患者患肢做髋和膝关节屈、伸以及髋关节内旋、外旋等运动。

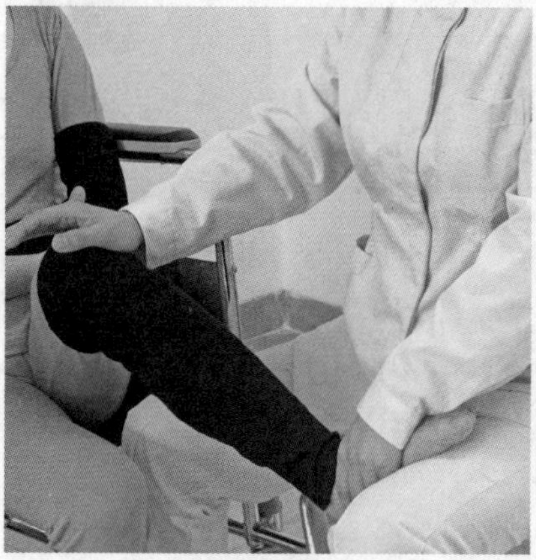
图2-61　髋关节内旋

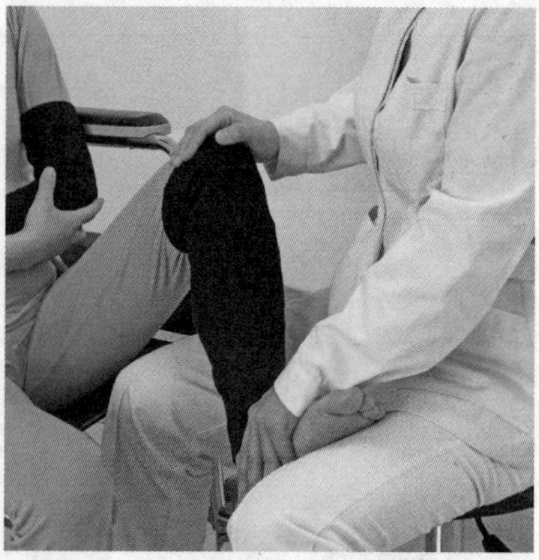
图2-62　髋关节外旋

第二步：踝关节背伸、跖屈（图2-63，图2-64），踝关节内旋、外旋（图2-65，图2-66）

1）将患者下肢置于操作者的大腿上，操作者用手固定患者足底。

2）操作者利用上身的左右摆动，给患者做踝关节的背伸、跖屈以及踝关节内旋、外旋运动（操作方法和卧位相同）。

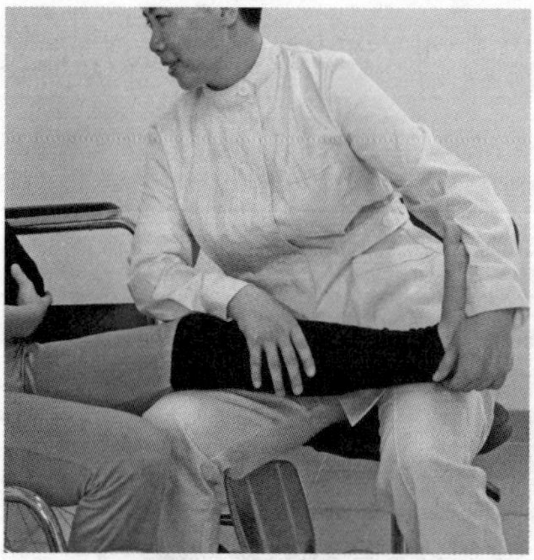
图2-63　踝关节背伸

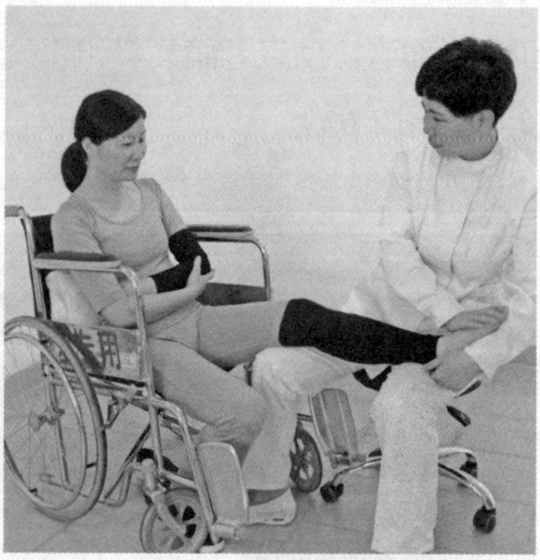

图2-64　踝关节跖屈

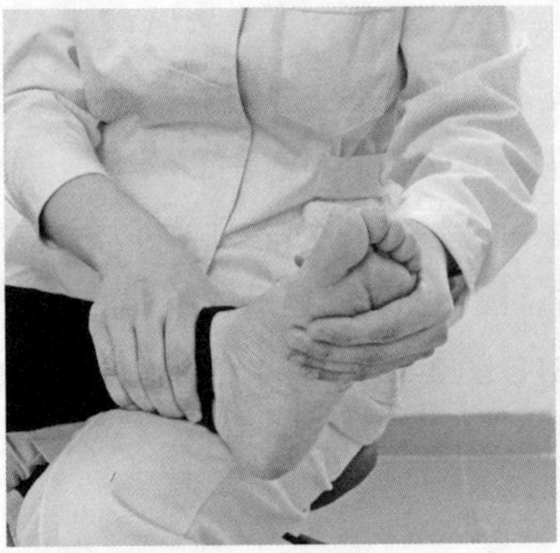

图 2-65　踝关节内旋

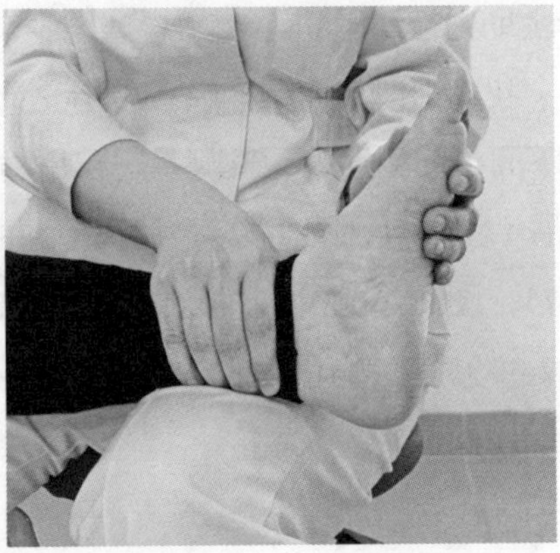

图 2-66　踝关节外旋

第三步：踝关节内翻、外翻（图 2-67，图 2-68），趾关节屈曲、伸展（图 2-69，图 2-70）

操作者协助患者踝关节内翻、外翻；趾关节的屈曲、伸展（坐位的运动及操作方法与卧位相同）。

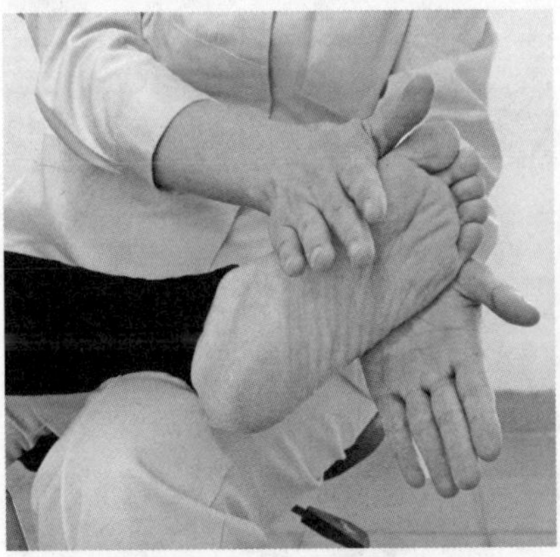

图 2-67　踝关节内翻

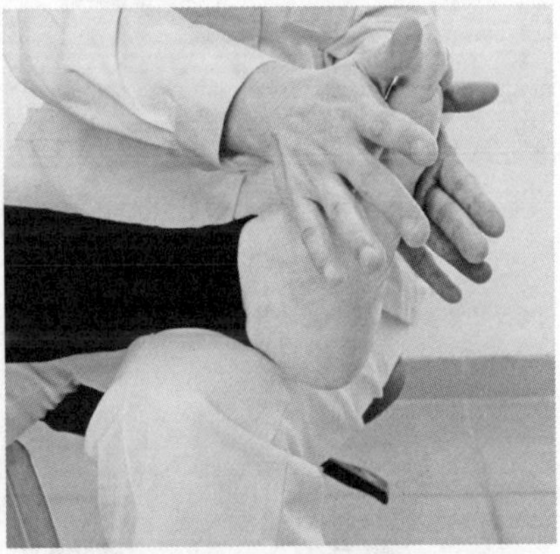

图 2-68　踝关节外翻

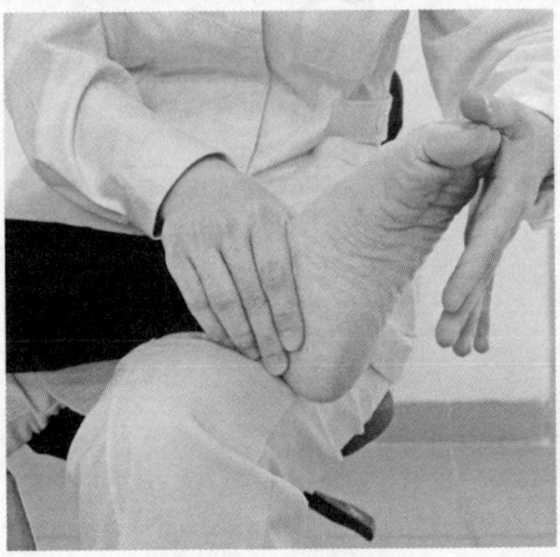

图 2-69　趾关节屈曲

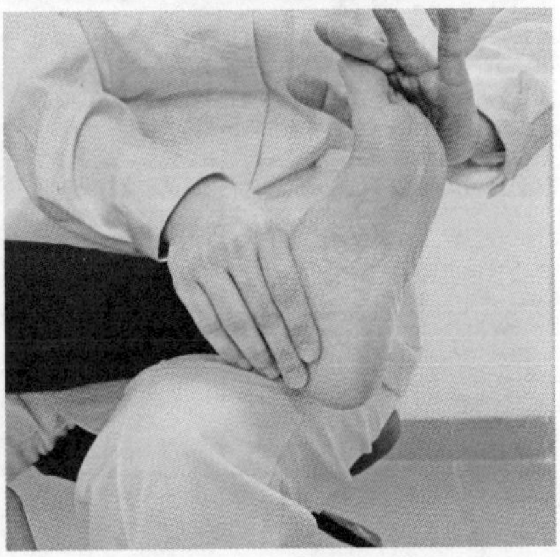

图 2-70　趾关节伸展

3. 床上助力被动运动

（1）上肢助力被动运动：患者十指交叉，用健侧手握住患侧手，患侧手的拇指放在健侧手的下面，健侧手带动患侧手一起用力做关节的各个解剖平面的运动。患者肩关节屈曲、伸展（图2-71，图2-72），肘关节屈曲、伸展（图2-73，图2-74），肩关节左对角线（图2-75，图2-76）及右对角线（图2-77，图2-78）的运动，前臂旋前、旋后（图2-79，图2-80），腕关节屈曲、伸展（图2-81，图2-82），腕关节桡侧偏、尺侧偏（图2-83，图2-84）。

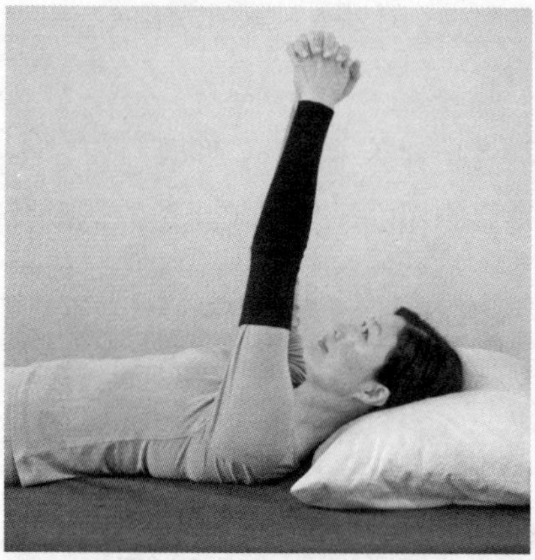

图2-71　肩关节屈曲

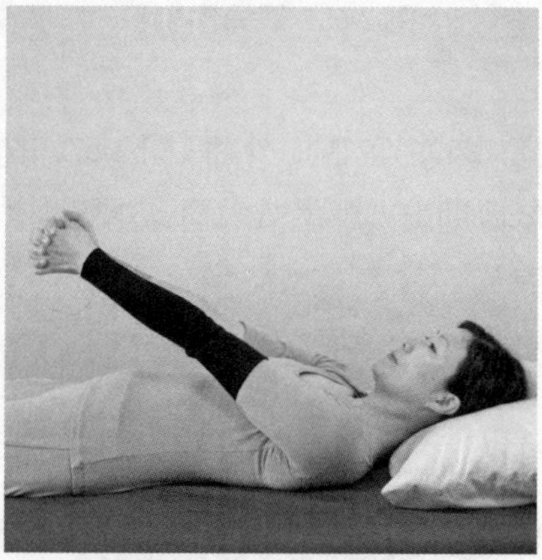

图2-72　肩关节伸展

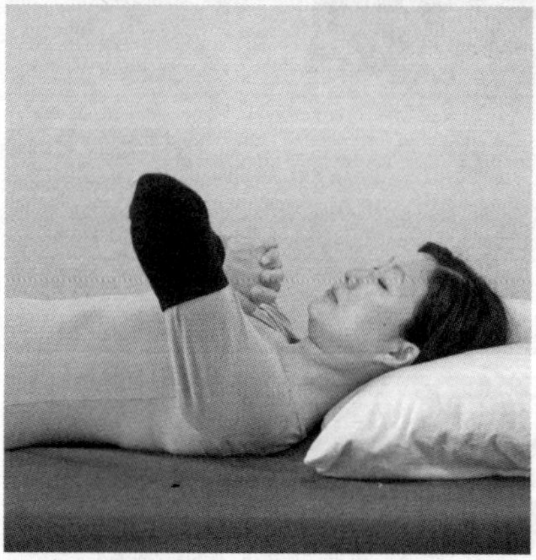

图2-73　肘关节屈曲

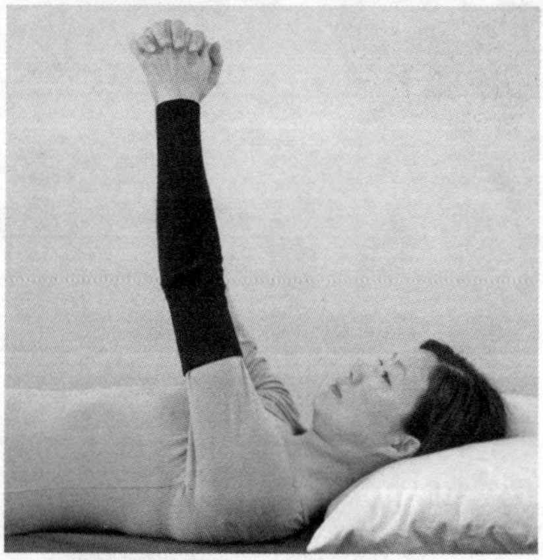

图2-74　肘关节伸展

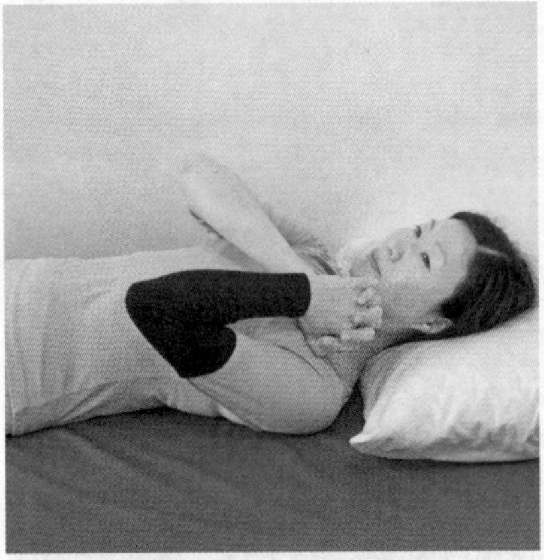

图 2-75　肩关节左对角线运动 1

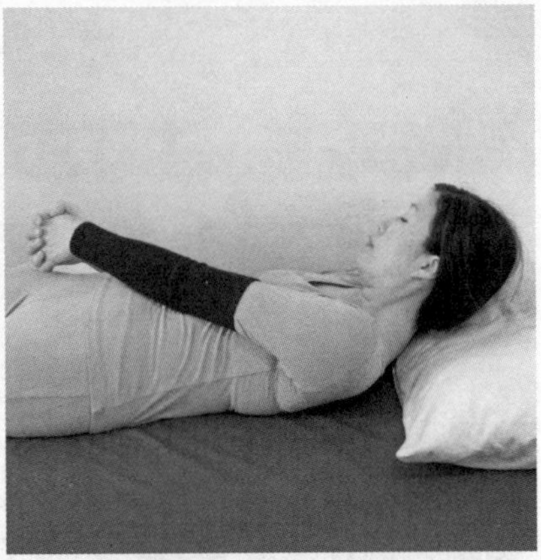

图 2-76　肩关节左对角线运动 2

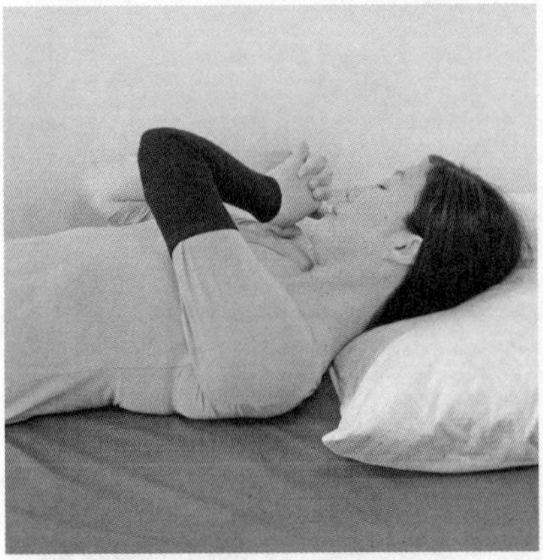

图 2-77　肩关节右对角线运动 1

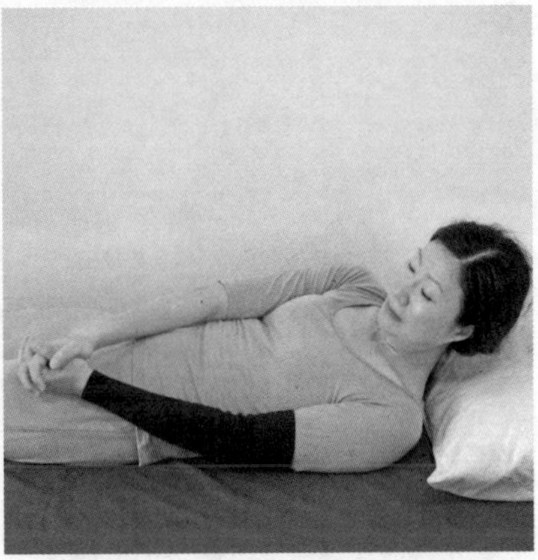

图 2-78　肩关节右对角线运动 2

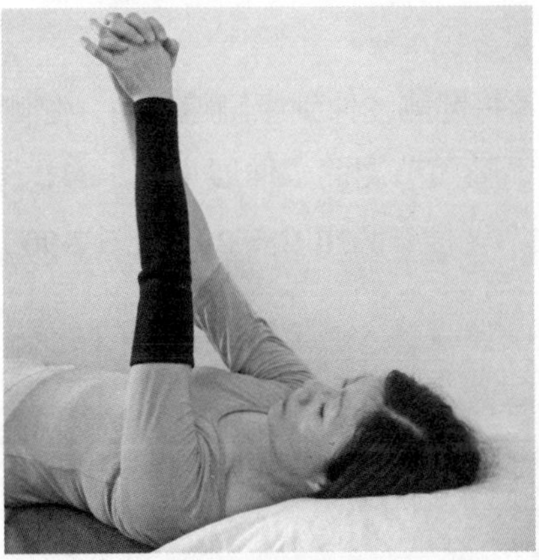

图 2-79　前臂旋前

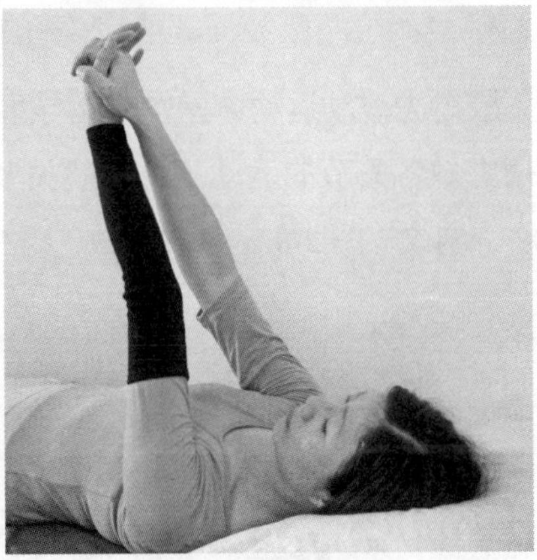

图 2-80　前臂旋后

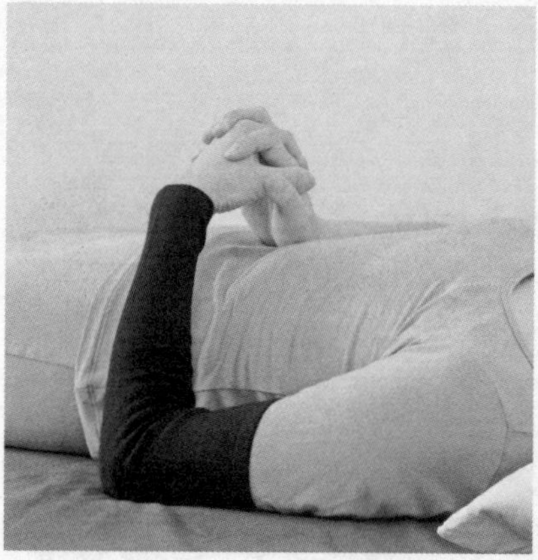

图 2-81　腕关节屈曲

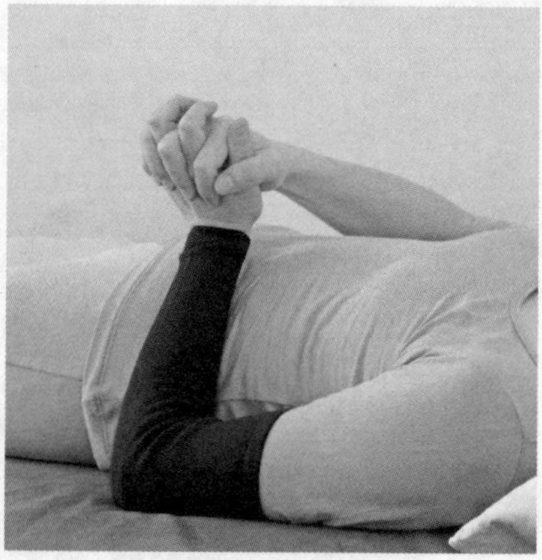

图 2-82　腕关节伸展

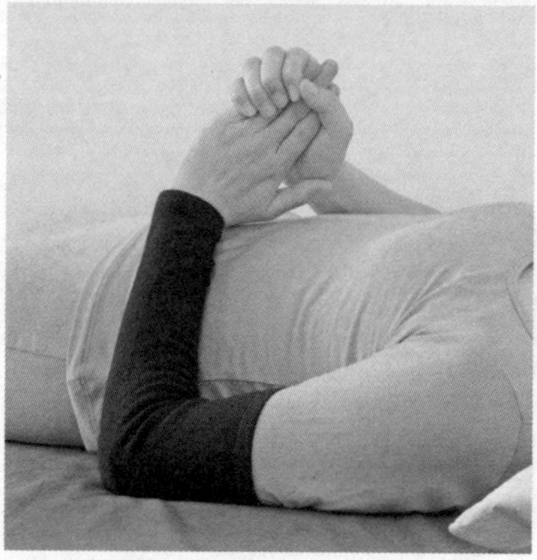

图 2-83　腕关节桡侧偏

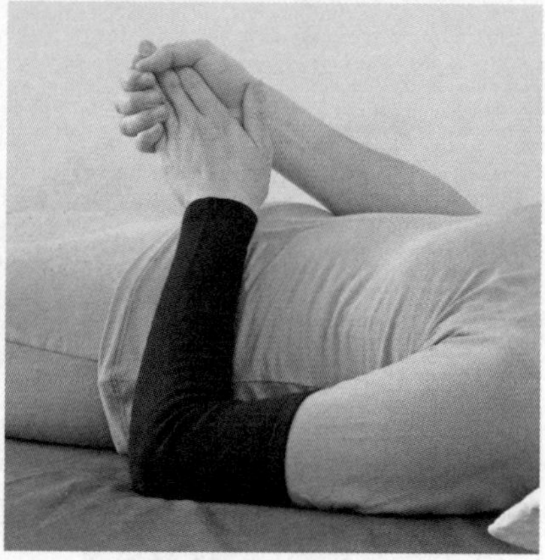

图 2-84　腕关节尺侧偏

（2）下肢助力被动运动：操作者指导患者将健侧腿伸到患侧腿下面，健侧腿带动患侧腿一起用力做各关节的运动。患者髋关节、膝关节屈曲、伸展（图 2-85，图 2-86），髋关节外展、内收（图 2-87，图 2-88），踝关节背伸、跖屈（图 2-89，图 2-90）。

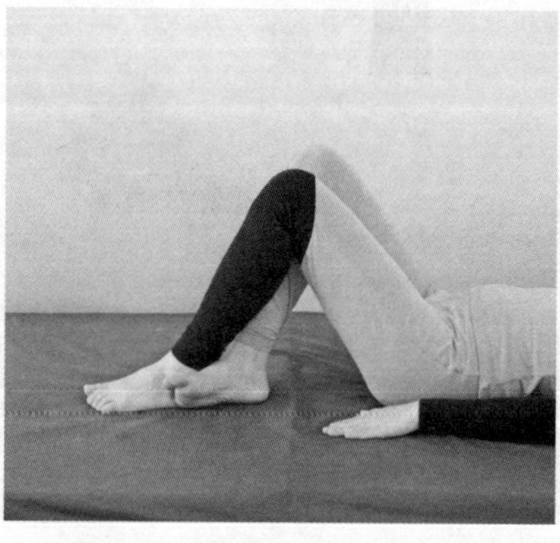

图 2-85　髋关节、膝关节屈曲

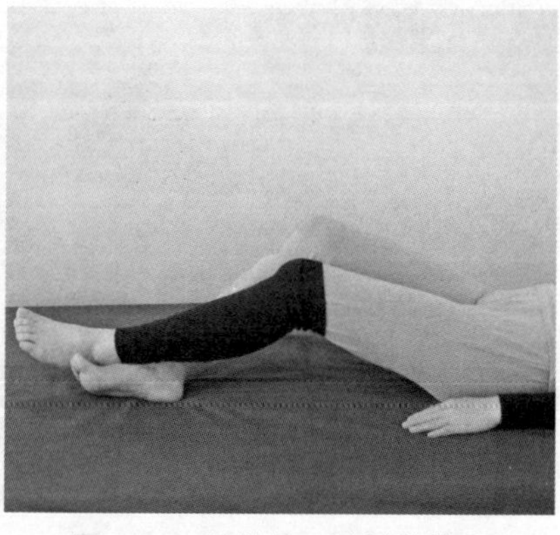

图 2-86　髋关节、膝关节伸展

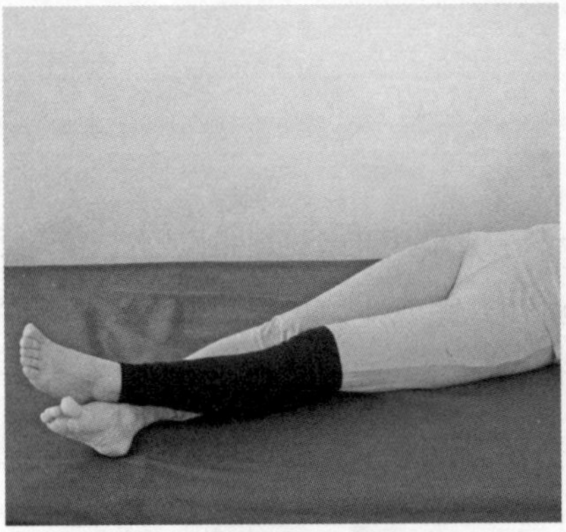
图 2-87　髋关节外展

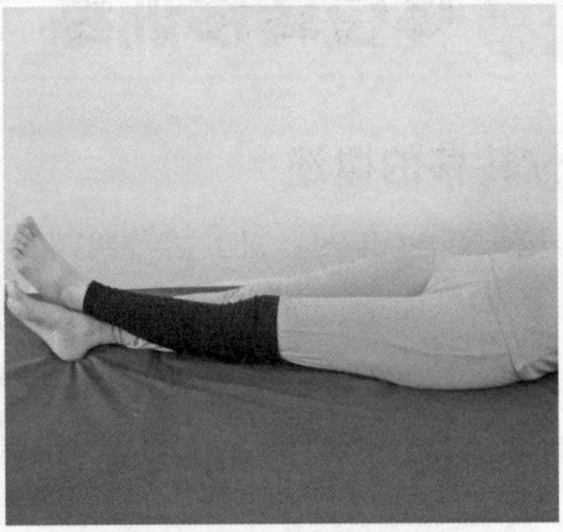
图 2-88　髋关节内收

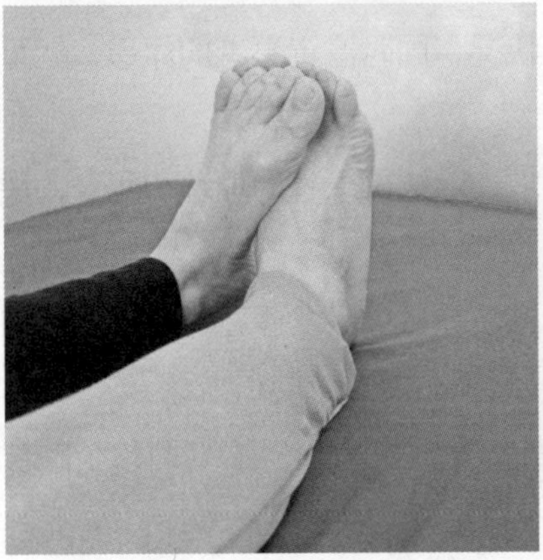
图 2-89　踝关节背伸

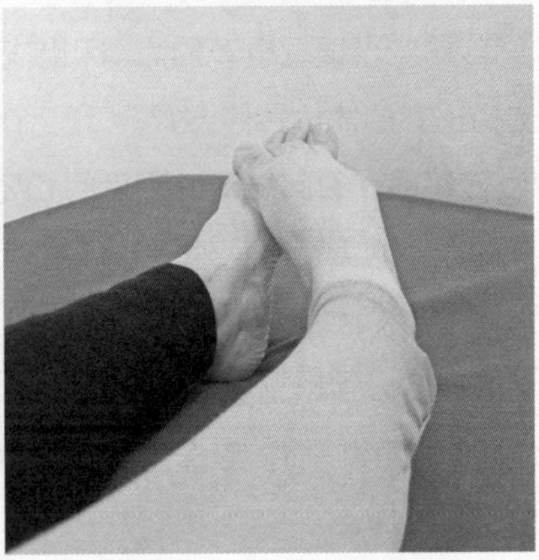
图 2-90　踝关节跖屈

（3）助力桥式运动

1）患者利用健侧腿带动患侧腿用力屈曲，健侧脚辅助患侧脚双脚支撑在床上。

2）患者将双腿保持在屈曲位置，用力向上抬高臀部（图 2-91）。

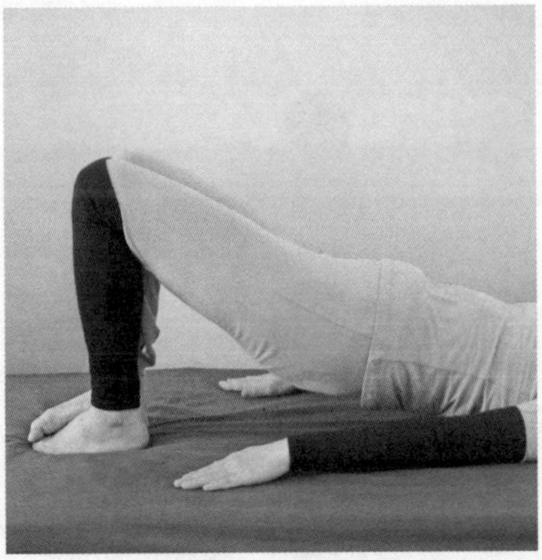
图 2-91　助力桥式运动

第三节 体位转移训练

一、体位转移的概述

体位转移是指人体从一种姿势转换到另一种姿势的过程，包括卧、坐、立、行等各种姿势的改变。对有肢体功能障碍的患者而言，能够独立完成体位转移是其康复目标之一。体位转移对促进全身血液循环，早期预防压疮、坠积性肺炎、尿路感染、肌肉萎缩、关节挛缩变形等并发症具有重要的作用，对保障康复疗效有重要的意义，是康复护理工作的重点内容。

二、体位转移的注意事项

1. 体位转移应当根据患者的病情和恢复状况，同时注意患者的体形、体重及功能障碍程度，选择适宜的体位转移方式。

2. 体位转移前，须向患者说明目的和要求，以取得患者的理解和配合，注意观察患者的不随意动作，避免发生意外。

3. 在被动体位转移过程中，动作要轻、稳，并尽可能发挥患者残存的能力进行体位转换，移动的速度必须根据患者的能力而定，给予必要的协助和指导。

4. 患者在体位转移后，应保持体位的稳定、舒适和安全。必要时给予软枕、海绵垫和其他辅助器具支撑。

三、体位转移训练具体操作方法

1. 协助患者移向床头法——单人辅助移动（图 2-92）

操作者一手伸入患者肩下，另一手伸入患者的臀部下方，在托起患者的同时，让患者健手握住床挡，健脚蹬床面向上移。

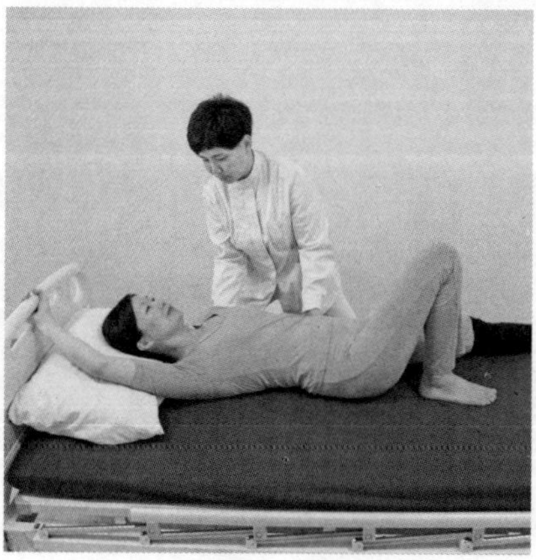

图 2-92　单人辅助移动

2. 被动、辅助与主动翻身

（1）被动翻身

1）辅助者帮助患者十指交叉上举于胸前，双下肢屈曲，双脚踩在床面上（图2-93）。

2）辅助者一手置于患者肩胛部，一手置于患者髋部，用力将患者转向侧卧（图2-94），调整至舒适的体位。

3）注意事项：辅助者应尽量站在患者的翻身侧，以消除患者害怕坠床的心理。

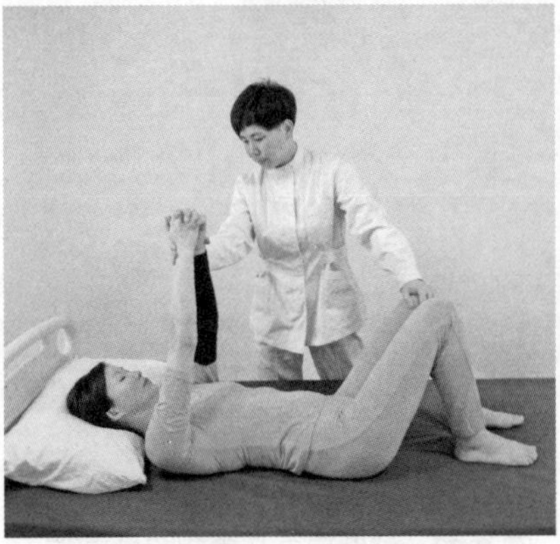

图2-93　从患侧被动翻身步骤1

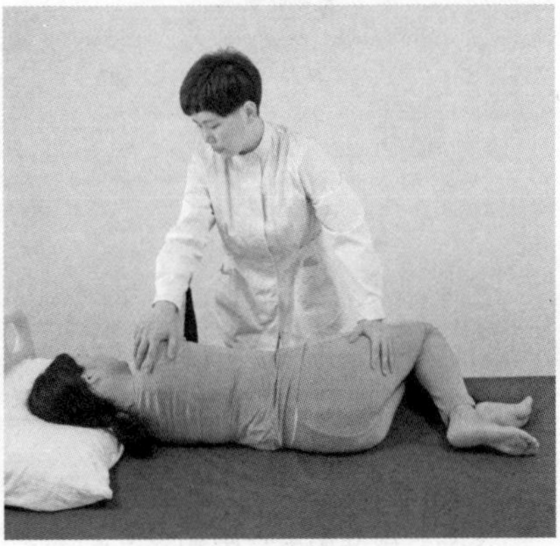

图2-94　从患侧被动翻身步骤2

（2）辅助翻身

第一步：辅助患者从健侧翻身

1）辅助者嘱患者十指交叉，用健侧手握住患侧手双手上举，健侧脚勾住患侧脚。辅助者站在患者健侧，一手辅助患侧上肢处于前伸位置，另一手放在患侧腿部，协助患者屈曲患侧下肢（图2-95）。

2）患者健侧上肢带动患侧上肢一起随操作者口令“一、二、三”向健侧摆动，双下肢也随手用力地同时向健侧转动，调整至准确的健侧卧位（图2-96）。

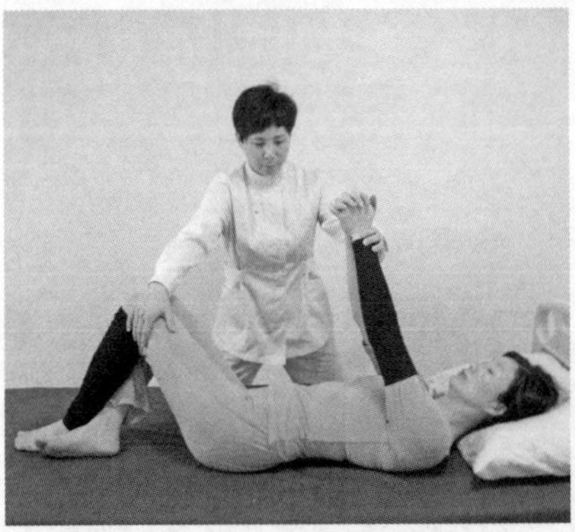

图2-95　辅助患者从健侧翻身步骤1

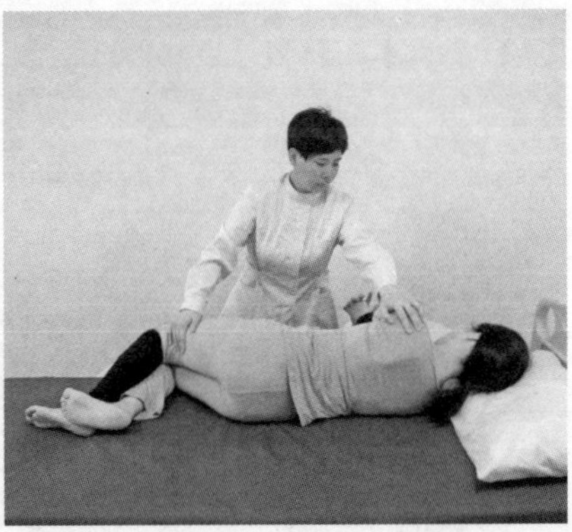

图2-96　辅助患者从健侧翻身步骤2

第二步：辅助患者从患侧翻身

1）辅助者嘱患者双手交叉互握，并站在患者患侧，一手辅助患者患侧上肢处于前伸位置，嘱患者健侧腿主动屈曲，另一手放在健侧膝部协助患者（图 2-97）。

2）患者健侧上肢带动患侧上肢一起随辅助者口令“一、二、三”向患侧摆动，健侧下肢也随手用力地同时向患侧转动，调整至准确的患侧卧位（图 2-98）。

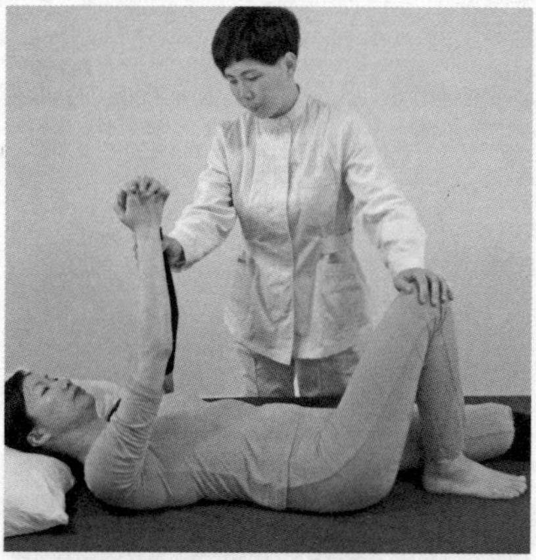
图 2-97　辅助患者从患侧翻身步骤 1

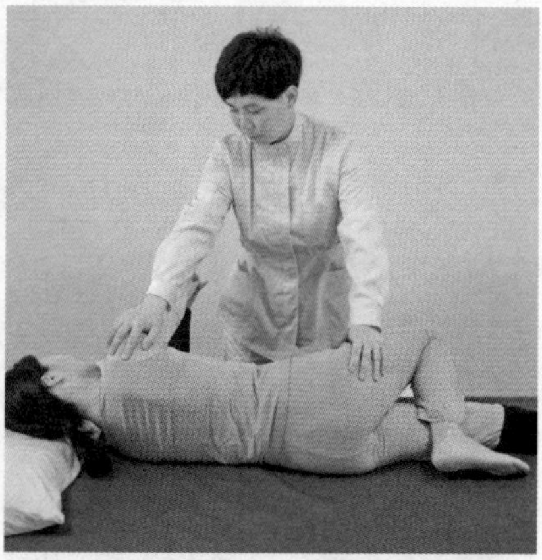
图 2-98　辅助患者从患侧翻身步骤 2

（3）主动翻身

第一步：主动从患侧翻身法

1）患者用健侧上肢将患侧上肢置于外展位，以防翻身后受压（图 2-99）。

2）患者健侧下肢屈曲，健侧脚用力蹬床使身体向患侧转动（图 2-100）。

3）患者健侧上肢向前伸带动身体和下肢一起用力向患侧翻身，自行调整至舒适的患侧卧位（图 2-101）。

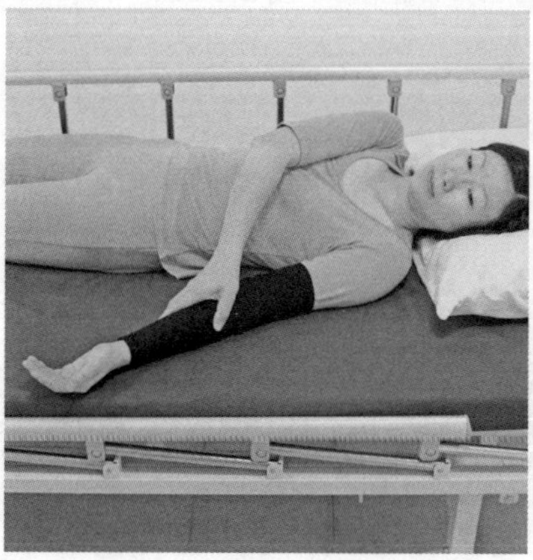
图 2-99　主动从患侧翻身步骤 1

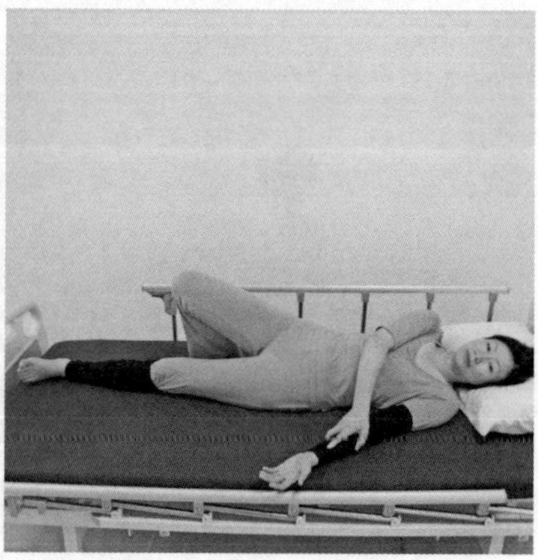
图 2-100　主动从患侧翻身步骤 2

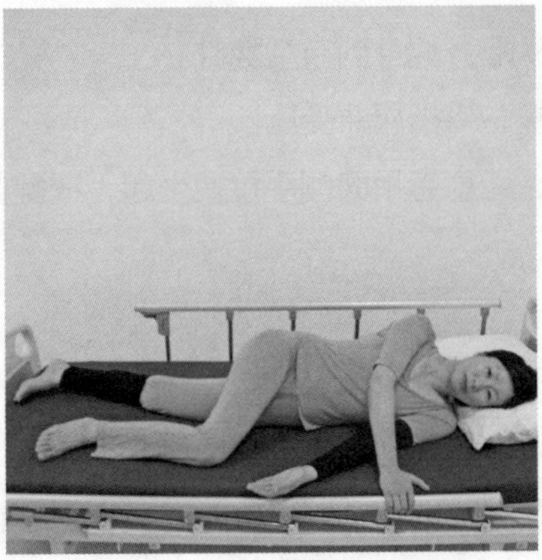

图 2-101　主动从患侧翻身步骤 3

第二步：主动从健侧翻身法

1）患者仰卧位，健侧腿插入患侧腿下方，双腿同时屈曲，双手交叉互握并向上伸展，上肢左右摆动（图 2-102）。

2）加大幅度摆至健侧时，患者上下肢顺势同时翻向健侧，自行调整至舒适的体位（图 2-103）。

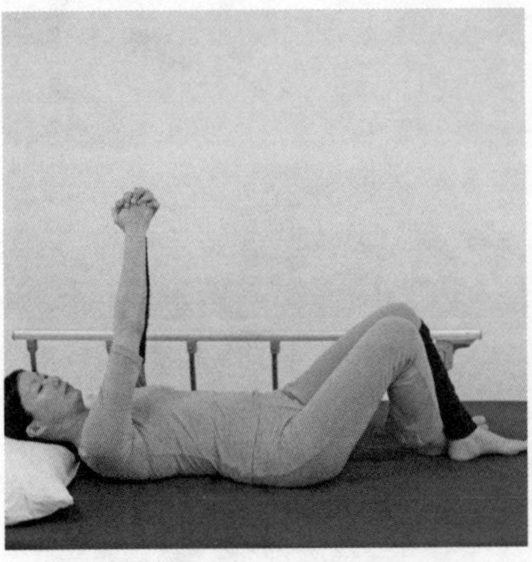

图 2-102　主动从健侧翻身步骤 1

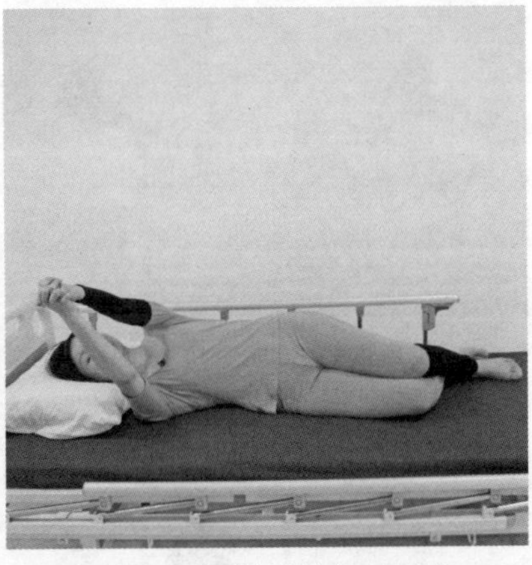

图 2-103　主动从健侧翻身步骤 2

（4）翻身注意事项

1）如果患者不能自己翻身，应帮助其 2 ~ 3 小时翻身 1 次。

2）翻身前注意把被褥、床单铺平，避免床单形成折皱压迫皮肤。

3）翻身时不恰当地拉扯、拖拽患者会增加皮肤破损、肢体拉伤的危险。

4）病情较重的患者，需要 2 个人同时帮助患者翻身；协助者与患者保持动作协调一致。

5）鼓励患者尽早主动从配合翻身到自主翻身。

6）翻身时避免患侧手腕、手指屈曲受压。

7）禁止在床头拴绳子，让患者用健侧手拉拽坐起，或健侧手拉拽床挡坐起，而诱发上肢屈肌张力增高。

3. 卧 - 坐体位转移

（1）辅助坐起

1）辅助者站于床边，嘱患者翻身侧卧（图 2-104）。

2）辅助者引导患者用健侧腿带动患侧腿移向床边（图 2-105）。

3）嘱患者抬起头部，辅助者一手在肩部帮助患者立起躯干，另一手下压患侧骨盆协助患者（图 2-106）。

4）辅助者嘱患者健侧上肢同时用力支撑直到坐起（图 2-107）。

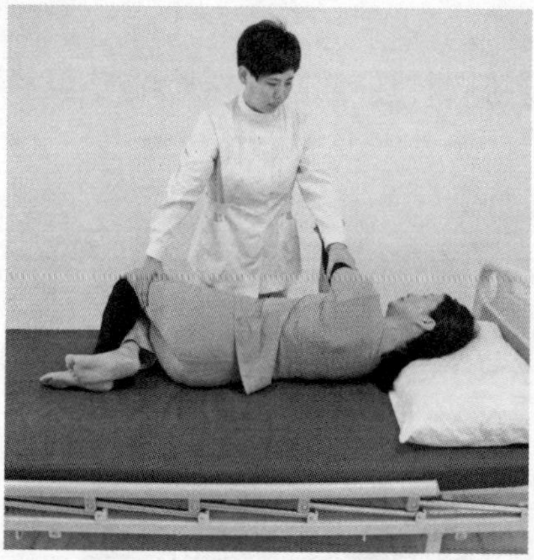

图 2-104　辅助坐起步骤 1

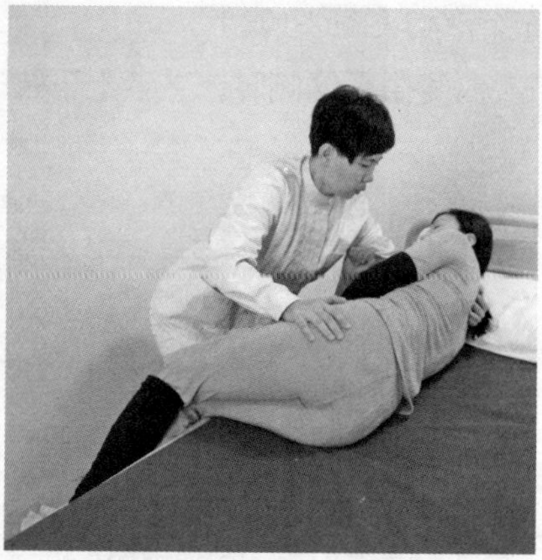

图 2-105　辅助坐起步骤 2

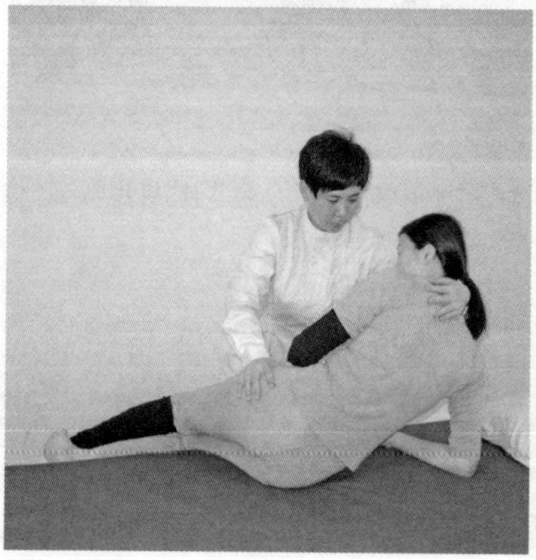

图 2-106　辅助坐起步骤 3

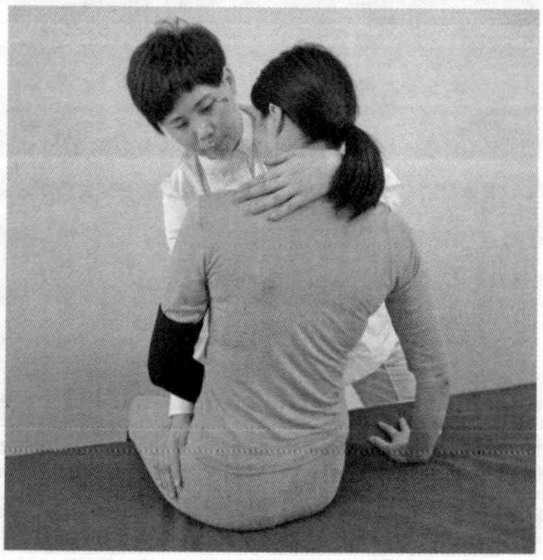

图 2-107　辅助坐起步骤 4

（2）从健侧独立坐起（从健侧坐起相对比较容易，可先教会患者从健侧坐起）

1）患者仰卧位，健侧腿插入患侧腿下方，双腿同时屈曲，双手交叉互握并向上伸展，健侧上肢将患侧上肢置于腹部（图 2-108）。

2）患者用健侧脚勾住患侧脚，健侧腿带动患侧腿至床边，小腿移至床沿，抬起头部，健侧上肢、肘关节同时伸直以撑起身体（图 2-109）。

3）患者健侧手掌用力推动躯干，手掌边推身体边向患侧移动直至坐起（图 2-110）。

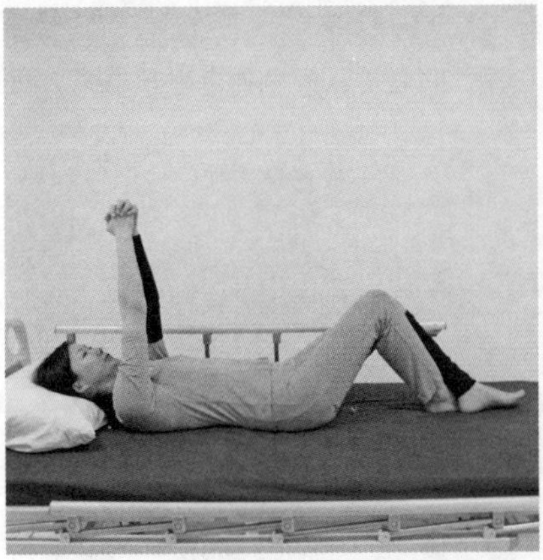

图 2-108　从健侧独立坐起步骤 1

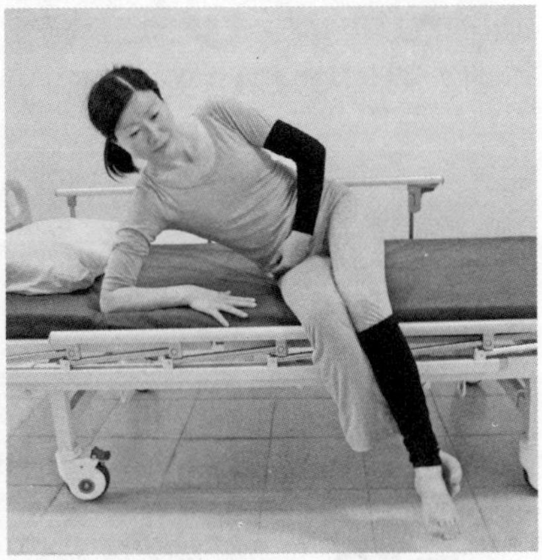

图 2-109　从健侧独立坐起步骤 2

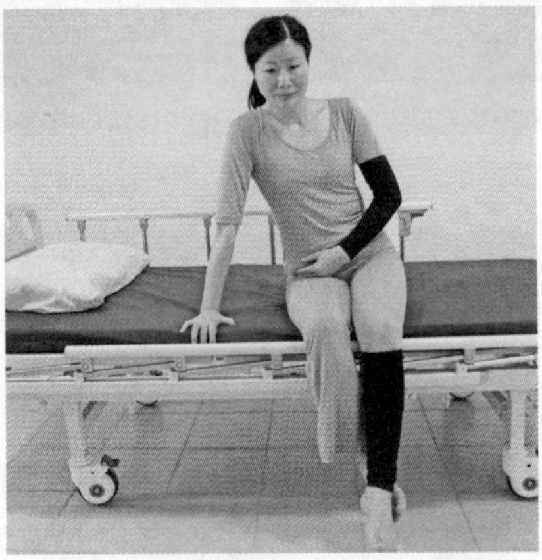

图 2-110　从健侧独立坐起步骤 3

（3）从患侧独立坐起

1）患者先向患侧翻身，将患侧上肢置于伸展位，健侧腿屈曲（图 2-111）。

2）患者用健侧腿带动患侧腿移至床沿，将小腿移至床边（图 2-112）。

3）患者抬起头部，躯干向健侧用力，健侧上肢同时用力伸直以撑起身体（图 2-113）。

4）患者健侧手掌用力推动躯干，同时头颈、躯干用力向健侧移动至坐直（图 2-114）。

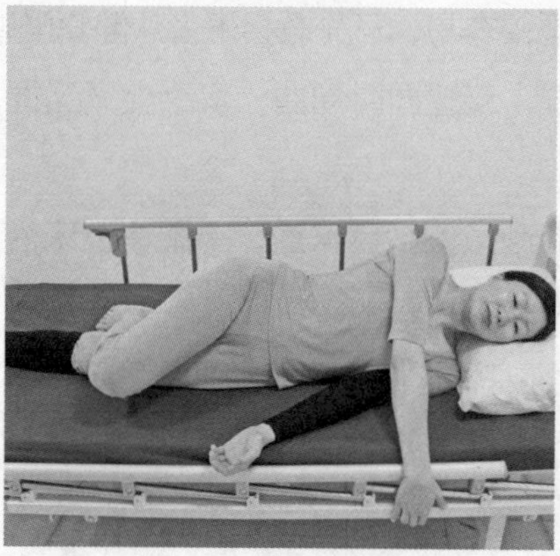

图 2-111　从患侧独立坐起步骤 1

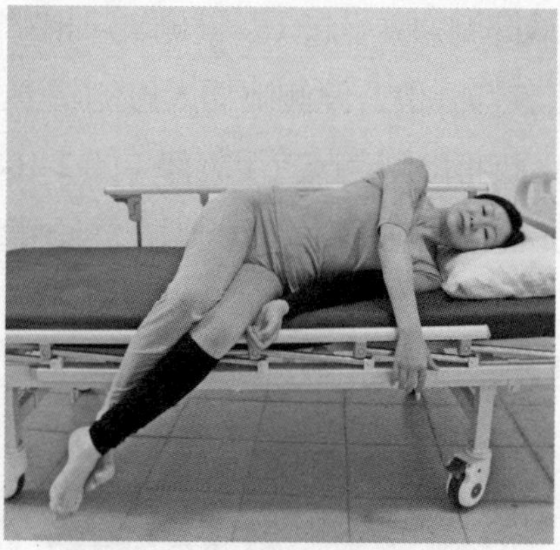

图 2-112　从患侧独立坐起步骤 2

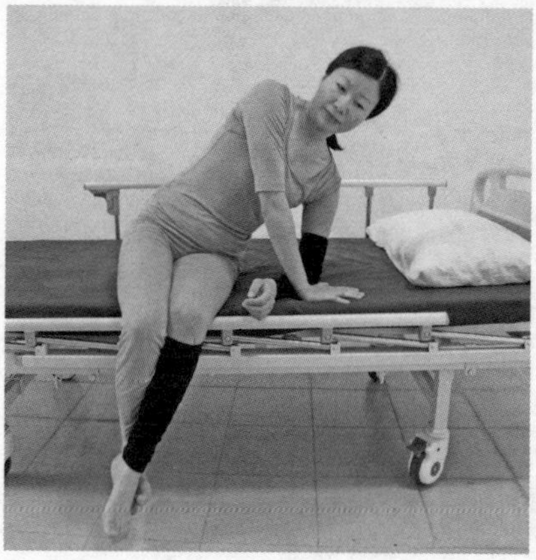

图 2-113　从患侧独立坐起步骤 3

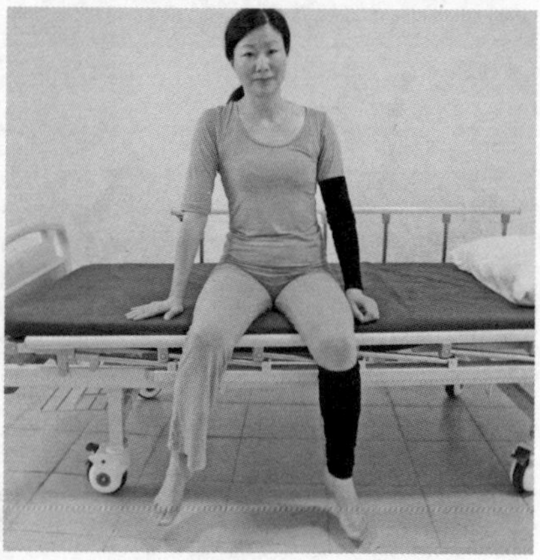

图 2-114　从患侧独立坐起步骤 4

（4）从坐位到卧位

1）患者坐在床边，用肌力较强的腿来抬起肌力较弱的腿（图 2-115）。

2）患者双脚放在床上，力量较强的手放在床上帮助转身（图 2-116）。

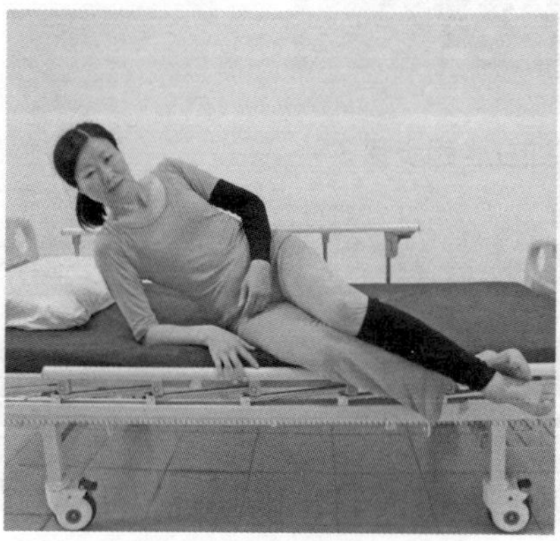

图 2-115　从坐位到卧位步骤 1

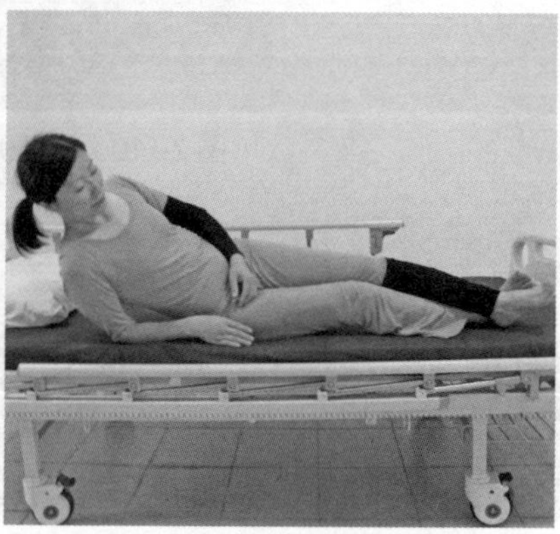

图 2-116　从坐位到卧位步骤 2

3）患者躺回床上，调整至舒适体位（图 2-117）。

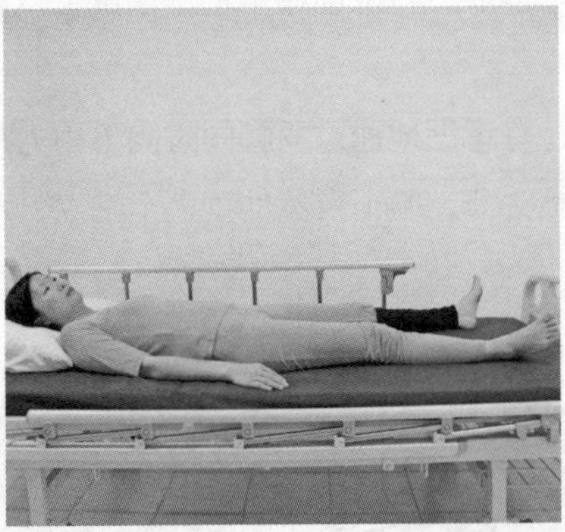

图 2-117　从坐位到卧位步骤 3

4. 坐 - 站体位转移

（1）辅助站起

1）辅助者坐在患者患侧，双腿前后夹住患侧膝以辅助患者；嘱患者头颈放松，双膝打开与肩同宽，双足跟着地，引导患者躯干伸展、身体前倾（图 2-118）。

2）辅助者引导患者双肩关节移至双脚前使重心充分前移，嘱患者有意识地通过双脚向下用力蹬地，然后伸展膝关节、髋关节（图 2-119）。

3）患者躯干自然伸直直至站立，双腿平均用力（图 2-120）。

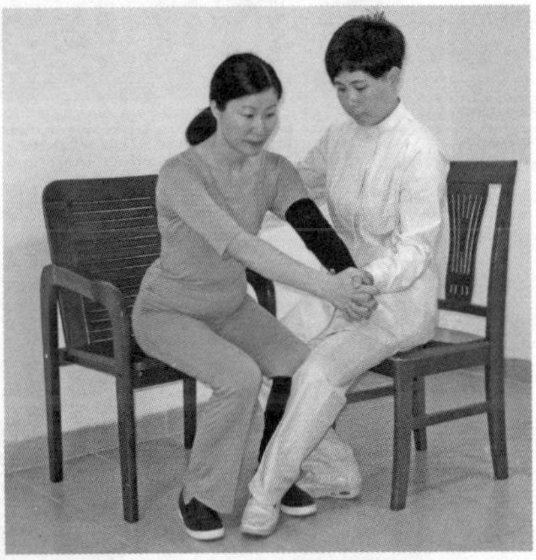

图 2-118　辅助站起步骤 1

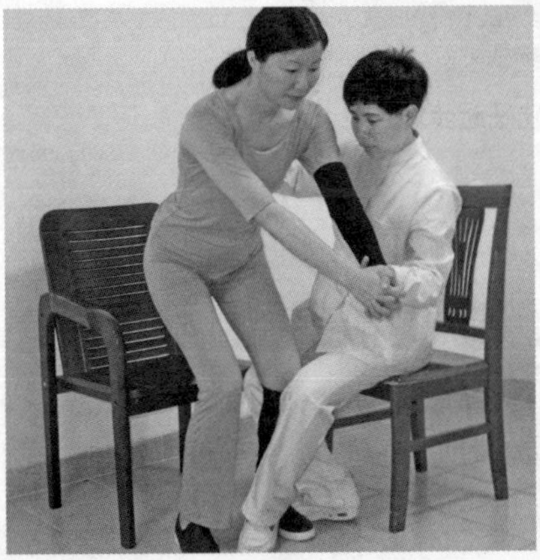

图 2-119　辅助站起步骤 2

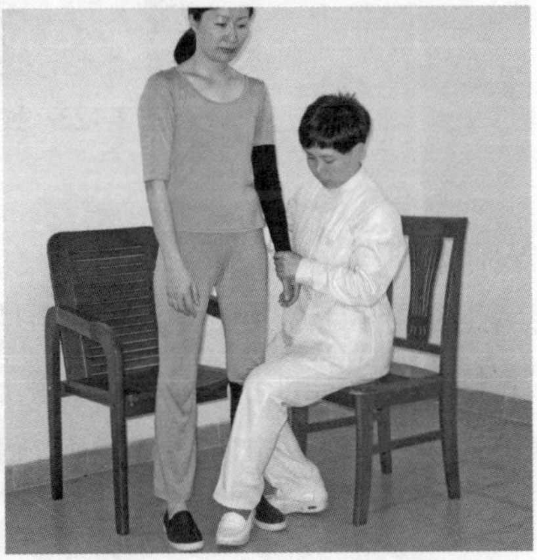

图 2-120　辅助站起步骤 3

（2）独立站起

1）患者头颈放松，躯干伸展，臀部前移至椅子前部，双膝打开与肩同宽，双脚着地（图 2-121）。

2）患者重心充分前移，有意识地通过双脚同时向下用力蹬地（图 2-122）。

3）患者伸展膝关节、髋关节，躯干自然伸直直至站立，双腿平均用力（图 2-123）。

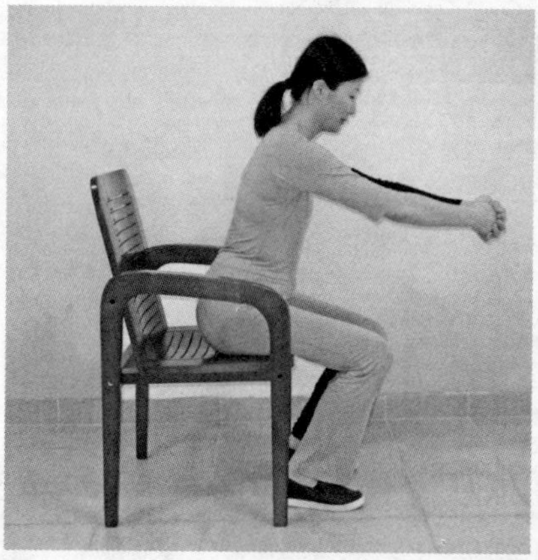

图 2-121　独立站起步骤 1

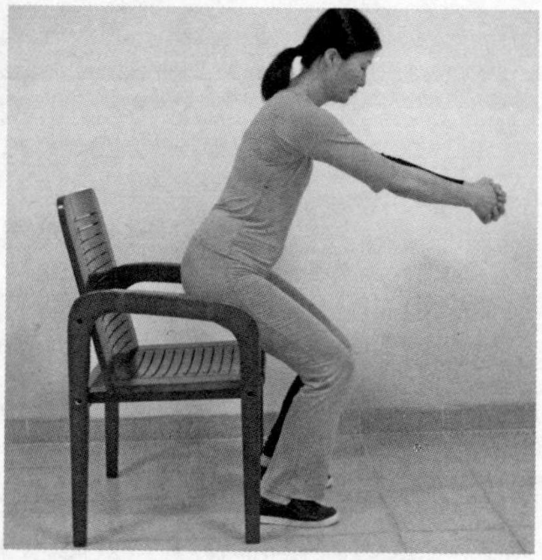

图 2-122　独立站起步骤 2

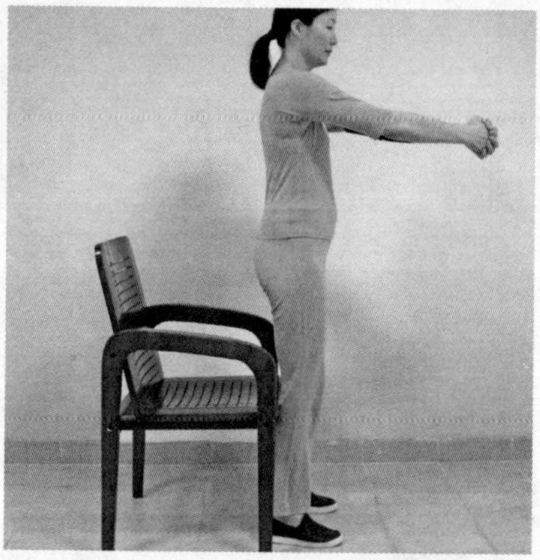

图 2-123　独立站起步骤 3

（3）从站立到坐位

1）患者走到椅子旁，用肌力较强的手扶住靠近体侧的扶手（图 2-124）。

2）患者把肌力较强的手移到对侧扶手上（图 2-125）。

3）患者转身，双脚一定要贴住椅子，同时，肌力较强的手放在扶手上来帮助稳定自己（图 2-126）。

4）患者屈膝，慢慢坐下（图 2-127）。

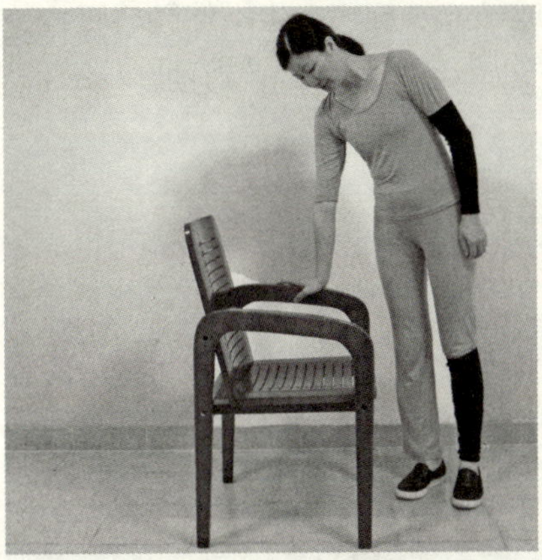

图 2-124　从站立到坐位步骤 1

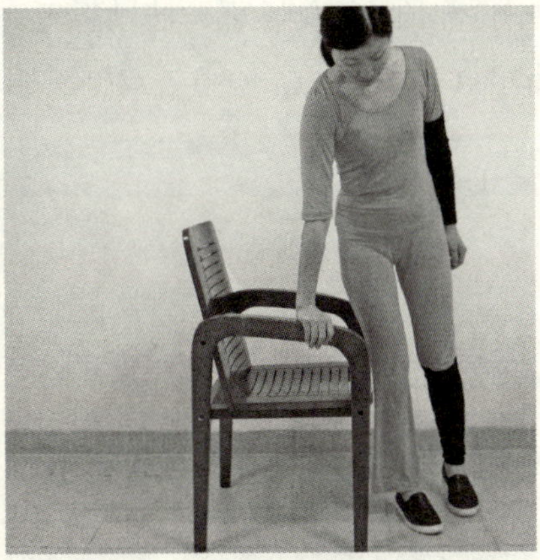

图 2-125　从站立到坐位步骤 2

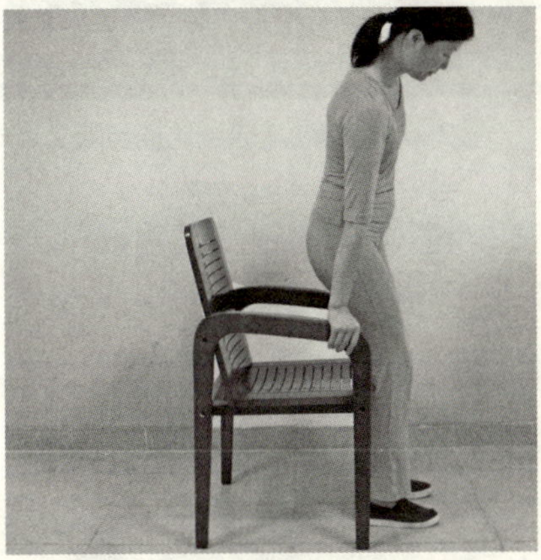

图 2-126　从站立到坐位步骤 3

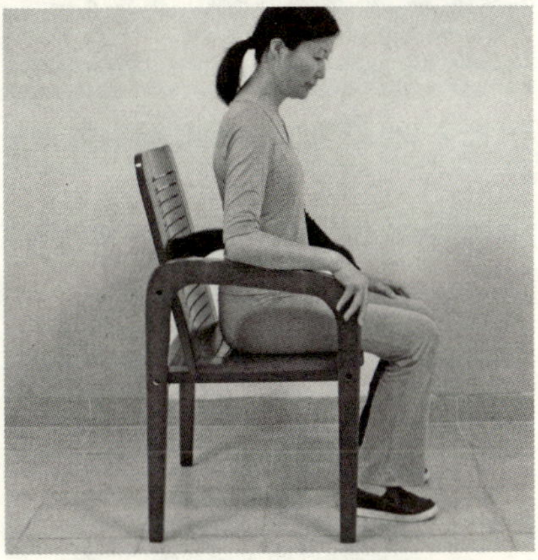

图 2-127　从站立到坐位步骤 4

5. 床 - 轮椅体位转移

（1）床 - 轮椅辅助转移

第一步：从床到轮椅

1）轮椅置于患者床边（在患者坐位时的健侧），与床成 30° ~ 45°，刹好手刹（图 2-128）。

2）患者向健侧翻身侧卧，健侧腿放在患侧腿下带动患侧腿移至床边。辅助者一手在患者肩部帮助患者抬起头部、躯干，另一手下压患侧骨盆，患者用健侧手来推动上身起床（图 2-129）。

3）患者坐稳后分开双脚，稳固地踩在地面上以维持平衡，躯干微向前倾（图 2-130），以健侧手扶住轮椅近侧扶手撑起身子，将身体的重量放在健侧腿上而成站姿，操作者一手置于患者患侧腋下上提肩胛带，一手提起髋部裤头（图 2-131）。

4）患者将健侧手放在轮椅远侧的扶手上，以健侧脚为轴心旋转身体，辅助者站在患者前面，用膝部顶住患侧膝部，协助患者完成站立、旋转、坐下的转移过程，同时用手稍推患侧髋部（图2-132），使患者双侧臀部均坐在椅子的后部，整理好坐姿（图2-133）。

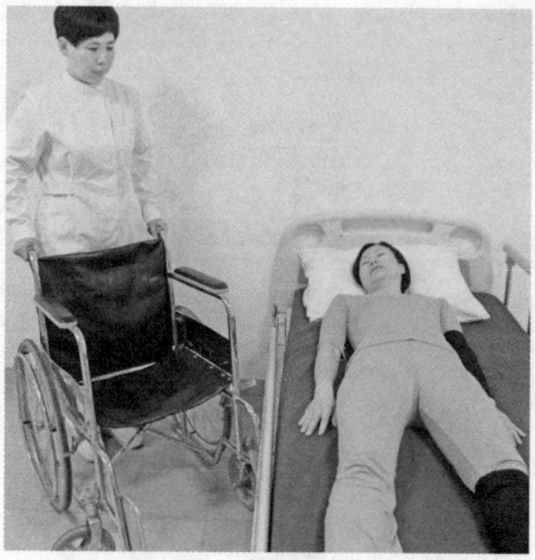

图 2-128　辅助从床到轮椅步骤 1

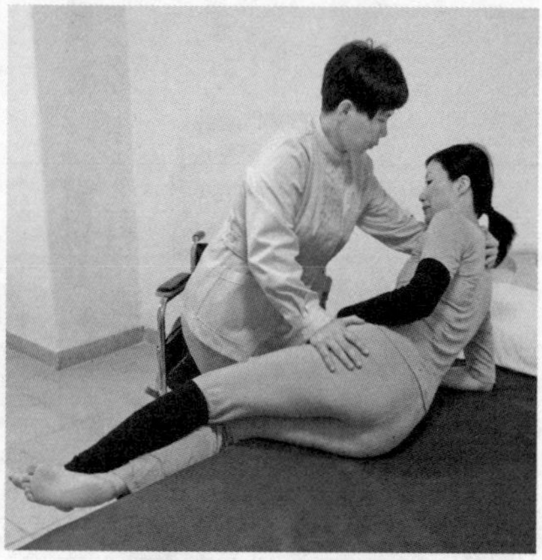

图 2-129　辅助从床到轮椅步骤 2

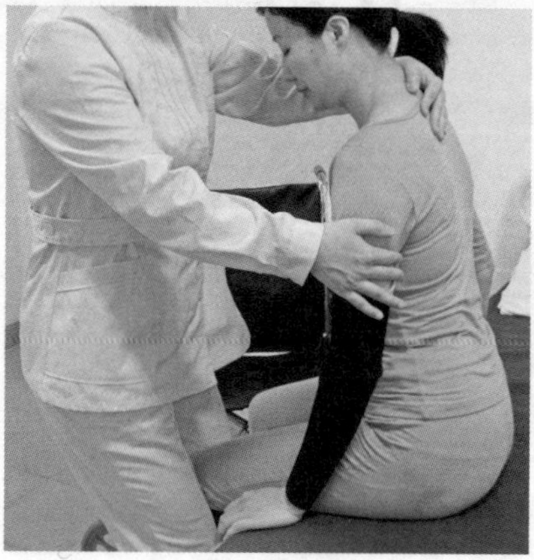

图 2-130　辅助从床到轮椅步骤 3

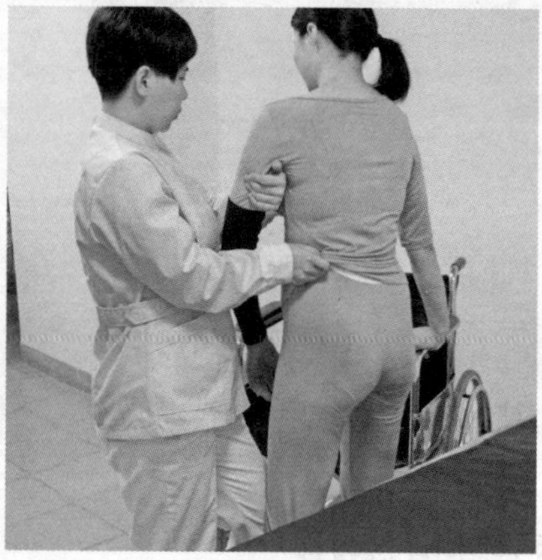

图 2-131　辅助从床到轮椅步骤 4

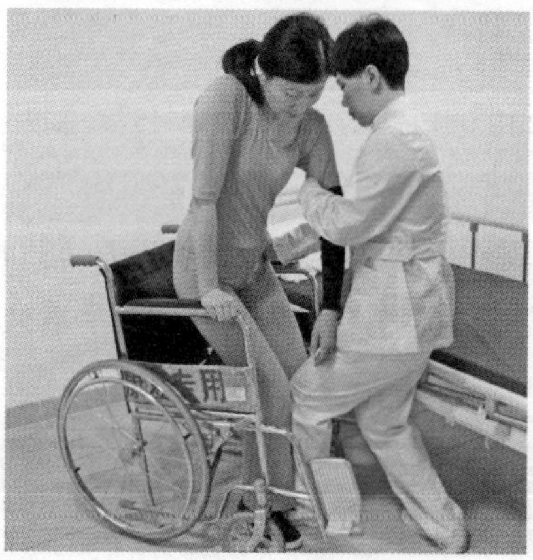

图 2-132　辅助从床到轮椅步骤 5

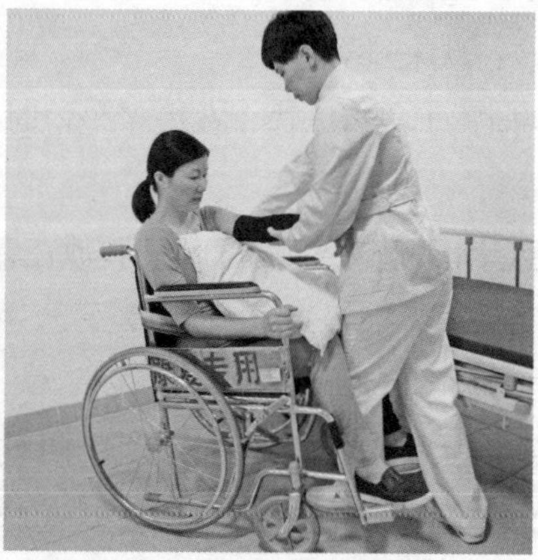

图 2-133　辅助从床到轮椅步骤 6

第二步：从轮椅到床

1）患者的健侧肢体靠近床侧，轮椅置于患者床边，与床成 30°～45°，辅助者刹好手刹，帮助患者坐到椅边，双脚平放在地面上，身体前倾（图 2-134）。

2）辅助者站在患者面前用膝部顶住患侧膝部，一手置于患侧腋下上提肩部，一手提起髋部裤腰带，嘱患者用健侧手撑在轮椅的扶手上帮助站立（图 2-135）。

3）嘱患者健侧手从轮椅的扶手转到床上帮助支撑，辅助者协助患者完成站立、旋转，同时稍推顶患侧髋部使患者双侧臀部均坐在床上（图 2-136）。

4）辅助者嘱患者用健侧腿来提起患侧腿把双脚移至床上，用健手放在床上支撑来帮助转身躺回床上（图 2-137）。

5）患者调整至舒适的卧位（图 2-138）。

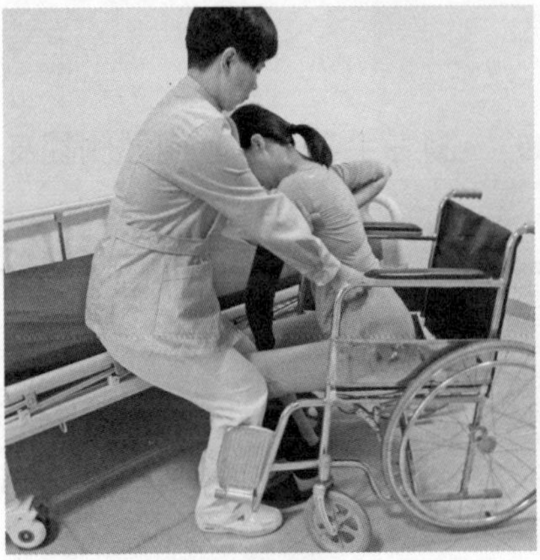

图 2-134　辅助从轮椅到床步骤 1

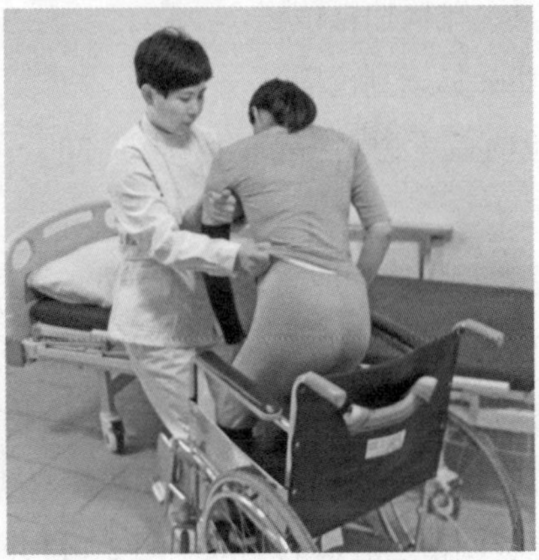

图 2-135　辅助从轮椅到床步骤 2

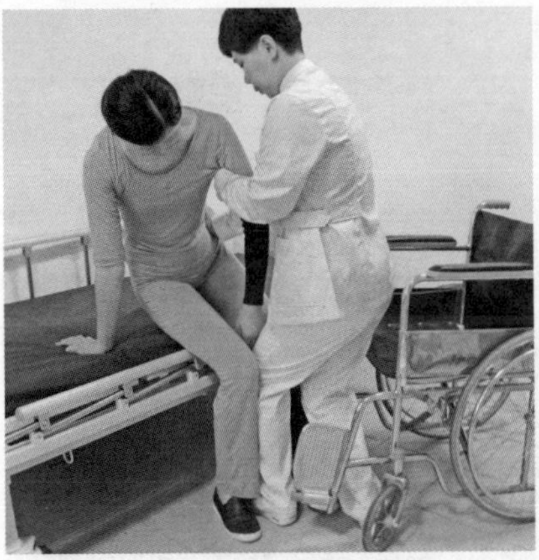

图 2-136　辅助从轮椅到床步骤 3

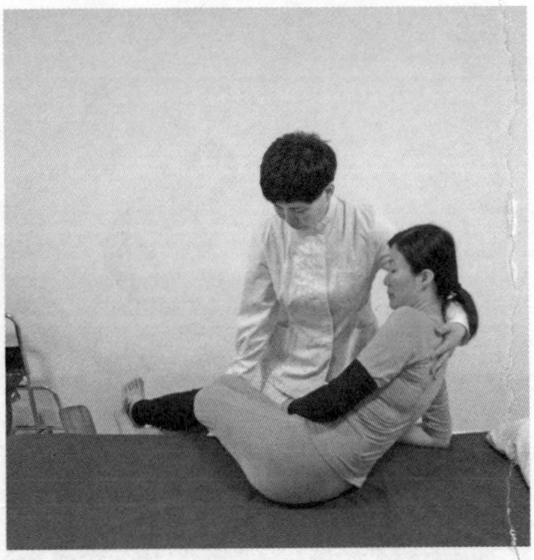

图 2-137　辅助从轮椅到床步骤 4

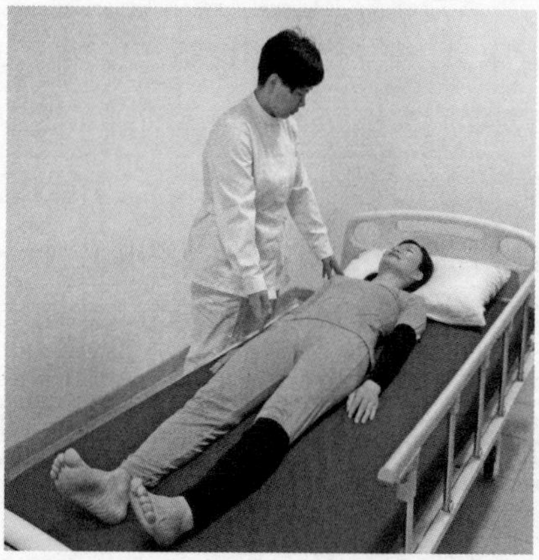

图 2-138　辅助从轮椅到床步骤 5

（2）床 - 轮椅独立转移

第一步：从床到轮椅

1）轮椅置于患者健侧，与床成 30°～45°，刹好手刹，患者向健侧翻身坐起（图 2-139）。

2）患者双脚放于地面，健侧手撑在靠近体侧的轮椅扶手上，身体前倾，将重心移到双腿上，准备站起（图 2-140）。

3）患者借助健侧手的支撑站起，健侧手移至远侧轮椅的扶手上（图 2-141）。

4）患者转动身体至双腿靠近轮椅，双腿支撑站立，弯腰慢慢坐下（图 2-142）。

5）患者调整至舒适的坐位（图 2-143）。

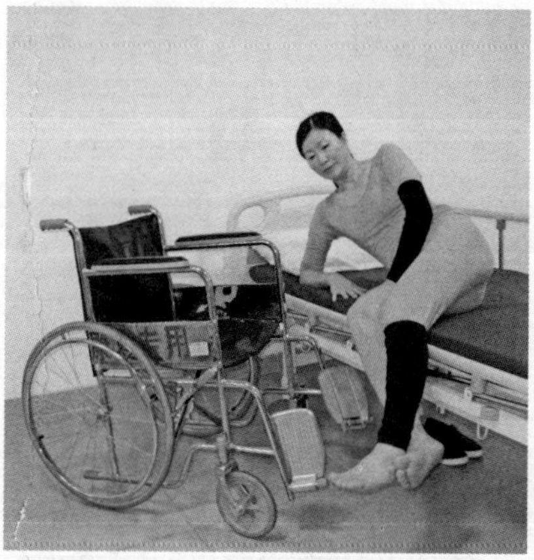

图 2-139　独立从床到轮椅步骤 1

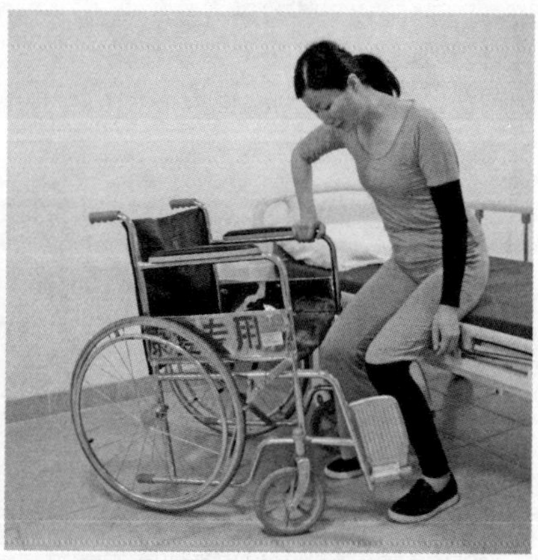

图 2-140　独立从床到轮椅步骤 2

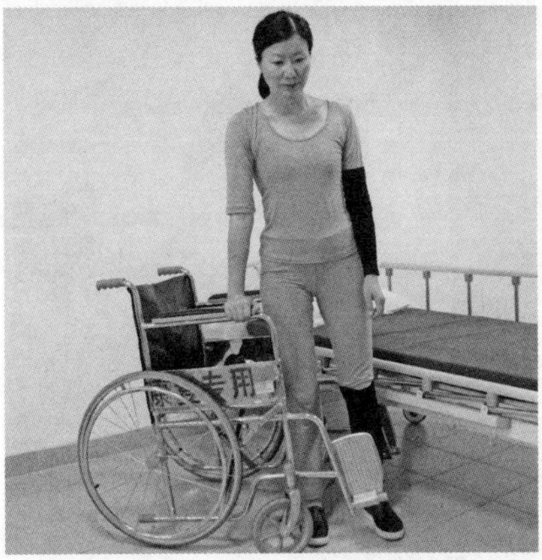

图 2-141　独立从床到轮椅步骤 3

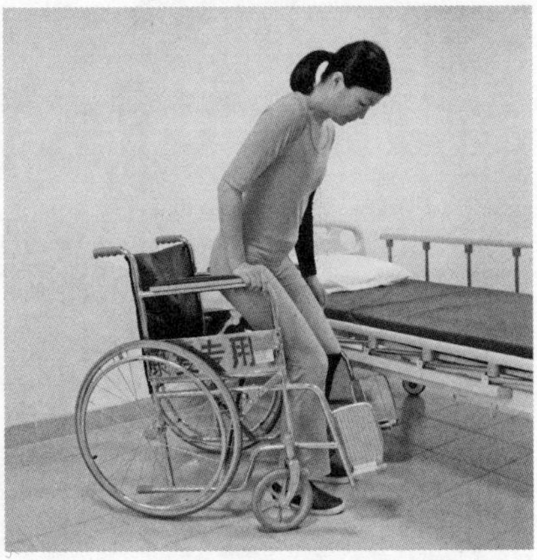

图 2-142　独立从床到轮椅步骤 4

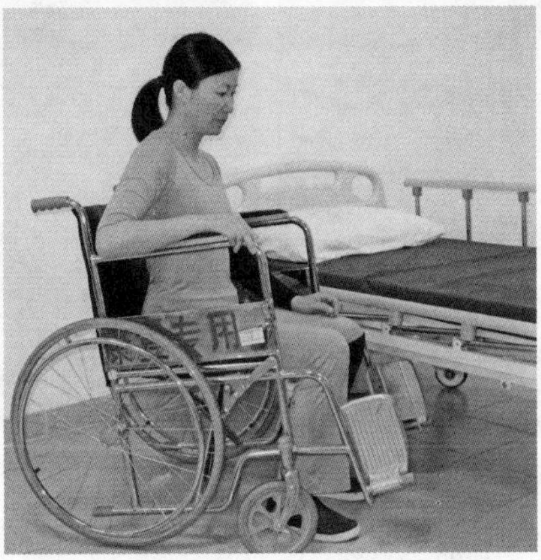

图 2-143　独立从床到轮椅步骤 5

第二步：从轮椅到床

1）患者坐在轮椅上，健侧靠近床，轮椅与床成 30°～45°，刹好手刹。双脚放于地面，健侧手撑在轮椅扶手上，身体前倾，准备站立（图 2-144）。

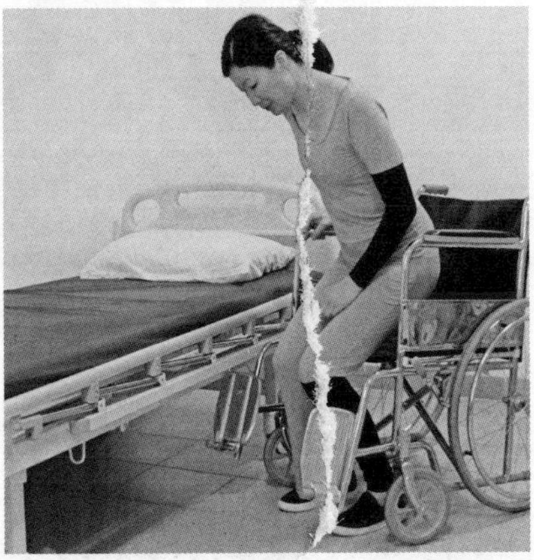

图 2-144　独立从轮椅到床步骤 1

2）患者借助健侧手的支撑，双腿用力站起来（图 2-145）。

3）患者健侧手移至床上支撑（图 2-146），转动身体至双腿靠近床沿慢慢坐下（图 2-147）。

4）患者用健侧腿带动患侧腿抬起移至床上（图 2-148），健侧手支撑慢慢躺下（图 2-149）。

5）患者调整至舒适体位（图 2-150）。

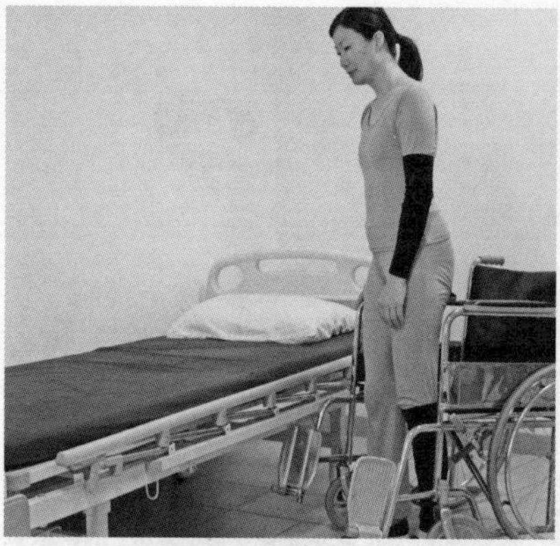

图 2-145　独立从轮椅到床步骤 2

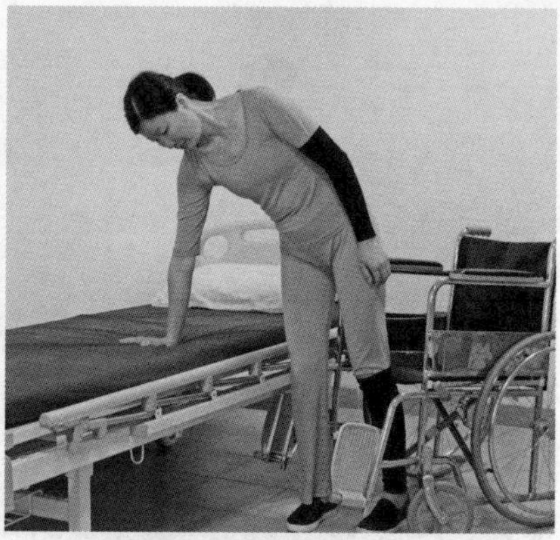

图 2-146　独立从轮椅到床步骤 3

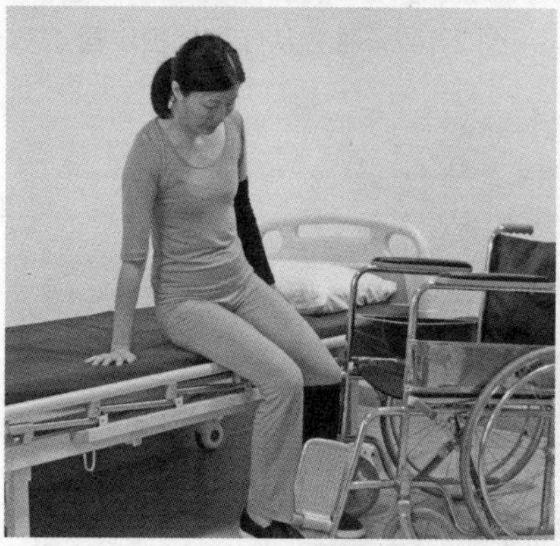

图 2-147　独立从轮椅到床步骤 4

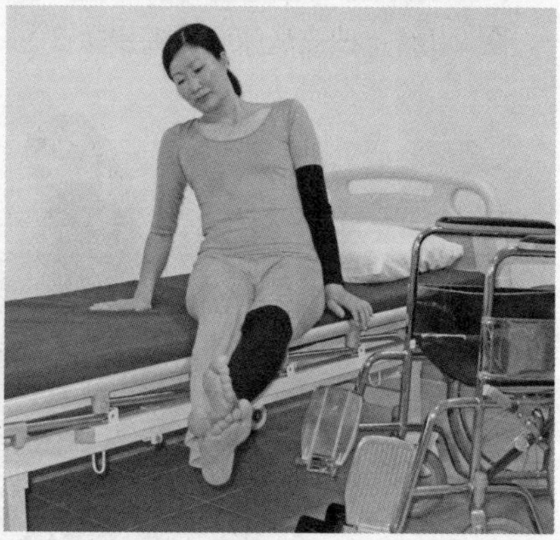

图 2-148　独立从轮椅到床步骤 5

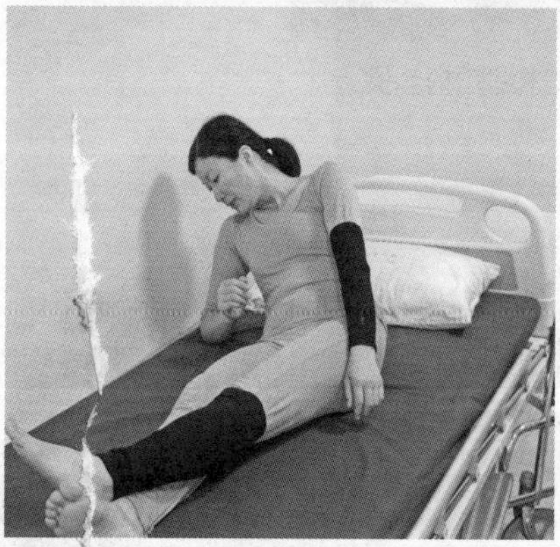

图 2-149　独立从轮椅到床步骤 6

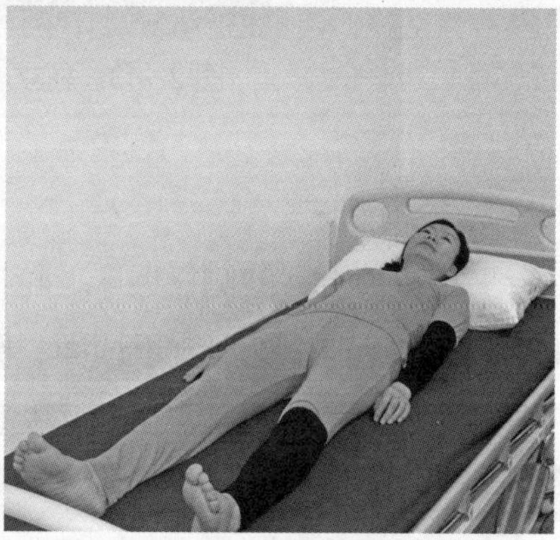

图 2-150　独立从轮椅到床步骤 7

参考文献

[1] 叶祥明 . 康复医学科管理及诊疗规范 [M]. 杭州 : 浙江大学出版社 ,2014.

[2] 燕铁斌 . 康复护理学 [M]. 北京 : 人民卫生出版社 ,2012.

[3] 谭峰 . 缺血性中风 [M]. 北京 : 科学技术文献出版社 ,2016.

第四节 吞咽功能

一、吞咽功能评定定义

通过饮水、反复唾液吞咽试验等一系列的方法评估吞咽障碍的程度。吞咽障碍是一个总的症状名称，指口腔、咽、食管等吞咽器官发生病变时，患者的饮食出现障碍或不便而引起的症状。吞咽障碍的症状因病变发生的部位、性质和程度不同而有很大的差别。轻者仅感吞咽不畅，重者滴水难进。吞咽功能评定的适应证是各种中枢神经系统、周围神经系统损伤或病变等引起吞咽功能障碍。但禁忌使用于昏迷或者低反应状态的患者。

二、吞咽功能评定试验

1. 反复唾液吞咽试验（repetitive saliva swallowing test，RSST） 本评估法是由才藤荣一在 1996 年提出的，这是一种评定吞咽反射能否诱导吞咽功能的方法（图 2-151），其内容包含以下几点。

（1）患者原则上应采用坐姿，卧床时是放松体位。

（2）检查者将手指放在喉结及舌骨处，让患者快速反复吞咽，喉结和舌骨会随着吞咽运动，越过手指向前上方移动再复位，确认这种上下运动，下降时刻即为吞咽完成时刻。

（3）观察患者在 30 秒内吞咽的次数和活动度（图 2-152）。

（4）当患者的口腔过于干燥并无法吞咽时，检查者可在患者的舌面上注入 1 毫升的水后再让患者吞咽。

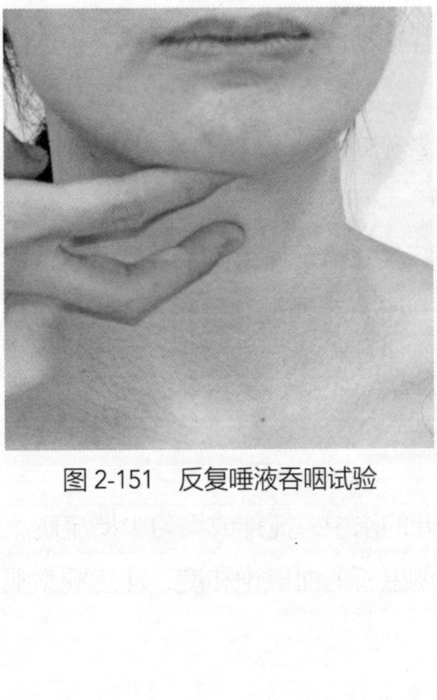

图 2-151 反复唾液吞咽试验

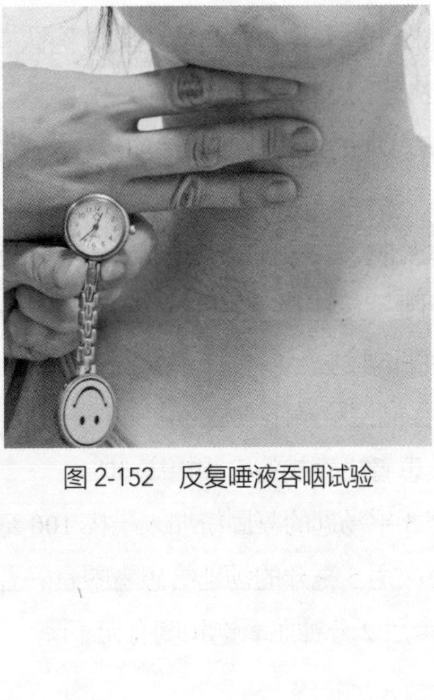

图 2-152 反复唾液吞咽试验

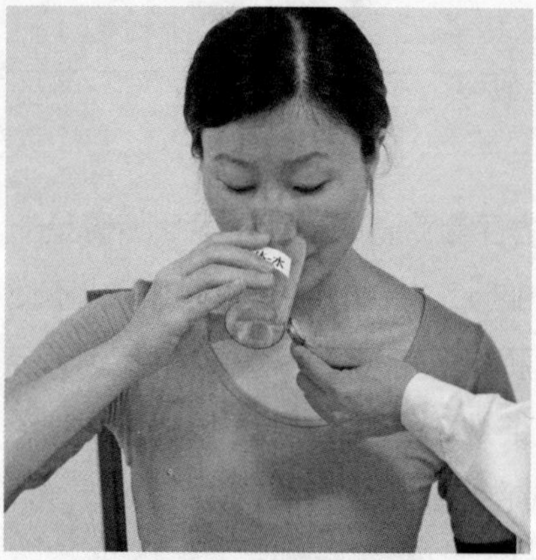

图 2-153　洼田饮水试验

2. 饮水试验

第一步：洼田饮水试验（图 2-153）

（1）洼田饮水试验操作流程：本方法由洼田俊夫提出，操作过程如是，先让患者像平常一样喝下 30 毫升水，然后观察和记录饮水时间、饮水过程中是否有呛咳等表现，并记录患者是否出现啜饮、含饮、水从嘴唇流出、边喝边要勉强接着喝、小心翼翼地喝等情况，并对其进行分级及判断。

（2）洼田饮水试验分级及判断

分级	判断
Ⅰ. 可一次喝完，无噎呛 Ⅱ. 分 2 次以上喝完，无噎呛 Ⅲ. 能 1 次喝完，但有噎呛 Ⅳ. 分 2 次以上喝完，但有噎呛 Ⅴ. 常常呛住，难以全部喝完	正常：Ⅰ级，5 秒内完成 可疑：Ⅰ级，5 秒以上完成；Ⅱ级 异常：Ⅲ、Ⅳ、Ⅴ

第二步：快速饮水试验

（1）快速饮水试验操作流程

1）备物：刻度水杯 1 个，5 毫升茶匙 1 把，杯中盛 50 毫升凉开水。

2）操作方法：取舒适直立坐位，确认有吞咽动作，用 5 毫升茶匙喝，连续 10 次。

（2）快速饮水试验评定标准

1）在喂水的过程中或喂完 1 分钟后患者无呛咳、误吸、呼吸困难等症状，表示通过。

2）试验时患者出现清喉咙、咳嗽、流涎、湿性嗓音（类似于含少量水同时说话的嗓音）、吞咽延迟等症状，血氧饱和度下降 2% ~ 4%，未通过。

3. 吞糊试验

（1）吞糊试验操作方法

1）让患者坐直或将床头抬高 30°。

2）把 3 平汤匙的凝固粉加入一杯 100 毫升的水中，搅拌成均匀少稠流质。

3）每次用 5 毫升的汤匙给患者喂食，监测患者的血氧饱和度，注意观察喂食前、喂食中及喂食后 2 分钟血氧饱和度有无下降。

4）吞糊试验（图 2-159）：观察 2 分钟后患者无呛咳、误吸、呼吸困难等症状，表示通过。试验出现清喉咙、咳嗽、湿性嗓音、吞咽延迟等症状，血氧饱和度下降 2% ~ 4%，未通过。

（2）吞糊试验备物：准备一杯 100 毫升的水、凝固粉、血氧饱和度测量仪、5 毫升茶匙。

（3）吞糊试验配制方法

1）稀流质（图 2-154）：100 毫升水 +1 匙凝固粉。

2）微稠流质（图 2-155）：100 毫升水 +2 匙凝固粉。

3）少稠流质（图 2-156）：100 毫升水 +3 匙凝固粉。

4）中稠流质（图 2-157）：100 毫升水 +4 匙凝固粉。

5）特稠流质（图 2-158）：100 毫升水 +5 匙凝固粉。

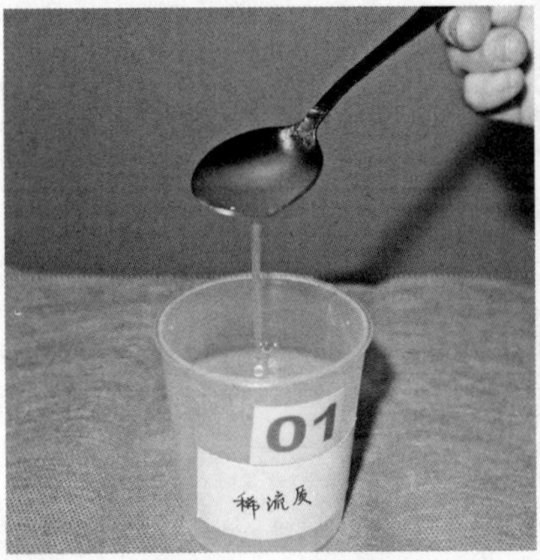

图 2-154　稀流质

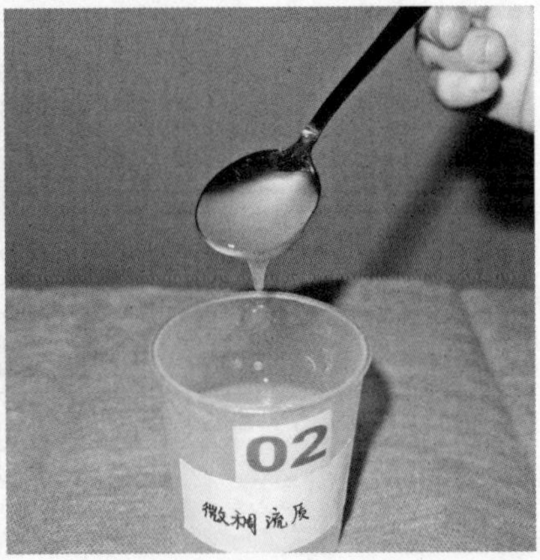

图 2-155　微稠流质

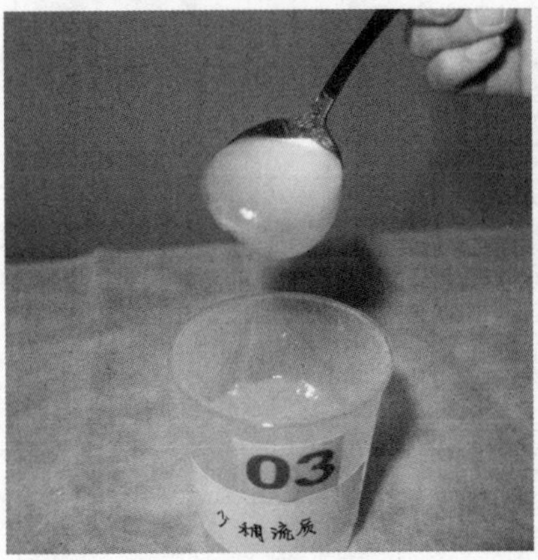

图 2-156　少稠流质

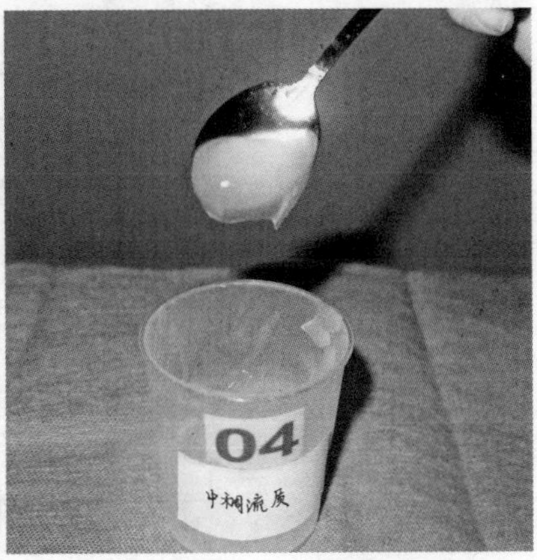

图 2-157　中稠流质

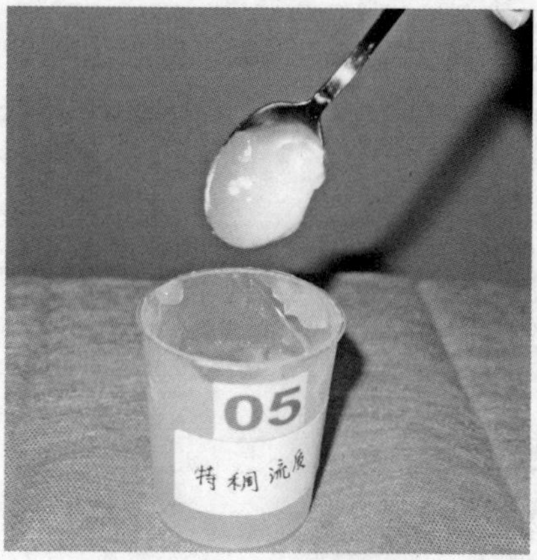

图 2-158　特稠流质

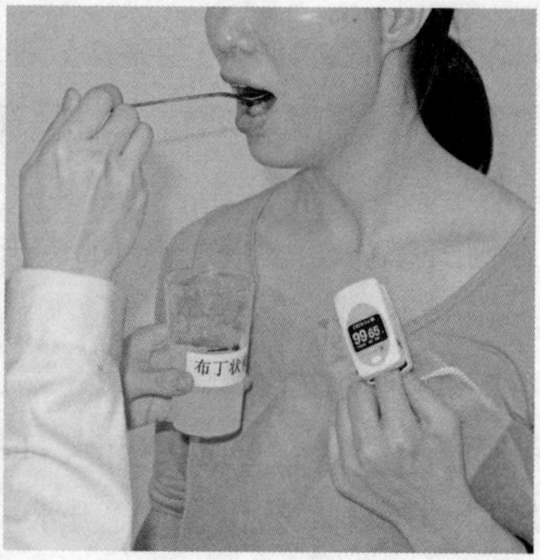

图 2-159　吞糊试验

三、容积 - 黏度吞咽测试（V-VST）

1. 容积 - 黏度吞咽测试（V-VST）流程图

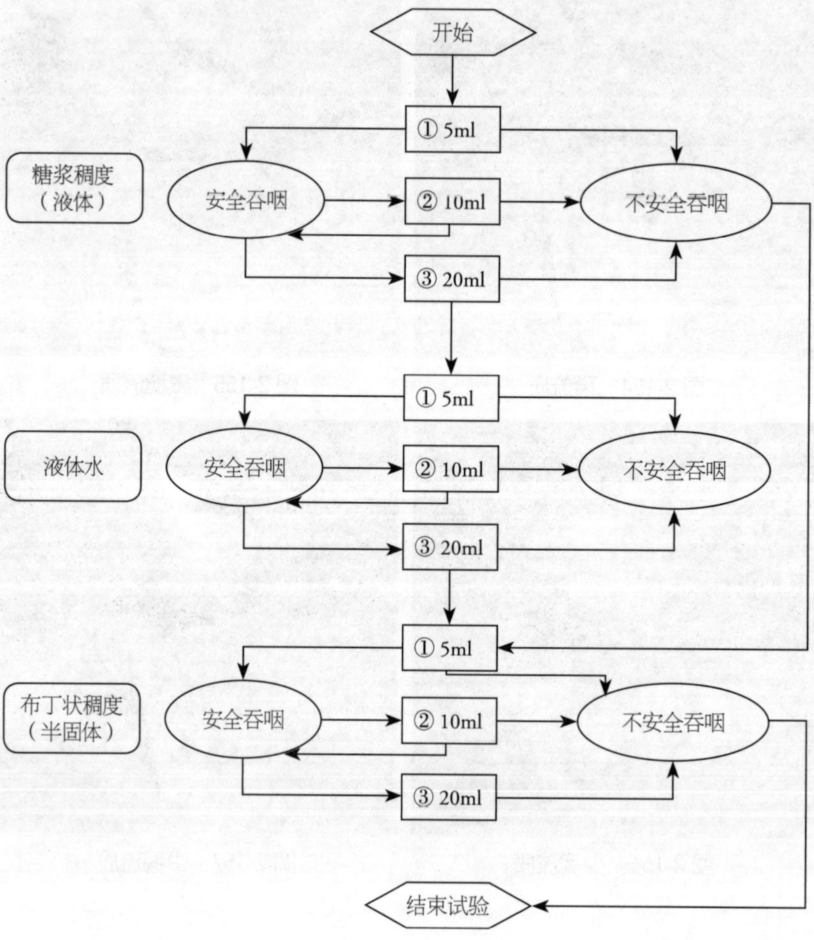

2. V-VST 食物稠度调配（图 2-160，图 2-161）

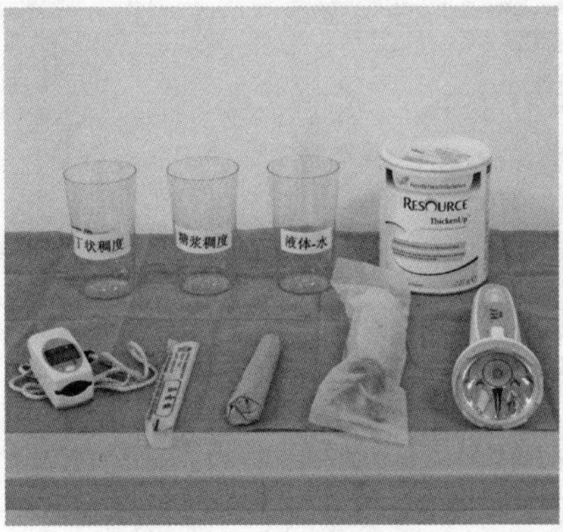

图 2-160　V-VST 测试

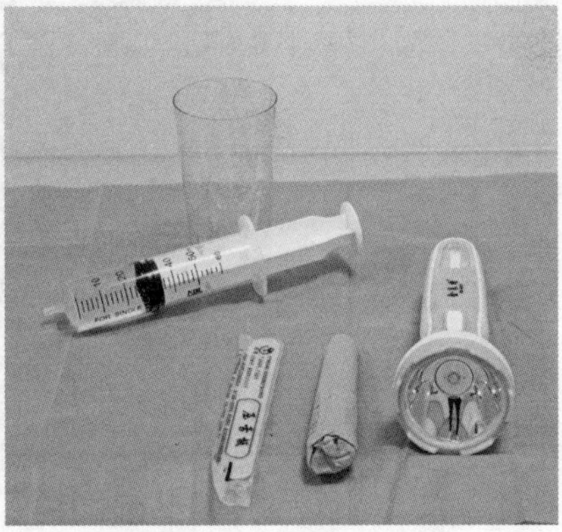

图 2-161　V-VST 用物

（1）液体 - 水（图 2-162）：在 100 毫升的玻璃杯中装满水（室温）。

（2）糖浆稠度（液体）（图 2-163）：在 140 毫升水（室温）中，加入 6.4g 凝固粉（1 袋）溶解，搅拌直至均匀。糖浆稠度（液体）的特点是可以在吸管的帮助下吸入，倾倒时呈细流状。

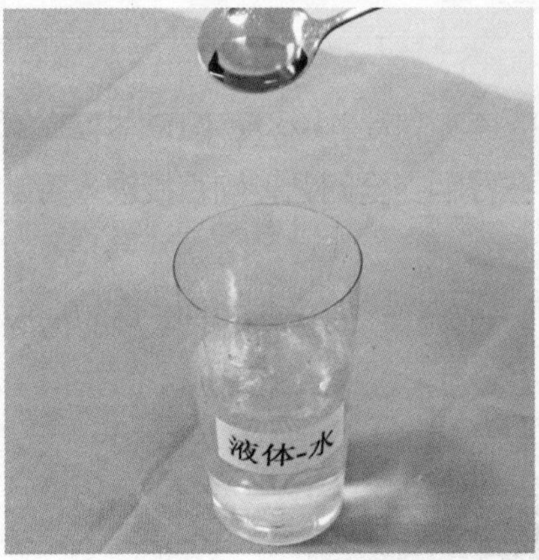

图 2-162　液体 - 水

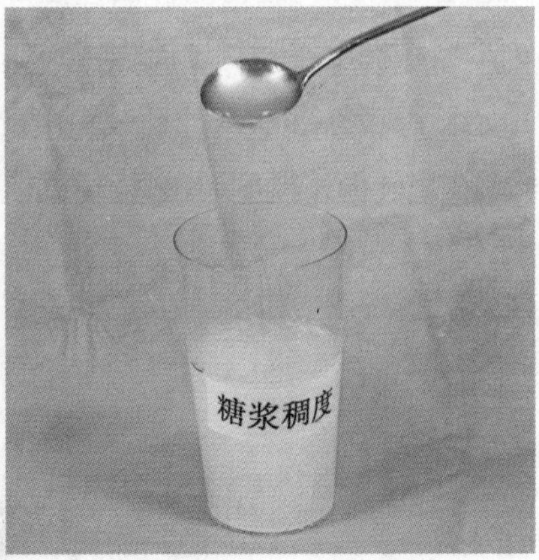

图 2-163　糖浆稠度

（3）布丁状稠度（半固体）（图 2-164）：在 140 毫升水中，加入 12.8g 凝固粉（2 袋）溶解，搅拌至均匀。布丁状稠度（半固体）的特点是无法在吸管的帮助下吸入，倾倒时呈块状。

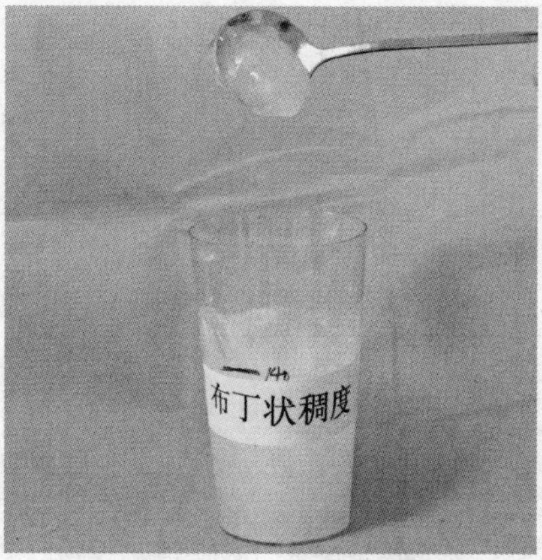

图 2-164　布丁状稠度

3. V-VST 患者准备

（1）患者必须处于足够清醒的状态以配合评估。

（2）患者必须处于坐起状态，可借助靠垫尽可能坐直。

（3）通过脉搏血氧仪监测患者的血氧饱和度。

（4）进食前后指导患者说出自己的名字，注意评估声音清晰度。

（5）向患者解释即将进行的评估包括哪些步骤。

4. V-VST 容积稠度吞咽测试流程

（1）开始让患者吞咽 5 毫升糖浆稠度（液体）（图 2-165），如吞咽过程安全，则吞咽 10 毫升、20 毫升糖浆稠度（液体）；如存在吞咽安全问题，则直接进入吞咽 5 毫升布丁状半固体环节。

注：在吞咽 10 毫升、20 毫升糖浆稠度（液体）时如出现吞咽困难的情况亦进入吞咽布丁状半固体环节。

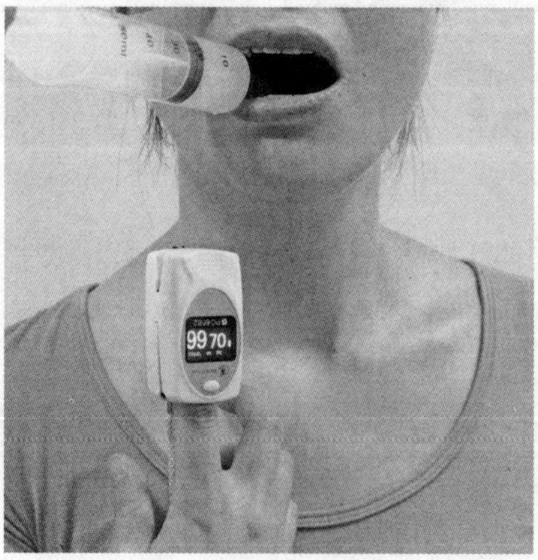
图 2-165　糖浆稠度（液体）测试

（2）若上一步安全吞咽，则让患者依次吞咽5毫升、10毫升、20毫升水（图2-166），观察吞咽过程，在分别吞咽3种不同体积水时一旦出现吞咽困难的情况，则须停止吞咽水进行布丁状半固体吞咽评估环节，如吞咽安全，则同样也需要进入下一步。

（3）让患者依次吞咽5毫升、10毫升、20毫升布丁状半固体（图2-167），观察吞咽过程，在分别吞咽3种不同体积布丁状半固体时一旦出现吞咽困难的情况，则需要停止吞咽并结束试验，如吞咽安全则结束试验。

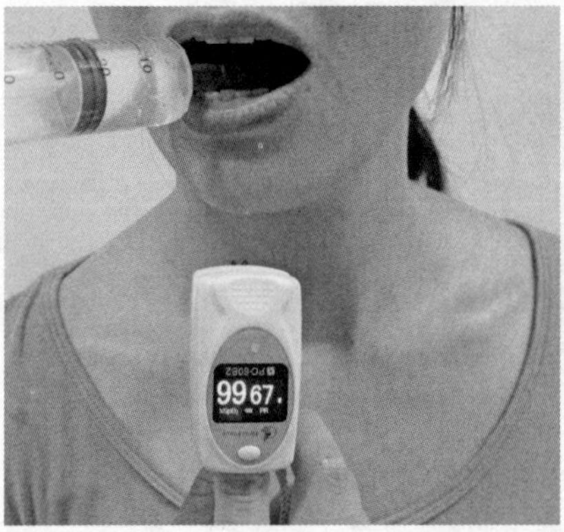

图2-166　液体水测试

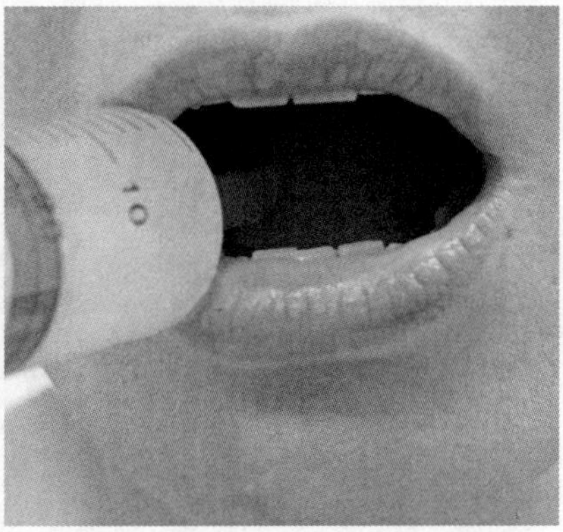

图2-167　布丁状半固体测试

四、吞咽训练

吞咽障碍指由多种原因引起的、发生于不同部位的吞咽时咽下困难。吞咽障碍可影响摄食及营养吸收，还可导致食物误吸入气管引发吸入性肺炎，严重者可危及生命。正常的吞咽运动过程分为3个阶段，即口腔期、咽喉期、食管期，以上任何一个阶段发生障碍都会导致吞咽运动受阻，发生进食困难。与吞咽有关的脑神经主要是三叉神经、面神经、舌咽神经、迷走神经及舌下神经。所以，除了口、咽、食管病变外，脑神经、延髓病变、假性延髓性麻痹、锥体外系疾病等都可以引起吞咽障碍。

1. 吞咽障碍的诊断和临床特点　根据患者存在流口水、构音障碍、进食呛咳、反复肺部感染、体重下降、口腔失用，同时伴有神经病学检查异常存在，即可诊断。

临床分期及主要特点是大多数脑卒中患者都有不同程度的障碍，是混合性吞咽障碍。①口腔期障碍：表现为口唇闭锁困难，流涎，口中漏食；口腔感觉障碍，咀嚼肌和舌肌运动障碍；牙齿缺损：食团的形成和输送困难，患者吞咽后口腔有食物残留，构音障碍等。②咽喉期障碍：表现为误吸或吸入，可见食物从鼻腔反流和呛咳；发生湿性嗓音或嘶哑，是食物和液体侵入喉头前庭所致。③食管期障碍：由于食管平滑肌蠕动障碍或痉挛，食物沿食管向下输送困难，胸部堵截感；由于环咽肌、食管或胃括约肌失弛缓，食物反流。

2. 吞咽训练方法　吞咽训练可以分为间接训练与直接训练（图2-168）。间接训练就是不食用食物，而是针对与摄食-吞咽活动相关的器官进行功能训练。直接训练就是通过摄食，观察和调整进食的体位，选择合适的食物，应用辅助吞咽动作，以此改善吞咽功能。

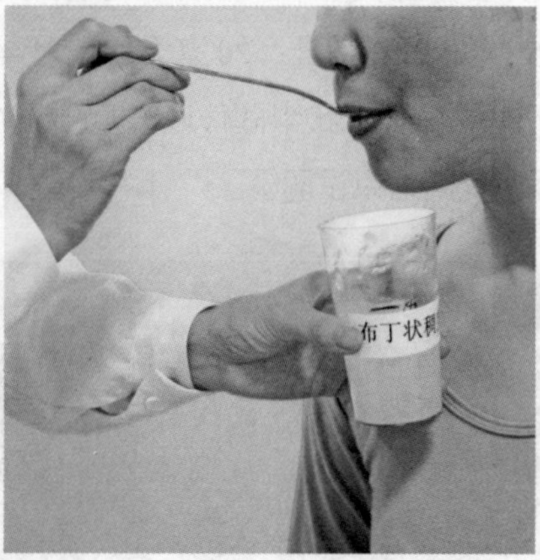

图 2-168　直接训练

基础训练，对与摄食-吞咽有关的各个部位的肌群进行功能训练，可明显增强吞咽肌群的协调能力。一般安排在饭前，每日 3 次，每次 20 分钟。训练时先清洁口腔。

（1）吞咽训练口腔操

1）唇运动：包括闭唇、噘唇和口角上抬。

2）舌运动：舌向前、后、左、右、上、下各方向主动运动，训练者用纱布包住患者舌头向各方面牵拉的被动运动，舌在口内将两侧面颊顶起，也可在面颊稍加阻力。

（2）吞咽肌群的运动训练：指导患者做开闭颞下颌关节 5～10 次，然后做空咀嚼和吞咽，休息 2 分钟后再进行吹气动作训练，每一次训练都要指导患者保持唇的位置几秒钟，反复做 10 次。加强鼓腮（图 2-169）、伸舌（图 2-170～图 2-176）训练，对加强吞咽肌群的力量以及预防误吸有积极作用。

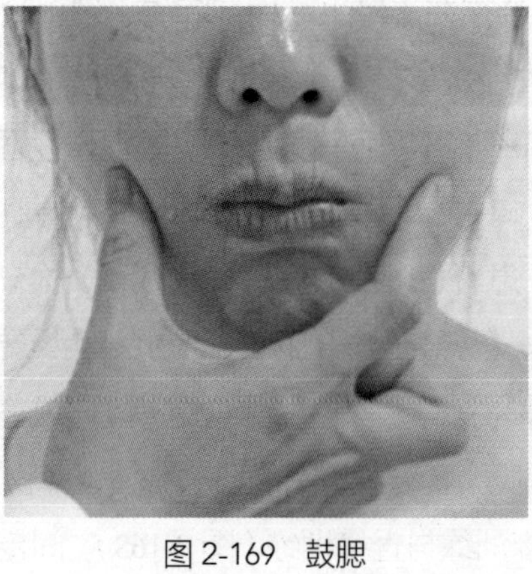

图 2-169　鼓腮

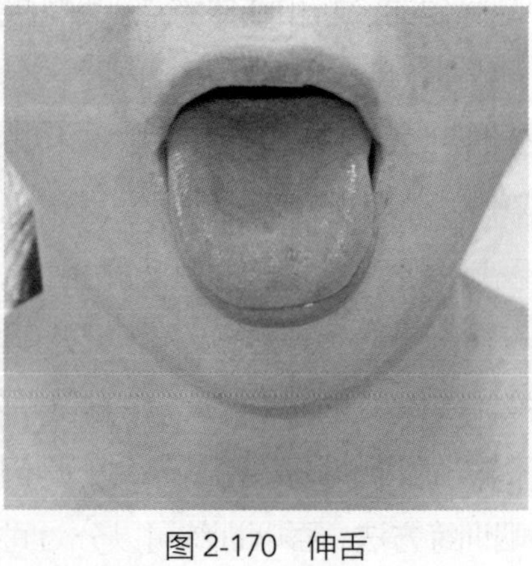

图 2-170　伸舌

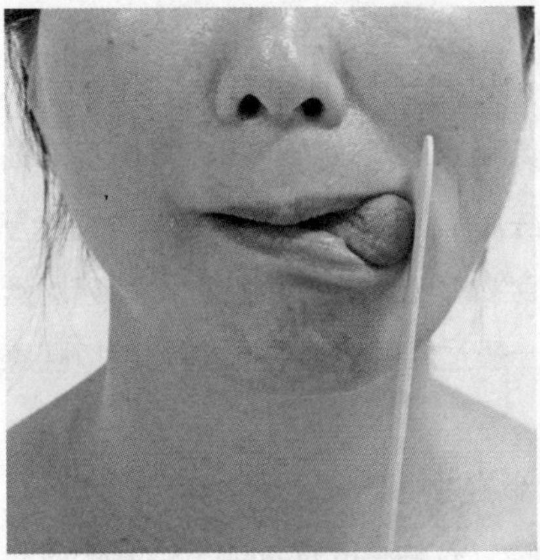

图 2-171　伸舌向左抗阻

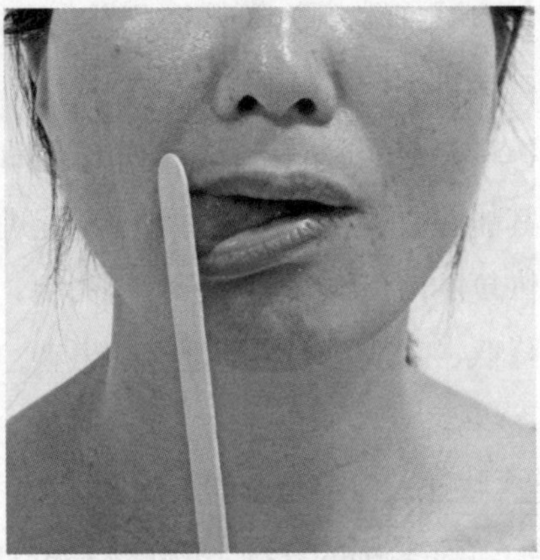

图 2-172　伸舌向右抗阻

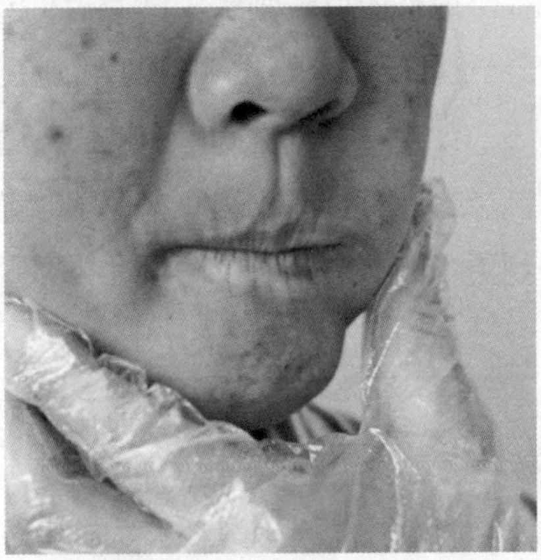

图 2-173　面颊阻力训练

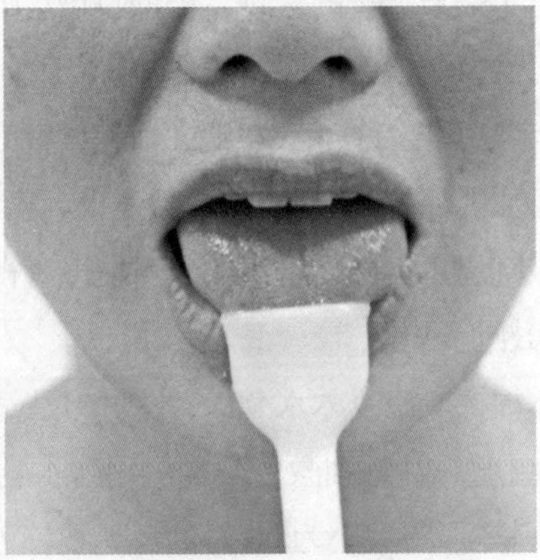

图 2-174　舌肌向前被动训练

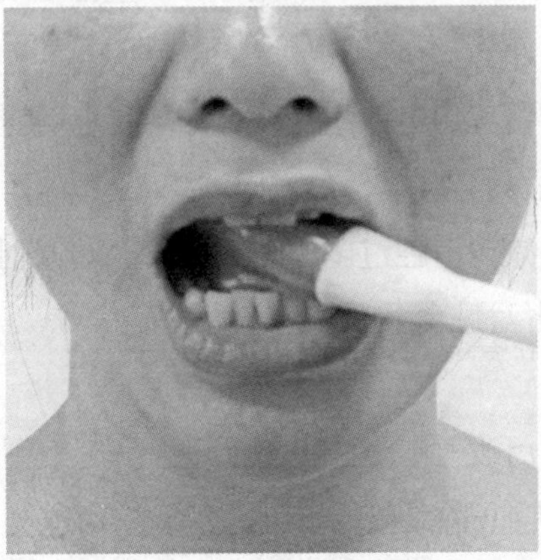

图 2-175　舌肌向左被动训练

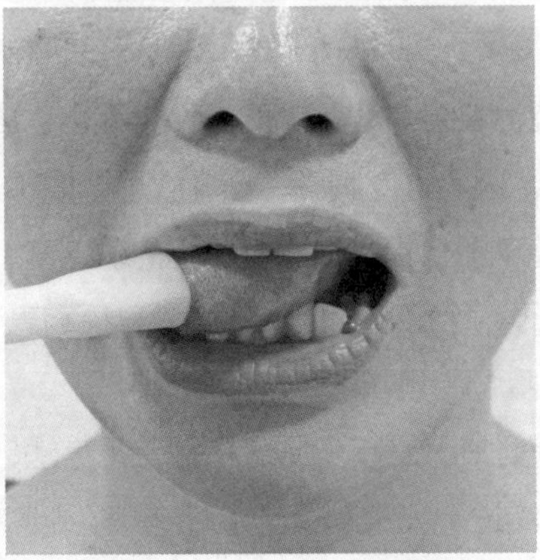

图 2-176　舌肌向右被动训练

（3）发音运动训练：发音与咽下有关，先利用单音、单字进行训练，让患者从“乌、衣、乌衣”开始，每字每次 2 遍，通过张口、闭口动作，声门开闭促进口唇、肌肉运动和声门的闭锁功能。

（4）空吞咽训练：嘱患者做空吞咽动作，如反复吞口水。

（5）咳嗽训练：嘱患者深吸一口气，一手按压腹部，让患者快速用力咳嗽。

（6）冰刺激与酸刺激：感觉促进综合训练和冷刺激训练。患者开始吞咽前给予感觉刺激，使其能够快速启动吞咽，称感觉促进法。增加感觉输入方法既是代偿方法，也是吞咽功能恢复的治疗方法，对于吞咽失用、食物感觉失认、口腔期吞咽启动延迟、口腔本体感觉降低、咽期吞咽启动延迟的患者，一般适合在进食吞咽前增加口腔感觉。其方法包括以下步骤。

1）把食物送入口中时，增加汤匙下压舌部的力量。

2）给予感觉较强的食物，例如冰冷的食物、有触感的食物或有强烈味道的食物。

3）给予需要咀嚼的食物，借助咀嚼运动提供最初的口腔刺激。对于咽期起始延长或咽肌收缩无力的患者，食物的一口量应适宜，一般不超3毫升；咽期起始延长或咽肌收缩弱的患者常需要2～3次吞咽才能将食物咽下。如果吞咽食物的体积过大，通过的速度过快，食物即会滞留于咽部并发生误吸。患者只要进食时小口慢咽，即可避免误吸。

4）鼓励患者自己动手进食，可使患者得到更多的感觉刺激。对于吞咽失用、食物感觉失认者鼓励多用。

5）冰棉棒刺激或冰水漱口：这种方法适用于口腔感觉差的患者。患者吞咽前，在腭舌弓给予温度、触觉刺激；进食前用冰水刺激并进行口腔内清洁；或进食时，冷热食物交替进食；小可将大小为00号的反光喉镜/棉签放置碎冰块中数秒，然后将冷喉镜置于患者口内前咽弓处，并平稳地做垂直方向的摩擦4～5次，然后做一次空吞咽或让患者进食吞咽。

6）在冰刺激与酸刺激的操作过程中，要留意患者的耐受度，如患者出现呕吐反射，则应停止。因为过度刺激，会导致患者的不适乃至抗拒，令操作训练无法进行。

7）冰刺激可提高口腔对食物的敏感度，减少口腔过多的唾液分泌，通过刺激给予脑皮质和脑干一个警戒性的感知刺激，提高患者对进食吞咽的注意力。

（7）嗅觉、黑胡椒、薄荷脑刺激

1）嗅觉刺激：嗅觉刺激又称芳香疗法，可改善感觉和反射活动。研究发现，运用缓冲生理溶液进行嗅觉刺激是治疗老年吞咽障碍一种最新的治疗方法，这可能与大脑右侧岛叶皮质的活动有关。这种嗅觉刺激不会有副作用，也不需要患者有遵从口令的能力，只要经鼻吸入有气味的气体，对于老年人来说是简便易行的训练方法，对于行气管切开术或插胃管等有严重吞咽障碍的患者有一定的帮助。

2）黑胡椒刺激：黑胡椒是一种很常见的调味品，其味道来自胡椒碱，是与辣椒碱相似的瞬时受体电位（TRP）通道激动剂。有报道认为，运用辣椒辣素刺激，对3位老年受试者进行吞咽造影检查发现，经鼻吸入挥发性缓冲生理溶液可明显减少梨状隐窝处液体残留。通过嗅觉刺激治疗 30 天后能显著缩短整个吞咽时间，治疗效果优于冷或热刺激。而且每天刺激也可以重塑皮质，从而更容易引发吞咽反射。数据报道，有 80% 的 80 岁及以上的老年人，神经系统退行性变患者，如阿尔茨海默病或帕金森病患者，其识别气味的能力、嗅觉能力受损或被抑制。在这项研究中，通过运用嗅觉阈值识别气味并命名，作为评估患者识别气味的能力。

3）薄荷脑刺激：研究表明，薄荷脑刺激和冷刺激都能恢复吞咽障碍者吞咽反射的敏感度。让老年吞咽障碍患者餐前口里含化一颗含有薄荷脑的锭剂，或在液体 / 食物中加入薄荷脑刺激吞咽反射，能改善其吞咽反射的敏感度，有助于防止老年吞咽障碍患者误吸性肺炎的发生。

4）物理治疗：配合鼓室岬电刺激反应。

3. 摄食训练

（1）照顾者首先评估患者是否神志不清，能否配合操作。检查患者口腔情况，有无分泌物，有无黏膜破损，有无牙齿松动，有无其他口腔病变。

（2）进食环境要清洁、安静，选择合适的餐具，照顾者进食前后要协助患者进行口腔清洁及排痰。

（3）摄食训练体位：因人因病情而异。

1）患者仰卧位 30°～60°，患侧肩部以枕垫起，照顾者位于患者健侧。

2）患者健侧卧位，利用重力作用使食物主要集中在健侧口腔，减少食物在患侧的残留。

3）患者坐位头稍前屈，或颈部向患侧旋转，躯干直立，患侧手放于桌上。

（4）摄食训练之食物选择：应根据吞咽障碍的程度，遵从先易后难的原则。最易吞咽的食物是胶冻样食物，如菜泥、果冻、蛋羹、浓汤及糊状食物等。该类食物的特征是密度均匀，有一定黏性而不易松散，容易在口腔内移动，通过咽部及食管时容易变形，不易在黏膜上残留又不易被误吸，是进行摄食训练的最佳选择。以偏凉食物为宜，因为冷刺激能有效强化吞咽反射。随着吞咽功能的改善，可逐渐选择半固体、固体和液体食物。另外，还要根据患者饮食特点与以往的饮食习惯，选择易被患者接受的食物。

吞咽功能障碍食物选择形态表		
吞咽障碍异常情况	适合的食物质地	应避免的食物质地
舌运动受限	开始时进食浓液体，以后再进食稀液体	糊状食物
舌协调性不足	浓稠液体	糊状食物
舌力量不足	稀液体	大量糊状食物
咽喉期吞咽延迟	浓稠液体和食物	稀液体和流质
呼吸道闭合不足	布丁状和糊状食物	稀液体和流质
喉上抬不足 / 环咽肌功能紊乱	稀液体	很浓稠和高黏稠性食物
咽壁收缩不足	稀液体	很浓稠和高黏稠性食物
舌根部后缩不足	稀液体	高黏稠性食物

（5）摄食一口量：即适宜吞咽的每次摄食入口量，先从 3～4 毫升开始（半勺），然后酌情增加至 1 汤匙大小为宜。

（6）摄食训练之吞咽模式

1）空吞咽与交互吞咽：当咽部已有食物残留时，如继续进食，则残留积累增多，容易引起误咽。因此，每次进食吞咽后，应反复做几次空吞咽，将食物全部咽下，然后再进食。亦可每次进食吞咽后饮极少量水（1～2 毫升），这样既利于刺激诱发吞咽反射，又能达到去除咽部残留食物的目的，称为交互吞咽。

2）侧方吞咽：咽部两侧的梨状隐窝是最容易残留食物的地方，可让患者下颏分别左、右转，做侧方吞咽，利于去除梨状隐窝内的残留食物。

3）点头样吞咽：会厌谷是容易残留食物的部位，可嘱患者颈部后仰，此时会厌谷变得狭小，残留物可被挤出，然后嘱患者颈部尽量前屈，形似点头，同时做空吞咽动作，便可去除残留食物。

（7）喂食工具的选择：宜用薄而小的勺子从健侧喂食，尽量将食物放在患者舌根部。不能张口的患者，可以选择 50 毫升喂食器作为喂食工具。

（8）摄食训练注意事项

1）禁忌证：有严重行为问题或神志不清者不适宜进行吞咽训练。

2）应进行康复训练教育，一般在饭前 30 分钟开始。

3）对于训练前精神紧张者可端坐椅子或床上做放松操，双手放在腹前深呼吸几次，或者可以听听轻音乐进行放松。

4）提倡综合训练：综合训练包括肌力训练、排痰指导、上肢功能训练、辅助工具的选择与使用、食物的调配、进食前后口腔卫生的保持等，凡是与摄食有关的细节都应该考虑在内。因此，只有在康复医师的指导下，言语治疗师、物理治疗师、作业治疗师、护士、营养师等密切配合、通力合作才会取得满意的效果。

5）对可疑有吞咽困难的患者，使用饮水试验进行筛查，并根据“吞咽进食护理单”和“营养护理单”持续评估患者的吞咽进食功能和营养状况。

6）根据患者的营养状况，调整食物成分和进食习惯：根据患者的吞咽进食功能，选择安全的进食方式，如肠内营养、协助经口进食、自主进食。

7）肠内营养患者：应严格按照《临床护理技术规范》鼻饲操作流程进行护理，保证营养摄入，预防食物反流和误吸。

8）根据患者的吞咽功能选择安全的食物状态：口咽期吞咽困难患者，避免食用流质和纤维较多的食物，建议给予半流质和黏稠性食物；咽喉期吞咽困难患者，避免食用流质食物，建议给予黏稠半流质食物；食管期吞咽困难患者，避免食用太干、大块食物，建议给予流质食物。

9）经口进食患者：确保其神志清楚、精神好。若患者神志不清或精神欠佳，待情形稳定后再改鼻饲为喂食。使用小勺缓慢进食，每口约 5 毫升，并嘱其充分咀嚼和吞咽。增加患者专注力，禁止进食时说话，防止误吸。

10）在整个摄食训练的过程中，护士要对吞咽障碍患者的每餐进食情况做一个记录，当患者的主管医生或者上级医生查房时，供医生们参考，利于医生了解患者的进食情况，从而更好地调整患者的治疗方案。

第五节 言语训练

一、语言和言语定义

言语（speech）和语言（language）是 2 个不同概念。语言是社会现象，言语则是心理现象。言语是指人们对语言的运用。

二、言语 - 语言障碍定义

言语 - 语言障碍是指言语 - 语言处理过程的各个阶段单独受损或 2 个以上阶段共同受损。脑卒中后常见的言语 - 语言障碍包括失语、构音障碍、气管切开术后言语障碍。

语言治疗通过语言评价，对语言障碍的性质、类型、原因和严重程度作出评估，以确定语言训练的方法和治疗程序，最大限度地恢复患者的交流能力。

三、构音的发生过程

1. 呼吸运动　呼气产生声音的能源。

2. 喉头运动　将呼气气流变成声音（发声、喉头调节）。

3. 调音运动　将音源进行各种变调，给予语言音色。

（1）发音的部位：发辅音时，对气流能够形成阻碍的发音器官就是主要的发音部位。

类别	发音部位	举例
双唇音	上唇与下唇中部形成阻碍	b、p、m
唇齿音	上齿与下齿内侧形成阻碍	f
舌尖前音	舌尖与下齿背形成阻碍	z、c、s
舌尖中音	舌尖与上齿龈形成阻碍	d、t、n、l
舌尖后音	舌尖与硬腭前端形成阻碍	zh、ch、sh、r
舌面音	舌面中前部与前端形成阻碍	j、q、x
舌根音	舌面后部与硬腭后形成阻碍	g、k、h

（2）发音方法

1）塞音：成阻部位完全闭合，持阻并突然除阻，如 b、p、d、t、g、k。

2）擦音：成阻部位靠近，形成缝隙气流从缝隙中挤出造成摩擦音，如 f、s、sh、r、x、h。

3）塞擦音：成阻部位开始时完全闭合，当发音时成阻部位立刻微微打开一条狭缝，让气流从狭缝中摩擦挤出，如 z、c、zh、ch、j、q。

4）鼻音：成阻部位完全闭合堵住气流，发音时软腭下垂，鼻腔通路打开，让气流从鼻腔通过，如 m、n。

5）边音，舌尖抬起和上齿龈接触形成阻碍阻塞气流，气流从舌的两边流出，同时，舌自然落下造成边音，如 l。

6）送气音和不送气音

送气音：发音时呼出的气流较强，如 p、t、k。

不送气音：发音时呼出的气流较弱，如 b、d、g。

7）清音和浊音

清音：发声时声带不颤动。

浊音：发声时声带颤动，汉语拼音中，只有 m、n、l、r 为浊音。

其余为清音。

四、言语训练注意事项

1. 训练项目的选择。
2. 患者主观能动性的调动。
3. 充分进行自我训练，每天训练。
4. 利用触觉、视觉、听觉努力获得反馈。
5. 确保交流手段，如用手势、笔谈、交流板等。确保现存状态下的可能的交流。
6. 自我训练患者的自我训练和家庭训练。
7. 注意并发症，如认知、心理、生理的症状。
8. 语言障碍也可引起心理障碍，所以语言治疗也需要进行心理干预。
9. 进行语言训练中的卫生管理流程，操作者经常接触患者的唾液，所以一定要注意预防交叉感染。

五、失语症言语训练的方法

1. 传统方法　又称直接法，是针对患者听、说、读、写等某一项语言技能行为，利用组织好的作业进行训练的方法。

2. 刺激促进法　产生于 20 世纪 70 年代，是在对失语症患者的多年训练中摸索出来的方法，现已成为各种训练方法的基础。

3. 许尔失语症刺激疗法的 6 个原则

（1）适当的语言刺激：患者容易接受的温和的语言。

（2）多种途径的语言刺激：包括视觉、触觉、嗅觉等刺激。

（3）反复刺激：提高其反应性。

（4）刺激引起患者的某些反应：如用手势示意、复述、说话、写字等。

（5）对患者正反应的强化：患者对刺激反应正确时，要鼓励、肯定。

（6）矫正刺激：错误的反应多是刺激方式不当、刺激不充分，但要注意在矫正刺激过程中有时会引起患者的不满。

4. 言语交流的措施

（1）利用手势的方法。

（2）利用符号的方法。

（3）利用描画的方法。

（4）替换交流系统：借助交流板 / 交流册进行训练，利用电脑及仪器辅助训练。

六、言语训练治疗原则

1. 对言语表现进行治疗。

2. 按评定结果选择治疗顺序　呼吸→喉→腭→腭咽区→舌体→舌尖→唇→下颌。根据构音器官评定所发现的异常部位，便是构音运动训练的出发点，多个部位运动障碍应从利于言语产生的角度选择几个部位同时开始，由易到难。

七、器官运动训练

1. 下颌运动　张口、闭口，下颌前伸、左右侧移。

2. 唇运动　噘唇、列齿、轧唇、闭唇、鼓腮。

3. 抗阻运动　舌运动前伸、左右摆动、后卷、环形“清扫”。

4. 软腭运动　用力叹气发 pa、da、ma、ni、si、shu 音，毛刷刺激软腭。

5. 交替运动　舌伸出、缩回、左右摆。

参考文献

[1] 窦祖林. 中国吞咽障碍康复评估与治疗专家共识 (2013 年版)[J]. 中华物理学及康复杂志,2013(35):915.

[2] 黄金英, 周惠嫦. 进食体位改变对脑卒中吞咽障碍患者误吸的研究 [J]. 护理研究,2013(27):3256-3257.

[3] 窦祖林. 吞咽障碍评估与治疗 [M].2 版. 北京: 人民卫生出版社,2009.

[4] 牟志伟. 言语治疗学 [M]. 上海: 复旦大学出版社,2009.

第六节 二便功能护理

一、便秘患者的护理

1. 便秘的概念　脑卒中患者长期卧床，胃肠蠕动减弱，加之饮食和排便习惯的改变，常发生便秘。便秘因腑气不通、浊气不降、气机不畅所致，对患者各种功能恢复不利，甚至导致病情恶化。

2. 便秘患者的饮食护理　中医学认为饮食有节、起居有常是健康之道。如恣食膏粱厚味，则损伤脾胃，使脾胃运化失职，引发便秘。清淡、易消化、新鲜而富有营养的蔬菜、水果能改善脾胃功能，增强肠蠕动，减少便秘的发生。

（1）热秘：多由身体阳盛或热病余留，嗜食辛辣导致脏腑燥热引起。饮食调理主要是清热、润肠通便。如食用绿豆粥，绿豆 30g、大米 15g 煮粥，早晚各服 1 次。或食用苹果 1～2 个，香蕉 1～2 根，多食用新鲜水果、蔬菜等纤维素丰富的食物。

（2）虚秘：以气虚、血虚为因，两者常常并存，以气虚者居多。虚秘多因久病，气血未复，或年迈体衰，气血亏耗引发。饮食调理主要是补气血，润肠通便。如取 3～5 汤匙蜂蜜和凉开水 450～500 毫升冲服；取黑芝麻糊粉 2～3 汤匙，加温开水适量调匀，不拘时服。黑芝麻炒热，与核桃肉等份，研碎，和少许白糖食用，对阴血不足的便秘者疗效颇佳。

3. 便秘患者的生活护理　脑卒中患者由于病情所致，活动减少，肠蠕动减弱，故容易产生便秘，为了减少便秘的发生，脑卒中患者在病情允许的情况下，可加强床下、床上的活动。在床上，患者的健侧肢体可以自由活动，患侧肢体可由护士 / 家人协助进行被动活动，争取早日下床活动。另外，应嘱咐患者不论有无便意，均应养成每日按时排便的习惯，并在日常生活中注意多饮水以润肠通便。

4. 针灸按摩护理

（1）针灸：主要以手阳明大肠经之俞穴、募穴及下合穴为主，主穴取大肠俞、天枢、支沟、上巨虚。热秘加合谷、曲池，针用泻法，留针 30～40 分钟；虚秘加脾俞、胃俞，针用补法，留针 30～40 分钟，还可艾灸天枢、上巨虚，每穴灸 3～5 壮。

（2）按摩：有腹腔肿瘤、内脏出血等禁忌证者禁止按摩。脏腑生理功能虚衰，胃肠传导乏力的患者，可每日进行腹部按摩 2～3 次，以疏通气血，增强脾胃健运能力，保持大便通畅。

1）腹部按摩禁忌证：腹部、盆腔内肿瘤，内脏出血，急腹症等禁用。按摩者站在患者右侧，用右手大小鱼际肌按摩，顺序为右下腹→上腹→左下腹→下腹（图 2-177～图 2-180）。

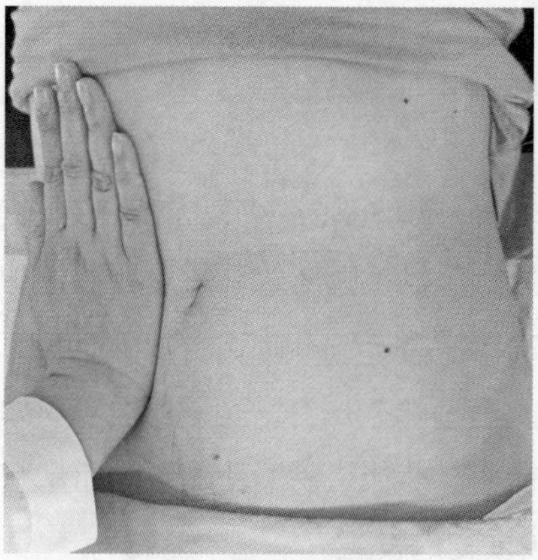

图 2-177　右下腹

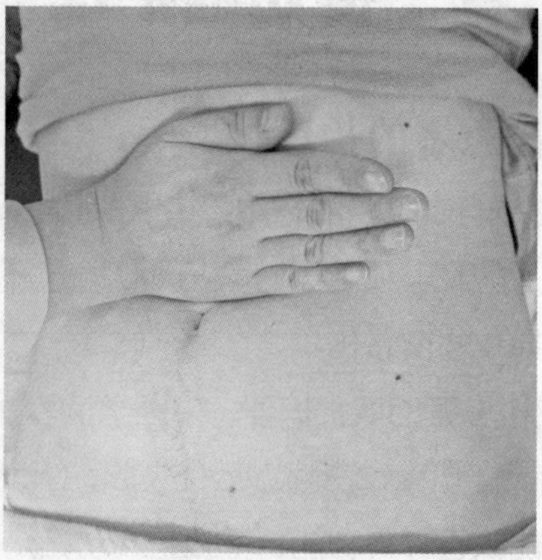

图 2-178　上腹

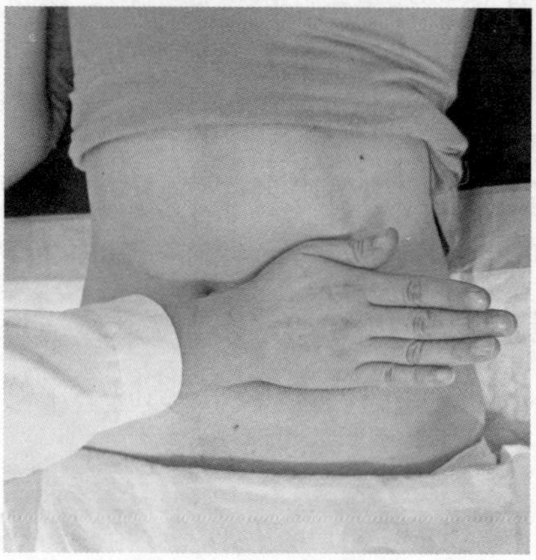

图 2-179　左下腹

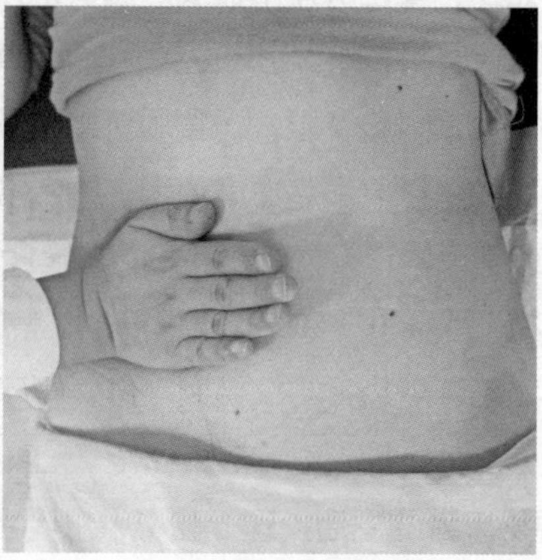

图 2-180　下腹

2）给肥胖患者按摩时可双手重叠，按摩顺序：右下腹→上腹→左腹→右腹→脐部（图 2-181 ~ 图 2-185）。

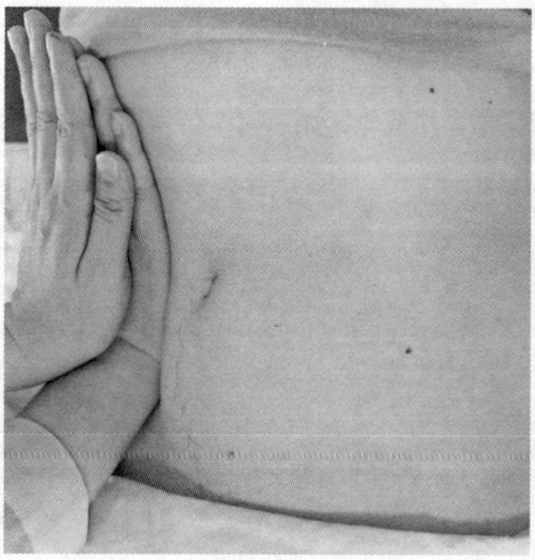

图 2-181　右下腹

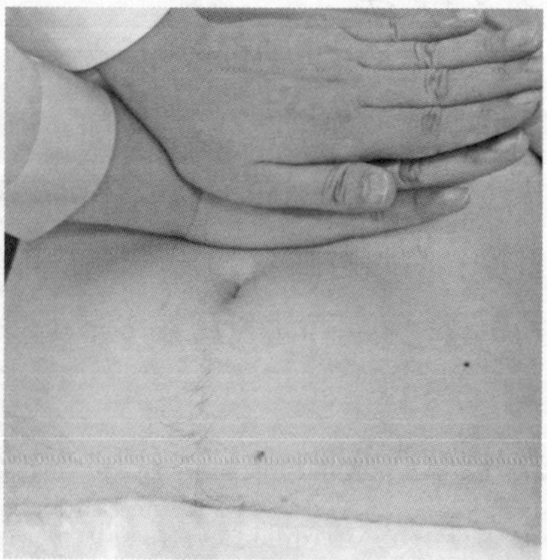

图 2-182　上腹

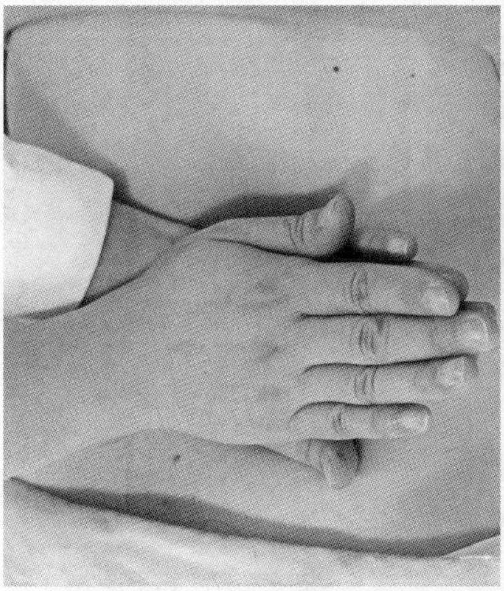

图 2-183　左腹

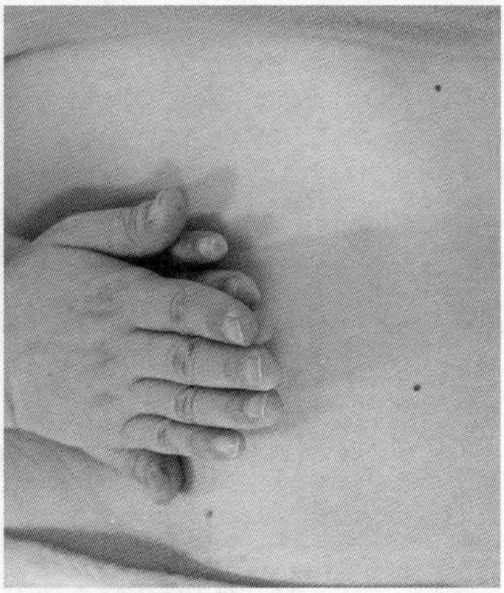

图 2-184　右腹

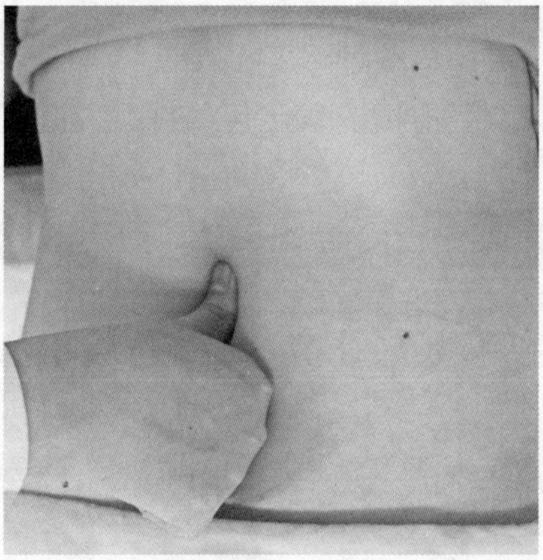

图 2-185　脐部

3）患者自我单手按摩顺序：右下腹→上腹→左下腹→右下腹（图2-186～图2-189）。

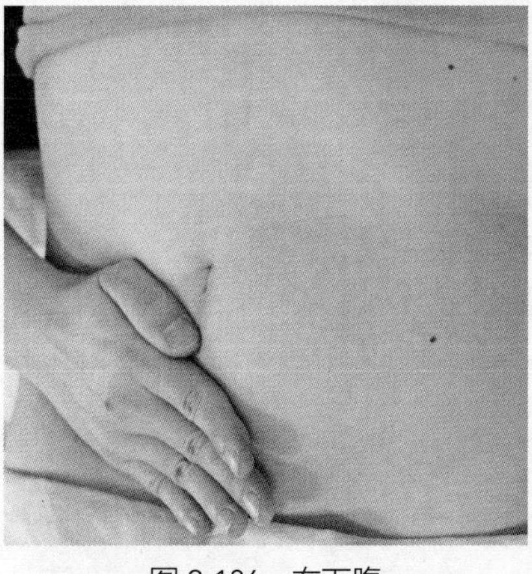

图 2-186　右下腹

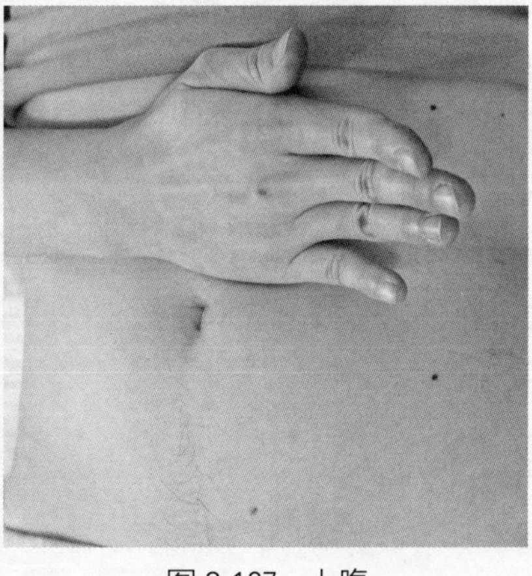

图 2-187　上腹

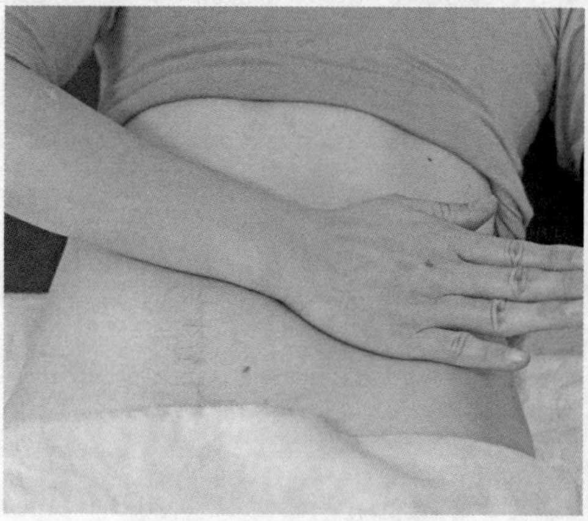

图 2-188　左下腹

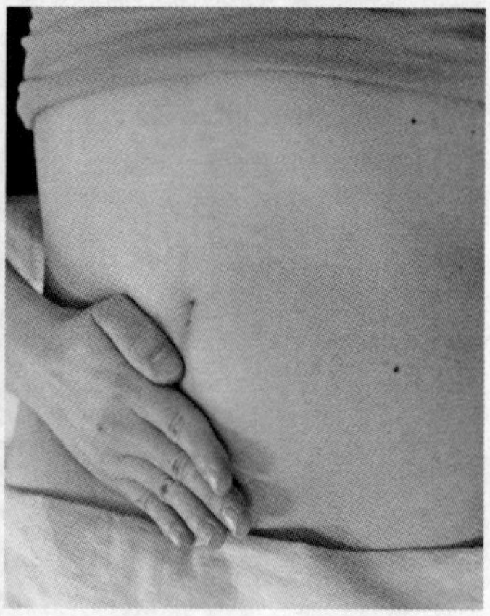

图 2-189　右下腹

4）协助排便穴位按摩，拇指按摩神阙（即脐部）（图 2-190）。

5）协助排便穴位按摩，双手拇指按摩天枢（在腹中部，脐中旁开 2 寸）（图 2-191）。

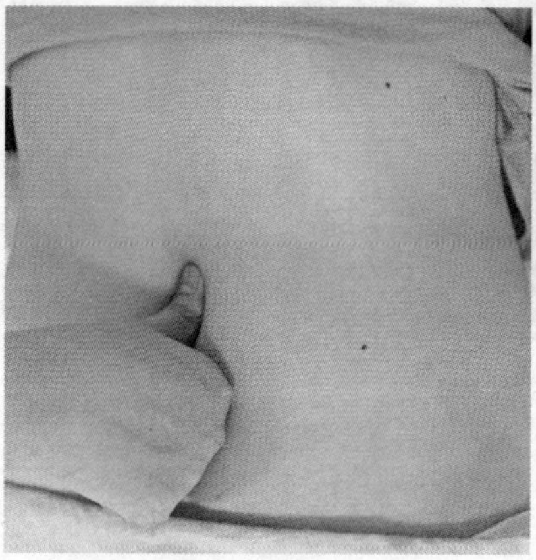

图 2-190　神阙

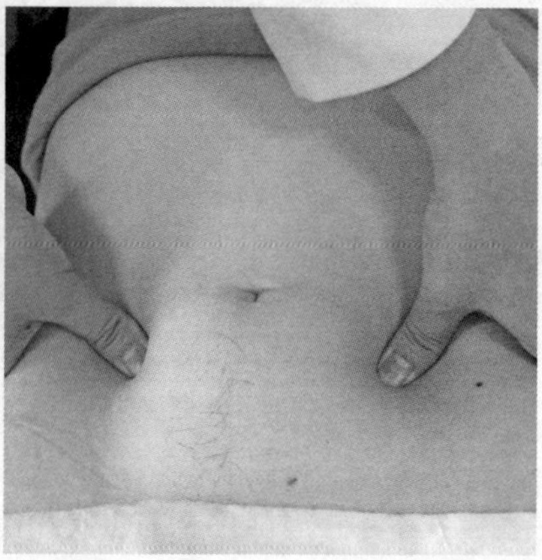

图 2-191　天枢

6）协助排便穴位按摩，拇指按摩气海（在下腹部，前正中线上，脐部中下 1.5 寸）（图 2-192）。

7）协助排便穴位按摩，拇指按摩关元（在腹正中线，脐部下 3 寸）（图 2-193）。

8）协助排便穴位按摩，双手拇指按摩水道（位于下腹部，脐部下 3 寸，距前正中线 2 寸）（图 2-194）。

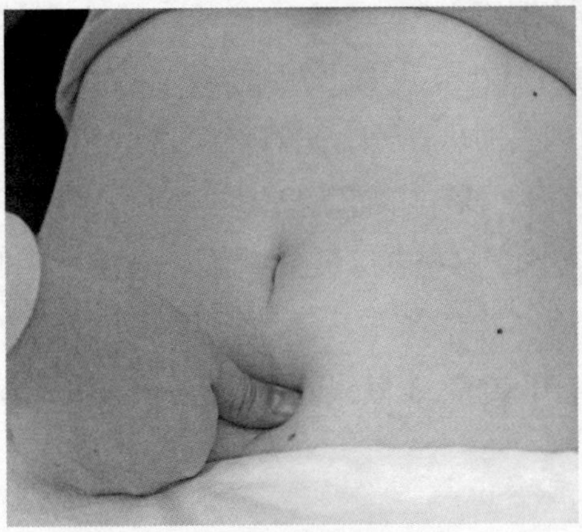

图 2-192　气海

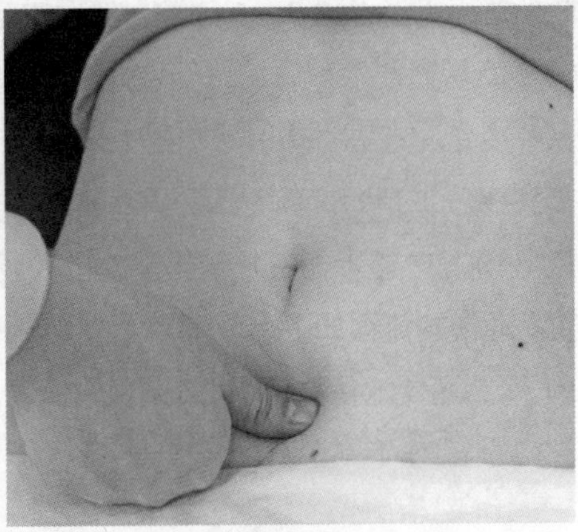

图 2-193　关元

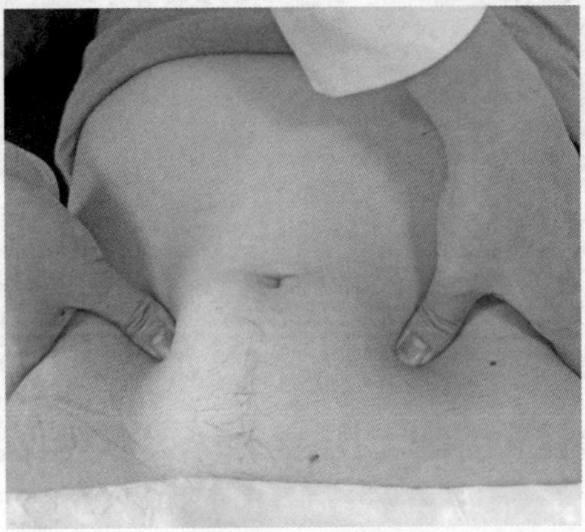

图 2-194　水道

5. 便秘患者的情志护理　脑卒中患者大多活动不便、心情沮丧，易致气机郁滞、不能宣达，胃的通降功能失常，糟粕内停，不得下行，引起便秘。医护人员要鼓励患者树立战胜疾病的信心，舒畅情志，消除忧郁，以利于机体尽快恢复健康。古人云："舒则周身畅利，郁则百脉违和"，气机调达，腑气通，故大便通畅，疾病易于康复；中脏腑者，患者出现神昏、喉中痰鸣、躁扰不宁、大便燥结等阳闭症状，应配合医生用中药进行保留灌肠，使胃肠热结峻下，从而引血热下行，气机升降复常，气血逆乱得以改善，病情好转。

6. 便秘通便技术

（1）扩肛术：操作方法是护士将手指插入肛门内，按 3、6、9、12 点钟方向的 4 个点进行按摩，每个点大约 15 秒；然后再环行按摩，整个过程持续 1 ~ 2 分钟。护士做直肠检查，看有没有大便硬块在其中，若有，将之挖出，再放入塞剂或灌肠剂。

（2）开塞露：通便用开塞露 2 支，直接将瓶柄从肛门口插入，挤入开塞露溶液，后拉出瓶柄，嘱患者忍耐 3 ~ 5 分钟，然后排解大便。

（3）简易通便术：便秘用开塞露灌肠法疗效较好，可减轻患者痛苦，操作方便，易于被患者接受。方法为即用开塞露 2 ~ 3 支，剪去顶端后与吸痰管尾部连接（吸痰管剪去尾部接头部分），吸痰管前端用开塞露溶液润滑，操作者嘱患者取左侧卧位，将吸痰管插入肛门 10 ~ 15 厘米，将开塞露全部挤入肠腔内，嘱患者尽量保留 15 ~ 30 分钟后排便。

简易通便术流程如下。

1）简易通便术备物（图 2-195）：2 ~ 3 个开塞露、1 根软管、1 瓶液状石蜡、1 个治疗盘、1 片痔纱、1 副手套。

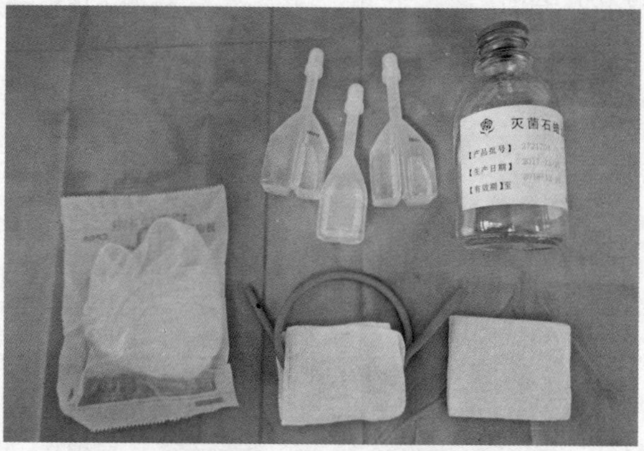

图 2-195　简易通便术备物

2）护士站在患者右侧，患者取左侧、膝胸卧位，护士戴手套，用液状石蜡润滑右手示指（图 2-196，图 2-197），左手推开右臀暴露肛门（图 2-198）。

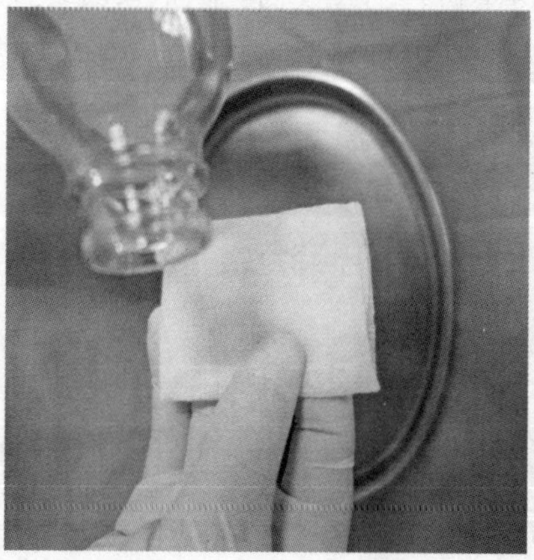

图 2-196　液状石蜡

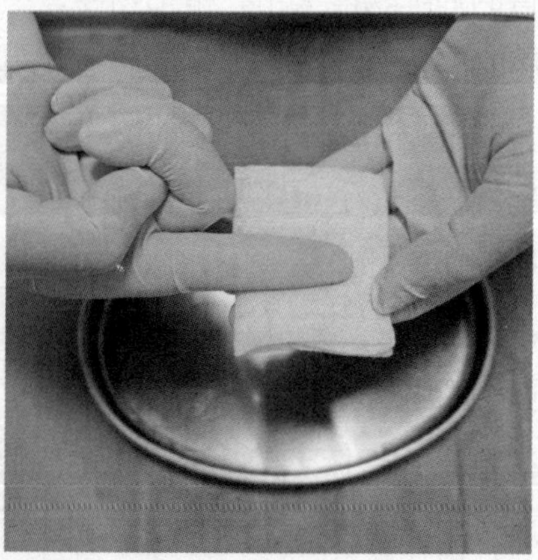

图 2-197　润滑右手示指

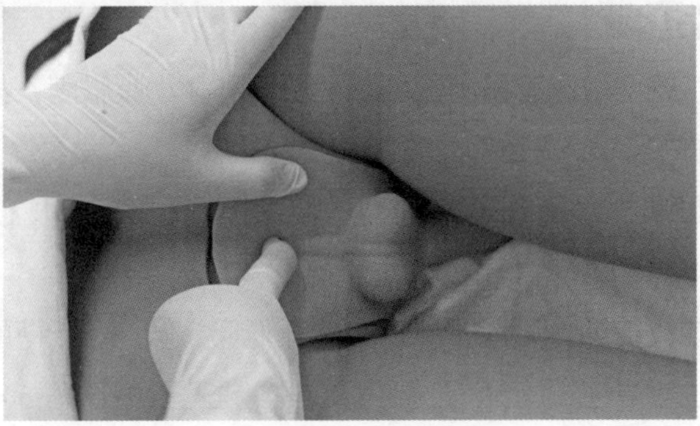

图 2-198　左手推开右臀

3）护士用右手示指探查患者直肠内有无粪块，按摩直肠壁 12、3、6、9 点方向（图 2-199）。

4）开塞露连接软管（图 2-200），护士用液状石蜡润滑软管，左手推开右臀，暴露肛门，轻轻插入软管。

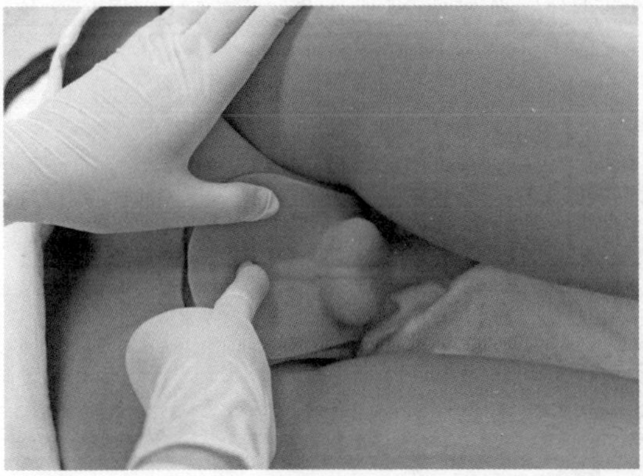

图 2-199　探查

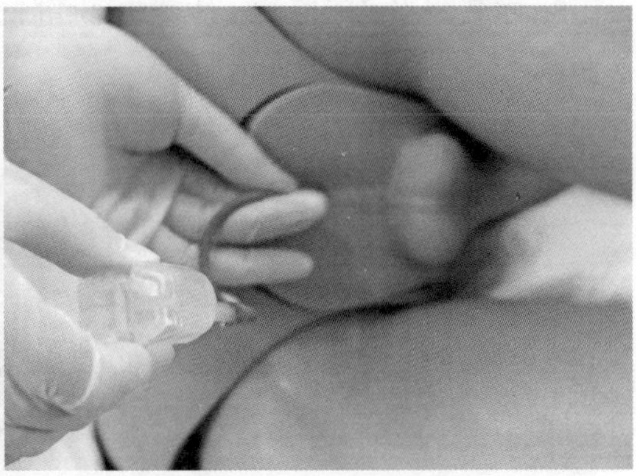

图 2-200　挤开塞露

5）护士将软管插入 10 ~ 15 厘米，左手扶住软管，右手将开塞露用力挤进肛门内，连续挤 2 个开塞露。

参考文献

[1] 张萍．护理干预对降低中风患者便秘发生的效果观察 [J]. 吉林医学 ,2013(26):5502-5503 .

[2] 覃秋菊，雷贻玉，邓旭．老年中风患者便秘的中医辨证护理 [J]. 中外医疗 ,2013,32(16)169 .

[3] 何碧．浅谈老年人便秘的中医护理 [J]. 医学理论与实践 ,2011,24(15):1852-1853.

二、尿潴留患者护理

1. 尿潴留概念　脑卒中患者尿潴留是以小便不利、小腹胀满，甚则小便闭塞不通、排尿困难为临床表现的疾病，是脑卒中常见并发症之一。

2. 尿潴留患者健康指导及心理护理　脑卒中患者由于疾病及心理等因素造成尿潴留，应安慰患者，消除紧张和焦虑情绪。

3. 尿潴留患者饮食护理　尿潴留患者宜选择低脂、低盐、低糖的清淡易消化饮食，嘱患者多吃利尿食物，如冬瓜汤、丝瓜汤、西瓜等。推荐食谱：6：30，温开水100毫升；7：00，瘦肉粥1份、鸡蛋2个（只要1个蛋黄）；9：30，香蕉1根；11：00，糙米饭1～2碗125～200g（可加糙米、红米、小米、大麦、玉米、麦仁等）、青菜1碗150～250g（首选芹菜、西蓝花、豆角、菜心）、蔬菜炒肉片1碗（首选鸡肉、猪肉）；14：00，苹果1个、橙子1个；17：00，糙米饭1～2碗125～200g（可加糙米、红米、小米、大麦、玉米、麦仁等）、豆腐炖鱼1碗、青菜1碗150～250g（首选海带、包菜、胡萝卜、西蓝花、豆角）；20：00，番薯1个或蜂蜜水100毫升或麦片粥1份。每天保证喝水1 500～2 000毫升，为促进肠蠕动，餐后30分钟腹部按摩10分钟，一天按摩3～5次，每日酌情运动3小时以上。

4. 尿潴留患者的监测　体查腹部膀胱区或用膀胱容量监测仪监测尿潴留情况（图2-201）。

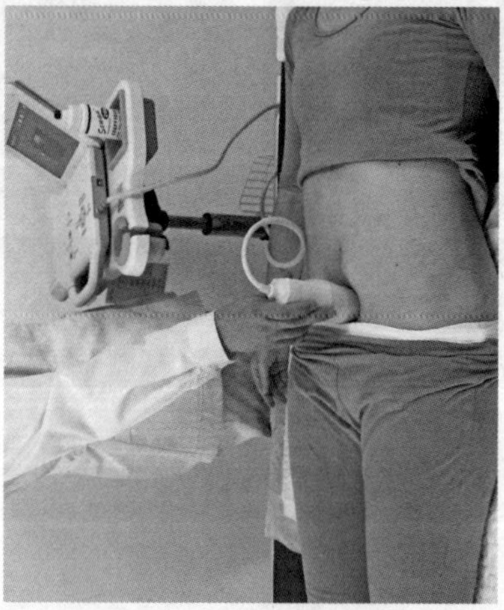

图2-201　膀胱容量监测仪

5. 尿潴留的物理治疗

（1）诱导排尿：利用条件反射，听流水声或用温水冲洗外阴，诱导患者自行排尿。

（2）穴位按摩与艾灸热敷或轻轻按摩下腹部以刺激膀胱肌收缩促进排尿：穴位按摩，取中极、关元、气海、三阴交（双侧）及阴陵泉（双侧）。每穴按3分钟，力度应轻柔适度，每日1次。艾灸，将艾条点燃，对准神阙、关元及气海施灸，每穴5～10分钟，每日1次。艾灸时严格执行操作规程，避免烫伤。

1）协助排尿，按摩腹部穴位关元（在腹正中线上，脐下3寸）（图2-202）。

2）协助排尿，按摩腹部穴位水道（位于下腹部，脐下3寸，距前正中线2寸）（图2-203）。

3）协助排尿，电刺激穴位（可选气海、关元等）（图2-204）。

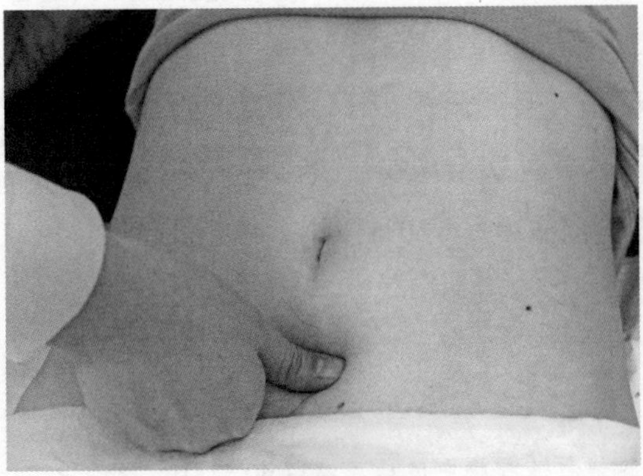

图2-202 关元

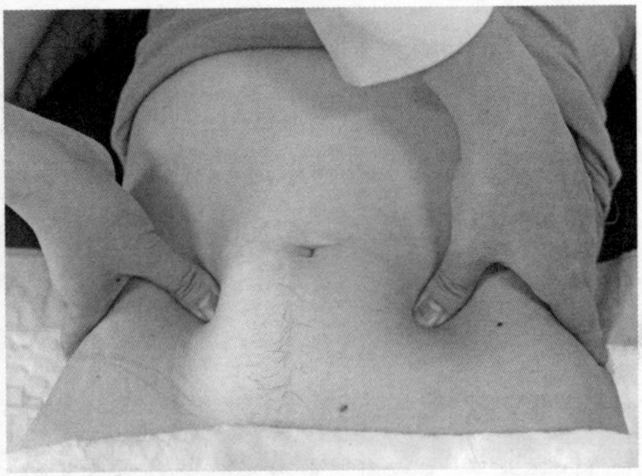

图2-203 水道

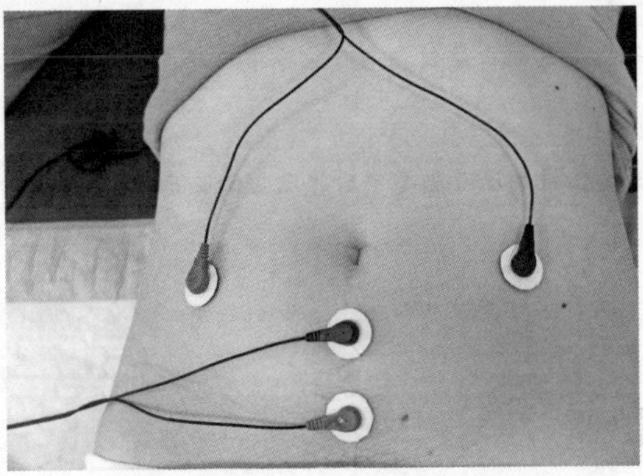

图2-204 电刺激穴位

6. 留置导尿管，持续导尿　早期留置导尿管导尿，于入院次日夹管。输液时每2小时放尿1次，不输液时每4小时放尿1次，使膀胱保持一定的容量，为下一阶段的间歇性导尿做好准备。保持引流系统的密闭和通畅，引流管和引流袋的位置低于膀胱水平，留置导尿管2周内不更换导尿管。

7. 制订饮水计划　在进行间歇性导尿的同时，制订严格的饮水计划，患者每天摄入液量控制在1 500～1 800毫升，早、中、晚各400毫升，10：00、16：00及20：00各200毫升，20：00至次日6：00不饮水，输液患者可酌情减少。

8. 膀胱功能训练　导尿管插入期间，指导患者做提肛运动、收腹运动，进行屏气法、呼吸功能锻炼，以训练膀胱舒缩功能。拔除导尿管后患者如不能自行排尿，在膀胱非过度充盈时予 CREDE 压迫法协助排尿。手法：手掌触摸胀大的膀胱，将双手重叠放于膀胱区慢慢向耻骨后下方挤压膀胱，嘱患者有意识地做排尿动作，由轻到重直到排出尿液，待尿液不再流出时松手，再加压 1 次，力求排尽。

9. 间歇性导尿　采用一次性的间歇性导尿管插入时，先用无菌水润滑管道后自尿道口缓慢插入，见尿液流出后再缓缓插入 1 ~ 2 厘米，每次导出的尿量不超过膀胱的安全容量。导尿性间歇开始时每 4 ~ 6 小时导尿 1 次，每次尿量不超过 350 毫升；2 次导尿间歇能通过叩击、挤压等方法自行排尿 100 毫升以上，且残余尿少于 300 毫升时，改为每 6 小时导尿 1 次；2 次导尿间歇自动排尿 200 毫升，且残余尿少于 200 毫升时，改为每 8 小时导尿 1 次；残余尿 < 100 毫升时，即膀胱容量的 20% ~ 30% 以下，停止间歇性导尿。

参考文献

[1] 张兆蓬，王学员. 电针八髎穴结合重复经颅磁刺激治疗脑中风后尿潴留 40 例 [J]. 陕西中医,2011,32(8):1057-1058.

[2] 李丹丹，张鹏，叶海敏，等. 俞募配穴法针刺治疗脑卒中后尿潴留疗效观察 [J]. 上海针灸杂志,2011,30(3):167-169.

[3] 孙世林. 葱苓膏穴位贴敷结合针刺治疗脑卒中后尿潴留的临床观察 [D]. 哈尔滨：黑龙江中医药大学,2012.

三、大便失禁患者的护理

1. 大便失禁的概念　大便失禁是指肛管括约肌失去对粪便及气体排出的控制能力，属于排便功能紊乱的一种。大便失禁可分为完全失禁和不完全失禁。完全大便失禁：不能随意控制粪便及气体的排出；不完全大便失禁：能控制干便排出，而不能控制稀便和气体排出。

2. 改善排便习惯　患者应改善排便习惯，做到在固定时间排便，连续排便及肠道排空满意的目标；饭后去卫生间，设立通气、光线充足、卫生配备良好的有马桶的卫生间，建议患者使用独立的卫生间，以保持其尊严和自立性。

3. 大便失禁患者的情志护理　老年人、危重患者在直肠功能丧失后，经常有难以启齿、意志消沉、孤僻、害怕被发现等心理，如不及时防治，他们会精神萎靡，社会适应能力进一步退化。护士应充分认识大便失禁的相关问题，帮助这些患者，为他们提供优质服务，注重个性心理护理，鼓励他们战胜疾病、战胜恐惧。应多了解老年人、危重患者的心理需求，掌握与老年人、危重患者的沟通技巧，进行针对性的心理疏导。同时指导他们合理膳食、正确用药，为患者创造一个温馨、舒适的生活环境，启发他们重新向往人生幸福，重新获得最佳的生理、心理状态。

4. 大便失禁患者的饮食护理 提高患者的营养质量，增强体质，规律饮食、饮水，增加食物中膳食纤维的含量，根据膳食纤维含量及大便通畅性进行适当调整，膳食纤维不会被身体吸收，但可增加粪便的体积，刺激肠蠕动，有助于恢复肠道功能，增强排便的规律性，有效地改善肛门失禁的状况。患者饮食应以清淡为主，忌食刺激性或油腻的食物。

5. 大便失禁患者的活动锻炼 适当锻炼身体，认知能力好、有自控能力的患者可做腹肌和盆底肌的训练。患者还应做提肛运动，每次收缩 10 秒，休息 10 秒，每次练习 30 次，每天 3～5 次，持之以恒，最少坚持半年以上才见效。

6. 大便失禁患者的皮肤护理

（1）大便失禁患者皮肤护理原则：保持局部皮肤干爽、清洁；避免排泄物接触皮肤；使用皮肤保护剂，避免皮肤暴露在潮湿环境中，以此来降低压疮的发生率。

（2）皮肤护理的主要目的：观察流出物，准确计量；保护皮肤，治愈创面，预防感染；使患者舒适，从而减轻患者的焦虑及经济负担；减少临床护理工作量。

（3）皮肤护理的注意事项

第一步清洗（clean）：清洗皮肤时动作要轻柔，不要用力摩擦皮肤。采用一次性软布，移除排泄物；不可用擦拭法，尽量采用冲洗或轻拍式清洁；水温不可过高。皮肤清洗液最好是无香味、无刺激性的，接近皮肤的 pH。大便失禁患者不建议使用肥皂来清洁会阴部皮肤，目前国际通用免冲洗的皮肤清洁液，国内还不多见。

第二步润肤（moisturize）：大部分清洗液中都会含有保湿剂或润肤剂。保湿剂（如甘油）的作用是锁住角质层的水分；润肤剂作用是填补角质层细胞间的脂质，使得皮肤表面更加光滑，并能填补皮肤间的小裂缝。

第三步隔离保护（protect）：使用皮肤保护剂，皮肤保护剂的主要作用是保护皮肤角质层不受刺激性液体的侵蚀，皮肤保护剂要有正常的经皮水汽透过率，以保证长时间使用不会引起皮肤浸渍。

1）常见的皮肤保护剂有 2 类：一是油膏类，如氧化锌、二甲硅油等；二是液体状丙烯酸酯。相关研究文献表明，液体状丙烯酸酯皮肤保护剂优于油膏类产品。推荐使用不含酒精的皮肤保护剂。

2）3M 伤口保护膜不含酒精及其他刺激性物质，对糜烂皮肤无刺激，不引发疼痛，喷洒后迅速形成一层透明薄膜，可阻隔大小便的浸渍，避免细菌感染；喷膜后无绷紧、牵拉感；具有透气性，可让皮肤自然呼吸，创面更快愈合；30 秒快干，简便易用，有效保护时间长达 72 小时。患者使用前皮肤须清洁并擦干，视病情需要每 24 ~ 72 小时重复涂抹。长期卧床患者要减轻受压，变换体位，加强营养，促进局部血液循环。

7. 选择合适的护理用品

第一种：一次性尿布垫用于大便失禁患者，是较早的一种护理用品，它可以缩小潮湿及污染的范围，减轻皮肤的损害程度，但不能避免皮炎的发生。

第二种：肛周造口袋

（1）造口袋的适应证：水样便、糊状；量多；不能自主活动；肛周渗液不多，特别是合并骶尾部压疮者。

（2）肛周造口袋的使用方法

1）造口袋的剪裁：将底板中央孔径剪大至 3 ~ 4 厘米，四周外缘放射状剪开小缺口，间隔 1 ~ 2 厘米。

2）患者体位：患者侧卧位，上面腿部膝盖朝向胸部，保持此姿势到操作完成 10 分钟后，待造口袋粘贴稳固才翻身。

3）操作者用剃刀剃除患者肛周毛发，避免损伤。

4）皮肤清洁：操作者用 0.9% 生理盐水清洗肛周，用干棉球擦干，皮肤糜烂者涂皮肤保护粉，严重糜烂者可喷创口保护膜。

5）更换时间：肛门造口袋出现粪水渗漏时须及时更换，如无渗漏则可 2 ~ 3 天更换 1 次。

6）患者排便次数减少或腹泻停止时撤除造口袋，撤除造口袋时一手轻压皮肤，一手轻轻撕开粘胶。

7）选择底板柔软、黏性较强的一件式造口袋。

8）造口袋收集粪水量达 1/3 时或胀气时应及时排放。

9）粘贴后用手按压，使粘贴更牢固。

10）留置导尿管的女性患者应行会阴抹洗代替会阴冲洗。

11）大便失禁患者可穿成人纸尿裤（图 2-205）。

12）大便失禁患者臀部可放置 60 厘米 ×90 厘米的护理垫，便后用温水清洁会阴部、肛周、臀部皮肤，肛周喷护肤粉（图 2-206）。

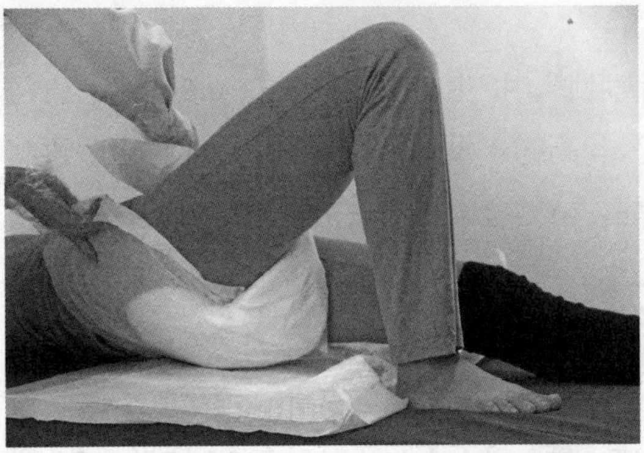

图 2-205 穿成人纸尿裤

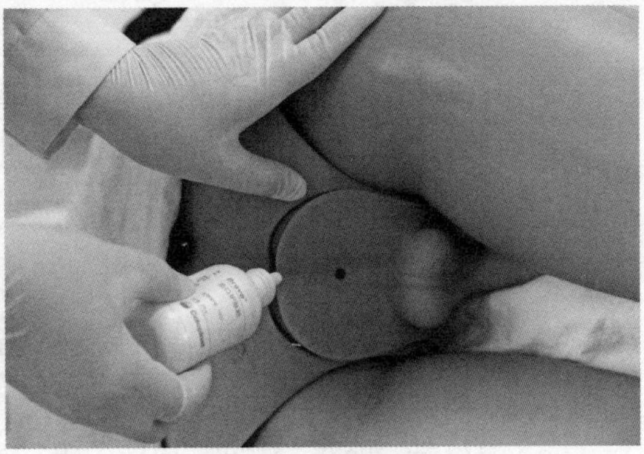

图 2-206 肛周喷护肤粉

参考文献

[1] 万娟，高莉. 失禁性皮炎患者联合应用抗菌凝胶和液体敷料效果观察 [J]. 护理研究，2016, 30(6B):2144-2146.

[2] 李绍华，袁义厘，徐利. 老年患者失禁性皮炎危险因素的调查研究 [J]. 中国现代医生，2016, 10(8):76.

四、尿失禁患者的护理

1. 高张力性尿失禁 即急迫性尿失禁，因膀胱逼尿肌张力增高，容量减小，有尿液即排出，表现为尿急、尿频而失禁。男性患者可采用密闭式尿套行体外导尿。该方法使用方便，易于掌握且不易引起尿路感染，如假性导尿器、保鲜膜法。一般后者优于前者，经济、方便且透气性好；女性一般采用一次性尿裤，吸水性好，可 2 ~ 4 小时更换 1 次。

2. 低张力性尿失禁 即充溢性尿失禁，因膀胱逼尿肌张力降低、收缩无力，导致膀胱容量增大、尿液外溢而成外溢性尿失禁。因残余尿多，易发生尿路感染，应留置导尿管，一定要无菌操作，定时放尿，尽量延长排尿间隔，增加膀胱容量，加强盆底肌肌张力训练。具体操作：每次排尿时、临睡前反复做提肛动作，每天 2 次，每次 10 ~ 20 分钟，视患者的耐力调节时间，坚持 6 周可见效。

3. 正常张力性尿失禁 因脑卒中患者有相关性的认知和语言功能障碍，不能很好表达排尿需求及正确使用排便器具，膀胱功能虽正常，仍致尿失禁，可评估患者的躯体、心理、认知、语言功能障碍程度，医护人员应指导患者进行日常生活能力、语言及运动功能的训练，提高其生活自理能力，教会患者正确使用排便器具。

4. 尿失禁患者的中医护理

（1）隔盐隔姜灸：取穴神阙，食用盐填满肚脐，把生姜切成厚 0.5 ~ 0.6 厘米，直径不小于 4 厘米的圆片，将艾绒捏成直径 3 厘米、高约 3 厘米的圆锥形置于姜片上，再将姜片和艾炷置于填满食盐的神阙上，点燃艾炷，待其全部燃尽，更换另一个艾炷，连续灸 4 ~ 5 壮，每日 1 次。

（2）常规针刺治疗：取曲池、合谷、内关、足三里、阳陵泉、三阴交为主穴加减，平补平泻，每周治疗 5 次，连续 3 周。

（3）耳针法：取肾、膀胱、尿道、枕、缘中、额，将王不留行籽粘在 0.5 厘米 ×0.5 厘米大小的胶布中央，置于穴位上，每日按压 3 次，以耳郭自觉发红为度，双耳交替贴压。

（4）按摩法：膀胱充盈后，患者取仰卧位，于膀胱膨隆中点（即脐部与耻骨联合连线的 1/2 或下 1/3 交界处），用拇指或示指以中等力度向下垂直按压，同时嘱患者用力屏气排尿（昏迷者除外），直至排出尿液。开始排尿后持续按压，并嘱患者继续用力排尿，若无效可再次按压并稍用力，以患者可以忍受为度，每日 2 次，每次排尿 500 ~ 700 毫升。

5. 尿失禁患者的情志护理　脑卒中患者尿失禁，既有神经源性膀胱障碍，又有身体功能障碍所带来的护理问题，给患者及家属身体及心理均带来很大的负担，从而引发患者控制饮水量、导致尿路感染等问题。护理的主要目标是使患者尽快能够排尿自理。尿失禁不仅影响患者的生活质量，且严重损害患者的自尊，使患者产生羞耻感、罪恶感。护理人员要安慰患者，告诉患者尿失禁是暂时的，只要积极配合治疗、护理，很快就能恢复。护理者还需运用一定的护理介入技巧，与家属一起对患者的如厕环境进行必要的改善，提供必要的排便用具，尊重患者的排便选择，提供适当的排尿动作指导，进行排尿训练，坚持尽可能去厕所排尿，培养患者的自立能力。

6. 尿失禁患者的日常护理

（1）小便失禁的男性患者可使用保鲜袋（图 2-207）。

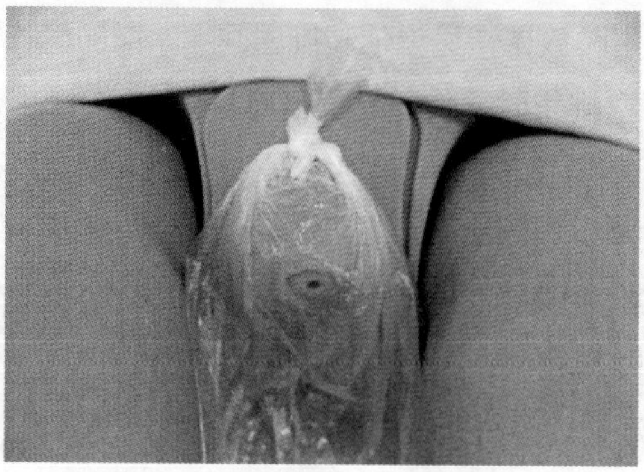

图 2-207　男性患者可使用保鲜袋

（2）小便失禁的女性患者可穿成人纸尿裤（图 2-208）。

（3）小便失禁患者臀部可放置 60 厘米 ×90 厘米的护理垫，便后用温水清洁会阴部、肛周、臀部皮肤，然后喷护肤粉（图 2-209）。

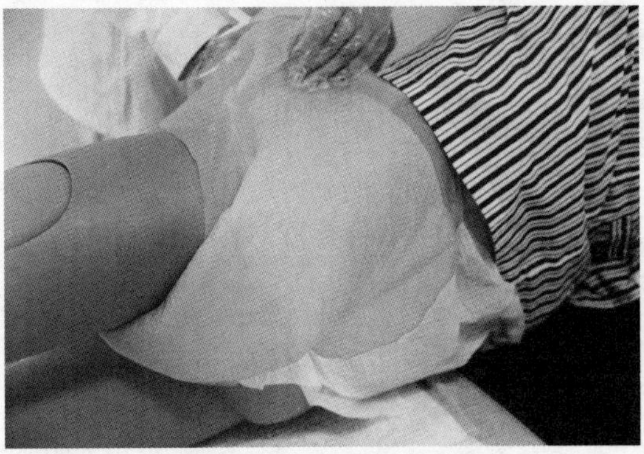

图 2-208　女性患者穿纸尿裤

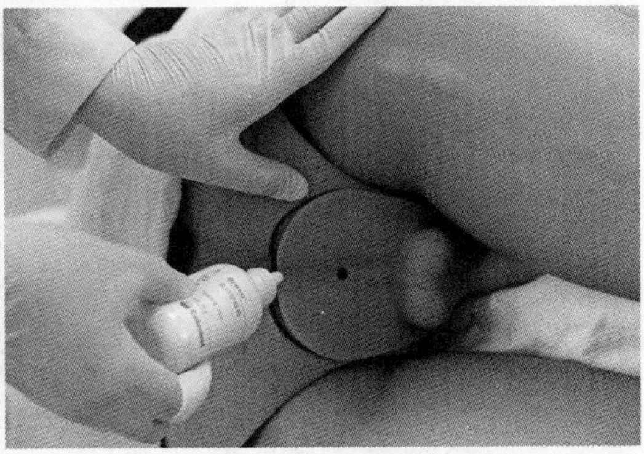

图 2-209　喷护肤粉

参考文献

[1] DUFFY L,GAJREE S,LANGHOME P,et al. Reliability (interrateragreement) of the Barthel Index for assessment of stroke survivors: systematic review and meta-analysis[J]. Stroke,2013,44(2): 462-468.

[2] 刘杰，郭友林，谭朝坚，等．针灸对外伤性截瘫患者神经肽的影响 [J]. 上海针灸杂志 ,1996, 15(2):6-7.

[3] 谢仁明，陈红霞，何铭锋．补肾固涩法合温箱灸治疗中风后急迫性尿失禁的临床研究 [J]. 广州中医药大学学报 ,2010,27(6):569-571.

[4] 孙毓，张志刚，赵素杰．灸气海关元治疗中风后尿失禁临床观察 [J]. 针灸临床杂志 ,2005,21(2):51.

第七节 日常生活活动能力训练

一、日常生活活动（activity of daily living，ADL）能力

1. ADL定义　ADL是指人们在日常生活中，为了照料自己的衣、食、住、行，保持个人卫生整洁和进行独立的社区活动所必需维持的一系列的基本活动，是人们为了维持生存及适应环境而每天必须反复进行的、最基本的、最具有共性的活动。

2. ADL的分类

（1）基本的或躯体的日常生活活动能力：是指每日生活中与穿衣、进食、保持个人卫生等自理活动和坐、站、行走等身体活动有关的基本活动。

（2）工具性日常生活活动能力：是指人们在社区中独立生活所需的关键性的较高级的技能，如家务杂事、炊事、采购、骑车或驾车、处理个人事务等，大多需借助工具进行。

3. 国际康复医学界常用的ADL评定方法是Barthel指数评定，由美国Florence Mahoney和Dorothy Barthel设计并应用于临床。Barthel指数评定简单，可信度高，灵敏度也高，使用广泛，而且可用于预测治疗效果、住院时间和预后。

（1）Barthel指数评定量表

ADL项目	自理	稍依赖	较大依赖	完全依赖	得分
进食	10	5	0	0	
洗澡	5	0	0	0	
修饰（洗脸、梳头、刷牙、刮脸）	5	0	0	0	
穿衣（包括系带等）	10	5	0	0	
控制大便	10	5	0	0	
控制小便	10	5	0	0	
上厕所	10	5	0	0	
床椅转移	15	10	5	0	
行走（平地45米）	15	10	5	0	
上下楼梯	10	5	0	0	
总分					

（2）Barthel指数评分标准：如患者不能完成所制订标准时则为0分。

1）进餐

10分：患者能拿到放在盘子里或桌子上的食物，在正常时间内可以独立完成进餐；

必要时，可以用刀来切食物，使用盐等调味品。

5分：患者需要较多帮助或较长时间才能完成进餐。

2）床 - 轮椅转移

15分：患者可独立完成整个过程。如安全到达床边，刹住轮椅，抬起脚踏板，安全移到床上，躺下；或者在床上坐起，移动到床边，必要时改变轮椅的位置，再由床转移到轮椅上。

10分：患者在完成上述动作的过程中，某些步骤需要一定的帮助、提醒或监督，以保证安全完成。

5分：患者能自己在床上坐起，但要帮助才能转移到轮椅，或在使用轮椅时需要较多的帮助。

3）修饰

5分：患者可独立完成洗脸、梳头、刷牙、刮脸或化妆（女性患者）。

4）进出厕所

10分：患者可独立进出厕所，穿、脱裤子，使用卫生纸。必要时可借助墙上扶手或其他物体支撑身体。如用便盆，用后应能自己倒掉并清洗。

5分：患者在下列情况下需要帮助，如脱、穿裤子，保持平衡，便后使用卫生纸。

5）洗澡（可以使用浴池、盆池或淋浴）

5分：患者可独立完成所有步骤。

6）行走（包括平地行走和操纵轮椅）

15分：患者可独立行走至少50米，可以穿假肢或用支具、腋杖、手杖，但不能用带轮的助行器；如用支具时，应能在站立位或坐下时将其锁住或打开，但不包括穿脱支具（属于穿衣项目）。

10分：患者可在较少帮助下行走50米，在监督或帮助下完成上述活动。

5分：患者能操纵轮椅前进、后退、转弯、到桌边、到床上、到厕所等，并能操纵轮椅行走至少50米。如患者能行走则不进行此项评估，按平地行走标准评分。

7）上、下楼梯

10分：患者可独自上、下一层楼，可抓扶手，也可用手杖、腋杖，但应能携带手杖或腋杖一同上、下楼梯。

5分：患者可在帮助或监督下上、下一层楼。

8）穿脱衣服

10分：患者可独自穿脱所有衣服，系鞋带。当戴支具或围腰时，能自己完成。

5分：患者穿脱衣服时需要帮助，但能在正常时间内独自完成至少一半的过程。

9）大便控制

10 分：患者能控制，没有失禁。

5 分：患者需要在帮助下用栓剂或灌肠方可完成，偶有大便失禁。

10）小便控制

10 分：患者能控制小便，脊髓损伤患者用尿袋或其他用具时应能自己使用、排空用具并清洗。

5 分：患者偶尔有尿失禁。

（3）Barthel 指数评分结果

总分 100 分。

评分 100 分者为生活自理。

61 ~ 99 分者为轻度依赖。

41 ~ 60 分者为中度依赖，生活中需要帮助。

21 ~ 40 分者为重度功能障碍，生活中需要很多的帮助。

20 分以下者为完全残疾，生活完全依赖。

Barthel 指数 40 分以上者康复治疗效益最大。

二、日常生活活动能力训练

1. ADL 训练目的

（1）建立患者的自我康复意识，充分发挥其主观能动性，提高其信心，重新建立独立生活的自信。

（2）患者重新学习或维持基本的日常生活活动，调动并挖掘自身潜力，达到生活自理，降低对他人的依赖程度。

（3）进一步改善患者的躯体功能，达到通过日常生活活动进行训练的目的，以适应日后回归家庭、重返社会的需要。

2. ADL 训练方法

（1）活动分析是一项活动的基本组成成分以及患者能够完成该活动所应具备的功能水平的一个认识过程。

（2）日常生活活动训练中的活动分析是将每一项 ADL 活动分解成若干个动作成分，进行有针对性的训练，然后再组合成一个完整的动作，并在生活实践中加以应用。

3. ADL 应用原则

（1）了解患者的功能水平、病程阶段，找出主要问题，治疗师与患者共同制订目标。

（2）以目标为中心，满足患者的社会角色与个人需求。

（3）循序渐进，突出重点。

（4）预防和改善功能障碍或残疾而设计活动。

（5）发展可提高生活质量的活动技能。

（6）尽量与患者的兴趣一致，需要患者的身心投入。

（7）具有适应性、易于分析，并与年龄相适宜。

（8）了解患者及其家属对日常生活活动训练的要求，充分调动患者及其家属参与训练的积极性。

三、日常生活活动指导重点

1. 进食　患者进食动作的自理，需要具备保持稳定坐位的能力和上肢的基本功能。最低标准是患者能够依靠靠背保持平稳坐位 1 小时，同时心肺功能无明显变化、无明显疲劳感。如果患者坐位平衡不够稳定的话，有引起吸入性肺炎的危险。所以，首先应该训练患者保持平稳坐位的能力，并逐渐延长保持坐位的时间，再逐渐移行到轮椅坐位和椅子坐位。患者进行进食动作时，需要上肢抓握和搬运能力，即手的肌力、灵巧性和耐力，关节活动范围以及手眼协调性等。

（1）进食训练注意事项

1）患者可以利用靠枕等辅助坐位平衡。

2）患者应充分进行双手协调性动作训练。

3）护理者选择制作适当的辅助用具，并设法对餐具等进行修整（图 2-210，图 2-211），如在餐具下方铺垫防滑垫等，以便于患者用餐。

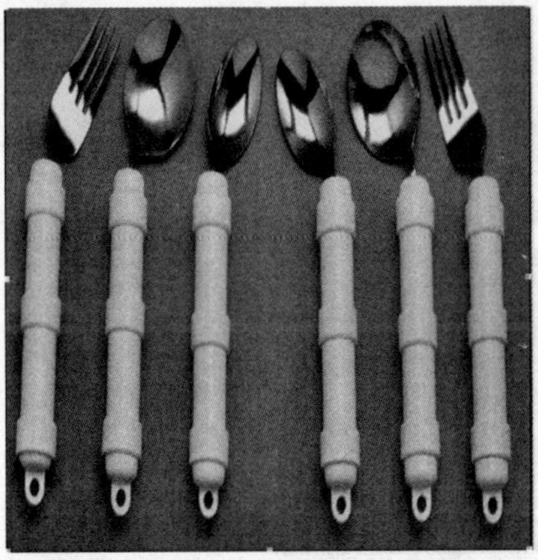

图 2-210　改良后的勺子、叉子

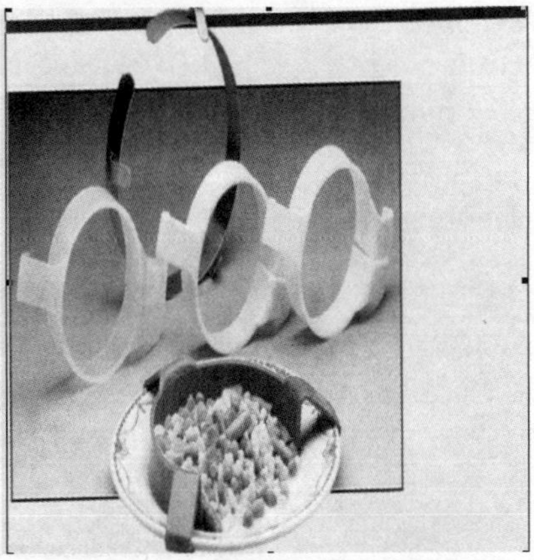

图 2-211　改良后的食物容器

4）如果患者的患侧手是利手，就需要考虑进行利手交换训练。

5）进食时容易出现滴洒的患者，可以使用围嘴；卧床的患者，饮水时用有盖的水杯和吸管比较容易操作。

（2）进食活动包括饮水、进食固体/半固体食物。

1）饮水动作分析

第一步：患者用防滑垫或患侧手稳定饮水杯（图 2-212）。

第二步：患者从热水瓶里往水杯里倒水（图 2-213）。

第三步：患者用健侧手或双手（如果可能）握住杯子直接饮水或用吸管饮水（图 2-214）。

第四步：患者在吞咽期间任何漏水或呛咳提示有吞咽问题，需要更全面的评估和特别处理。

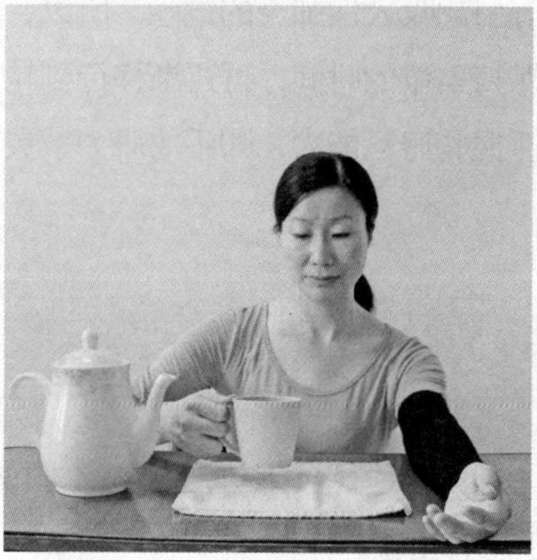

图 2-212　用防滑垫稳住水杯

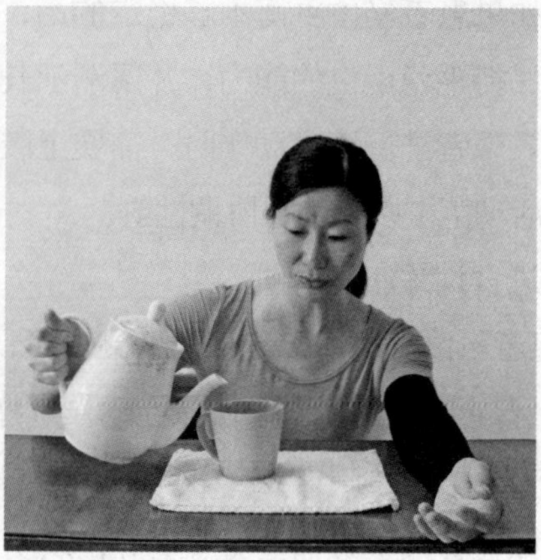

图 2-213　往水杯倒水

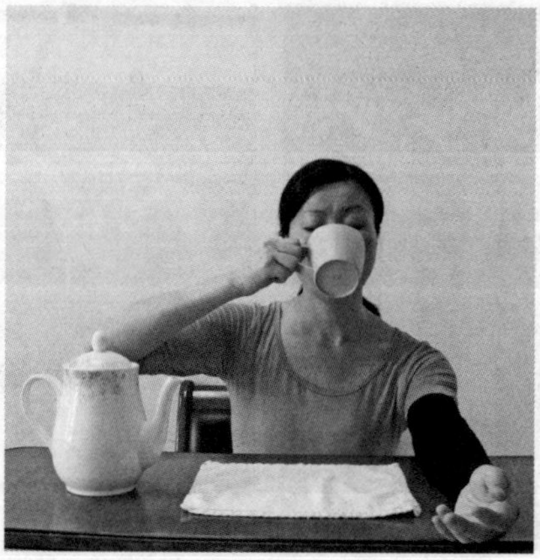

图 2-214　健侧手握住水杯喝水

2）进食固体或半固体食物动作分析

第一步：患者坐稳桌边，注意食物及食具（图 2-215）。

第二步：患者伸手拿起食具（筷子、汤匙）（图 2-216）。

第三步：患者把食具放入有食物的碗 / 碟中，夹住食物。

第四步：患者将食物运送到口部，张开嘴巴，将食物送入口中，然后合上嘴，进行咀嚼和吞咽（图 2-217）。

第五步：放下食具。

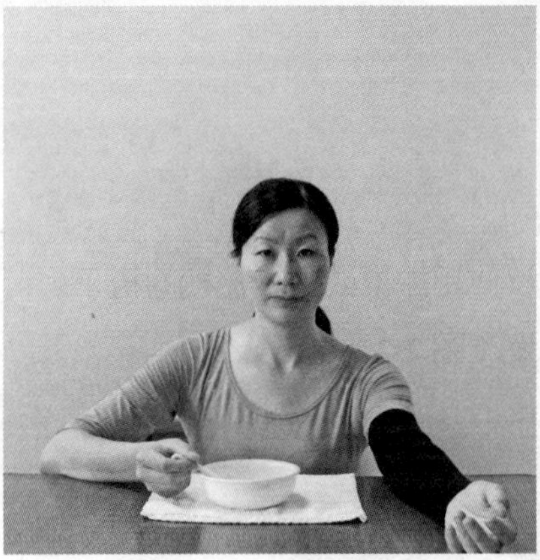

图 2-215　坐稳桌边

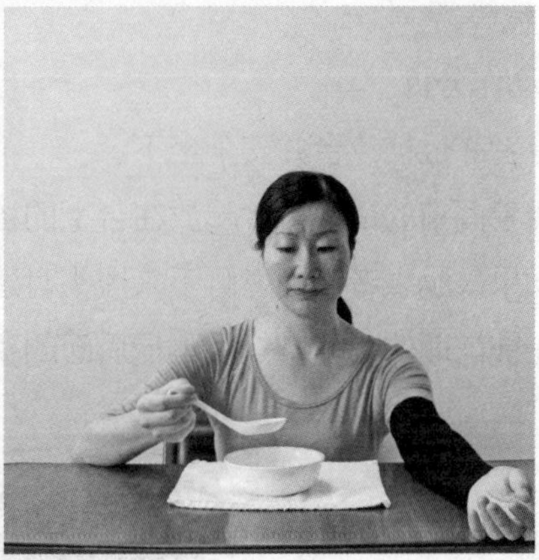

图 2-216　拿起餐具

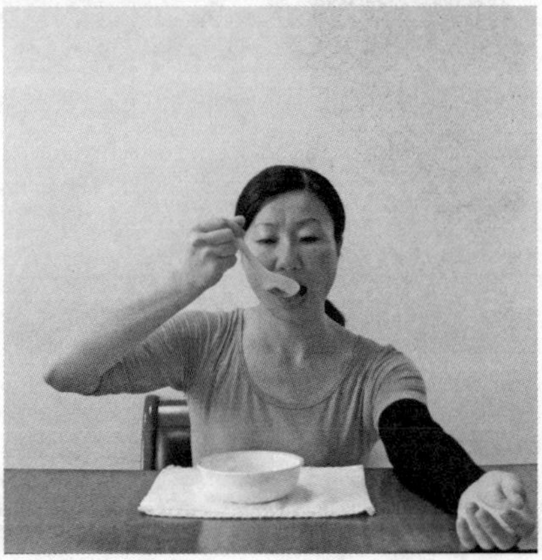

图 2-217　张嘴进食

2. 洗漱　洗漱动作，包括梳头、洗脸、刷牙、漱口、洗澡。

良好的洗漱能力和个人卫生习惯有维持健康、预防疾病的作用，确保清洁、舒适的生活，是每天必需的重要活动之一。作为基础，患者要充分训练构成洗漱活动的每个基本动作，如上肢的关节活动范围、肌力、协调性、手指抓握能力等；训练稳定的坐位或立位姿势的保持能力；根据不同患者的需要，设计、开发、制作辅助用具，如将牙刷或梳子手柄加粗、加长，在剃须刀手柄处加装固定用带子等。还可对生活环境进行适当改造，如将洗手盆调整到适合患者使用的高度；将一个刷子固定在洗手盆侧边，便于患者清洗健侧手等。对患者生活技巧的指导和建议，如漱口杯选择带手柄样式、重量较轻材质，单手拧毛巾时可借助于水龙头把手。鼓励男性患者使用电动剃须刀代替刀架剃须刀，建议患者用充电的电动剃须刀，因为患者用一只手换电池通常十分困难。

脑卒中患者仅用一只手或一边身体就可完成个人卫生和修饰。如果可以，鼓励其使用双手，用患侧手提供帮助。

（1）梳头

梳头动作分析

1）患者靠近梳妆台并安全坐下。

2）照着面前的镜子，拿起放在台上的梳子。

3）如果鼓励患者使用患侧手来梳头时建议使用加粗或加长梳柄的梳子。

4）先梳前面的头发，然后再梳后面的头发（图 2-218）。

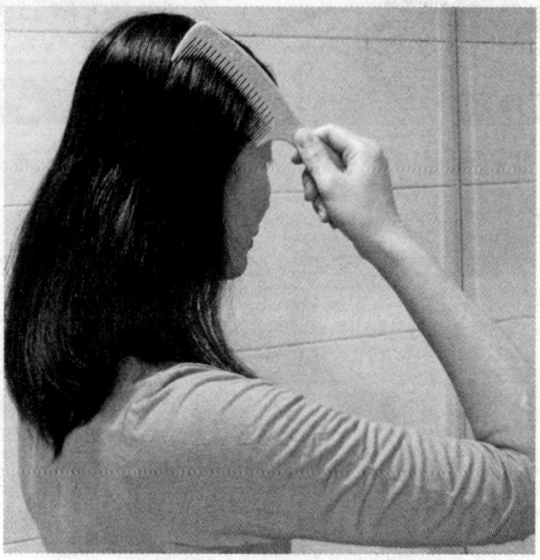

图 2-218　梳头

（2）洗脸：建议患者靠近卫生间里的脸盆。如果需要，为患者提供一张合适的椅子坐着洗脸。

洗脸动作分析

1）患者靠近卫生间的脸盆（图 2-219）。

2）将一条小毛巾放进脸盆，打开水龙头冲洗毛巾（图 2-220）。

3）用一只手握紧小毛巾将其拧干或用一只手将其缠在水龙头上拧干（图 2-221，图 2-222）。

4）当毛巾足够干时，平拿在手掌上擦脸（图 2-223，图 2-224）。

5）重复步骤 2 ~ 4 数次，直到认为脸已洗净。

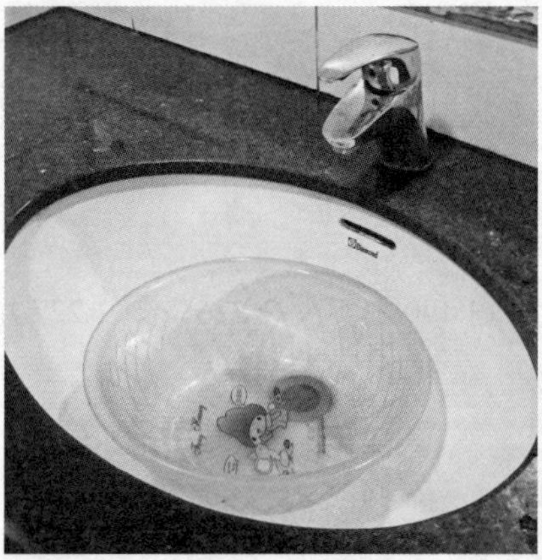

图 2-219　靠近脸盆

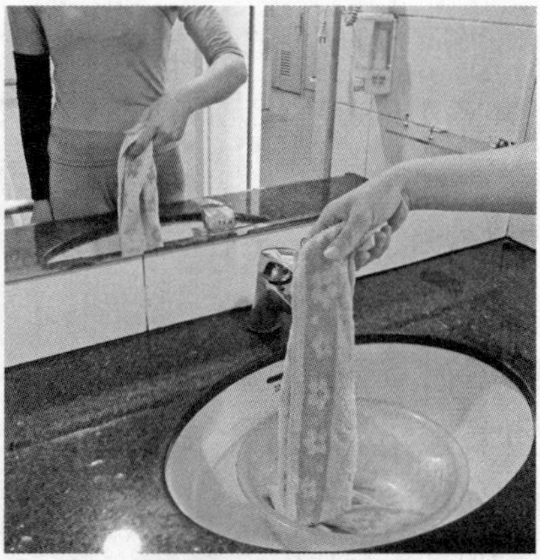

图 2-220　冲洗毛巾

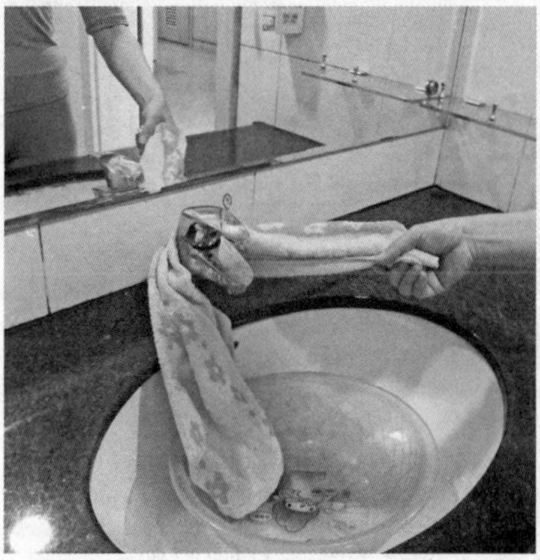

图 2-221　将毛巾缠在水龙头上

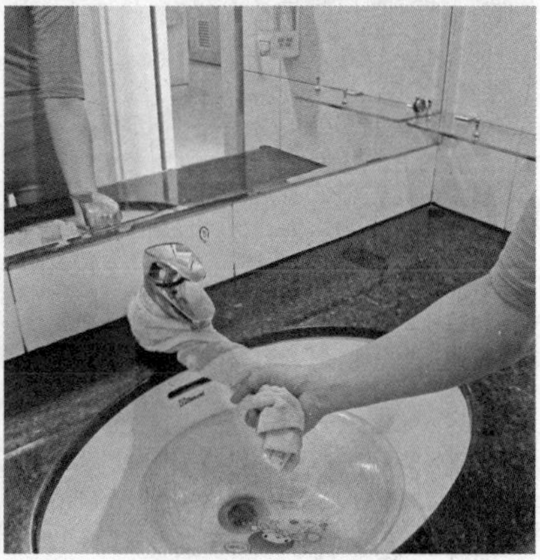

图 2-222　拧干毛巾

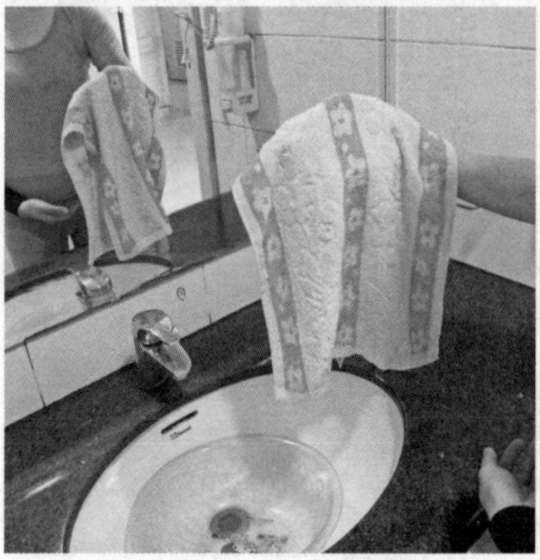

图 2-223　手掌平拿毛巾

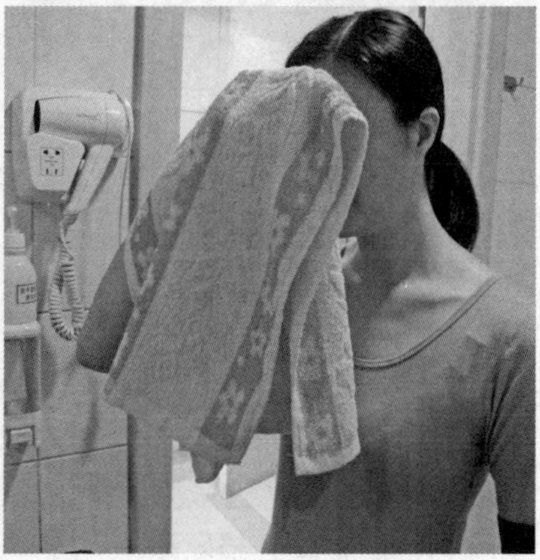

图 2-224　擦脸

（3）刷牙、漱口：刷牙、漱口可像洗脸一样，患者用单手完成这一活动，患者同样要先靠近放在卫生间里的脸盆，建议坐下来完成这一活动。

刷牙、漱口动作分析

1）患者靠近卫生间里的脸盆。

2）打开水龙头将杯子充满水后关上水龙头，并将杯子放在脸盆里或脸盆旁（图2-225）。

3）将牙刷刷面朝上，平放在台面。

4）用一只手打开牙膏盖子，然后将牙膏挤到牙刷上（图2-226，图2-227）。

5）放下牙膏并拿起牙刷刷牙（图2-228）。

6）放下牙刷并拿起漱口杯漱口。

7）重复步骤5和6直到活动完成。

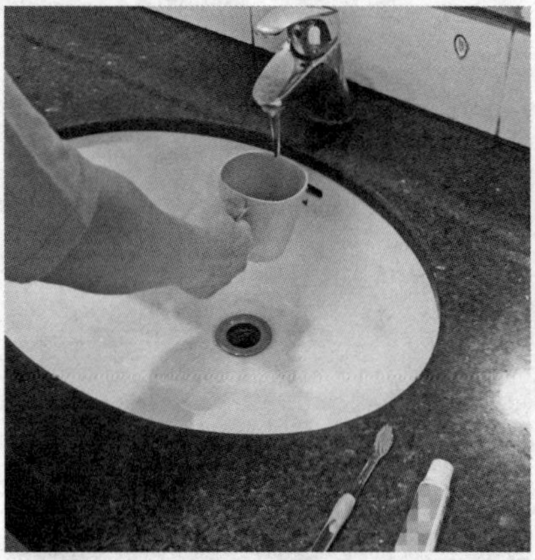

图2-225　杯子装水

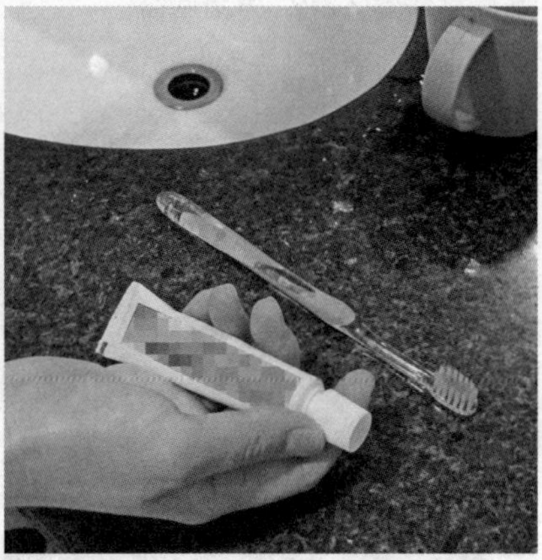

图2-226　打开牙膏盖子

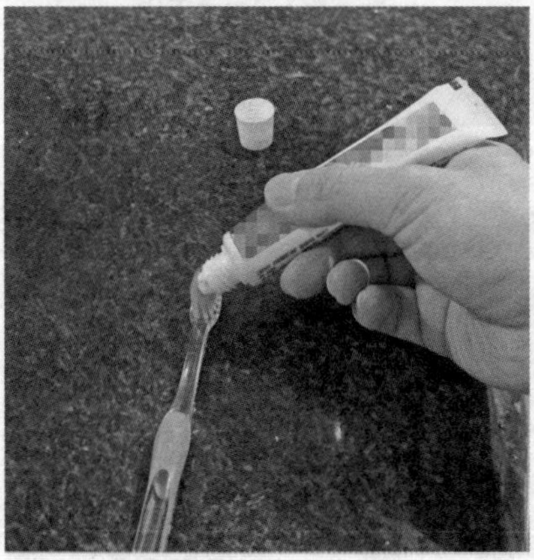

图2-227　挤牙膏

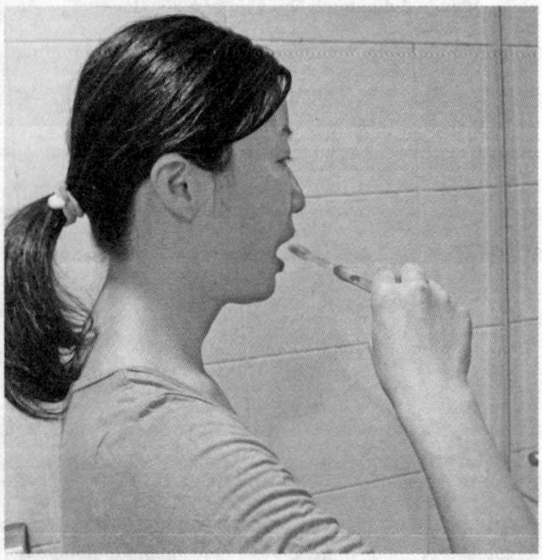

图2-228　刷牙

（4）洗澡

洗澡动作分析

1）患者带上所有衣服，独立或用助行器走到浴室，打开门，走进浴室。

2）接近浴椅，从健侧转身，直到浴椅正好位于身后（图 2-229）。

3）抓住扶手提供支持，然后小心地坐到浴椅上（图 2-230）。

4）坐在浴椅上脱下衣服（脱衣服详见图 2-238 ~ 图 2-241）。

5）准备水淋湿身体，用沐浴液擦完身体后冲洗身体（图 2-231）。

6）用毛巾或海绵擦干身体。

7）从浴室出来，安全地坐在椅子上穿上衣服（穿衣服详见图 2-232 ~ 图 2-237）。

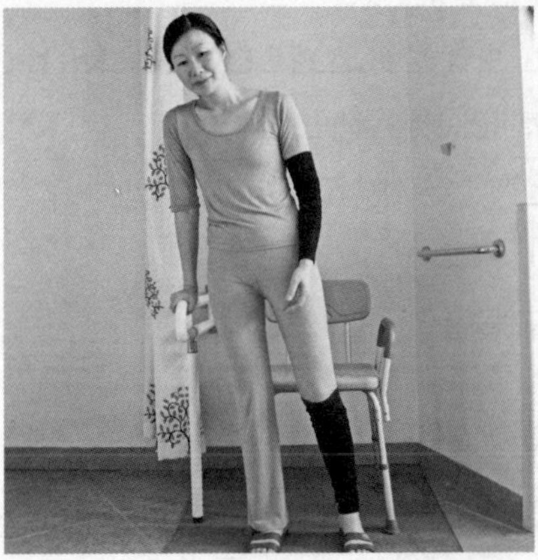

图 2-229　靠近浴椅，健侧转身

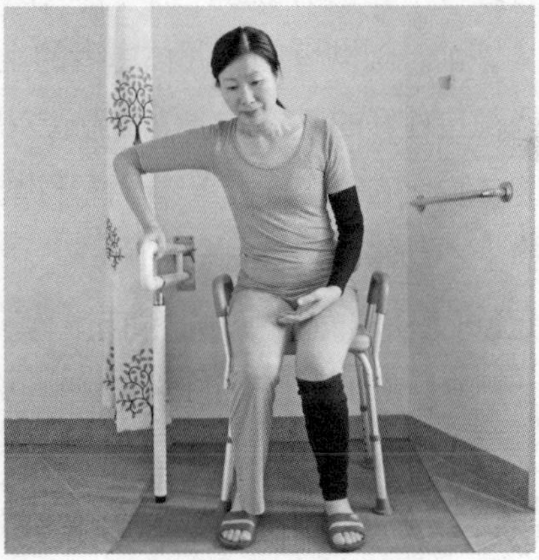

图 2-230　坐在浴椅上

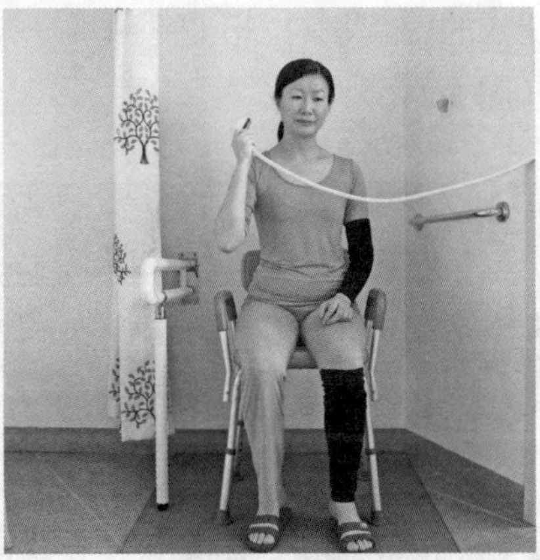

图 2-231　冲洗身体

洗澡注意事项

1）患者把衣服装在一个塑料袋里，到浴室后，可将袋子挂在容易拿到的地方；挂衣服的旁边再放一把平稳的、有扶手的椅子。

2）跨过门槛要十分小心，或在浴室外地板上放地垫来防水外流。

3）如果患者要用水壶烧水，建议其使用保温瓶代替水桶将热水带到浴室，以防热水溢出。

3. 穿衣动作包括穿 / 脱上衣、穿 / 脱裤、穿 / 脱鞋。

患者要充分进行坐位和立位的平衡训练，确保变换动作时的稳定性和安全性；穿衣裤时顺序为先患侧再健侧；脱衣裤时顺序为先健侧再患侧。总体来说，就是患侧先穿后脱。服装样式、材料的选择应以操作简便、样式宽松、材质顺滑为原则。根据患者的身体功能水平、职业、性别、个人喜好等进行选择或对服装进行改良，比较多见的修改部位是纽扣、拉链、裤腰等处，多用尼龙搭扣替换纽扣。适当选用辅助用具，对平衡能力较差的患者进行指导和辅助时，辅助者应位于患者的患侧一边。

穿衣训练前，辅助者应先评估患者的坐位平衡是否达到三级平衡，结合其认知功能的情况选择稳定性好的座椅，坐位时患者双脚能平放于地面上。

（1）穿 / 脱上衣动作分析：穿 / 脱开襟上衣，穿 / 脱套头衫。

穿开襟上衣动作分析：先穿患侧。

1）患者将上衣内面朝外，衣领向上置于其膝上（图 2-232）。

2）用健侧手帮助露出里面的袖口。

3）把患侧手穿进相应的袖口（图 2-233）。

4）抓着衣领把上衣沿患侧上肢拉上并挎到健侧颈和肩部（图 2-234，图 2-235）。

5）健侧手穿进衣袖（图 2-236）。

6）患者用健侧手抓住上衣的后襟将其拉开、展平。

7）整理上衣使其对称（图 2-237）。

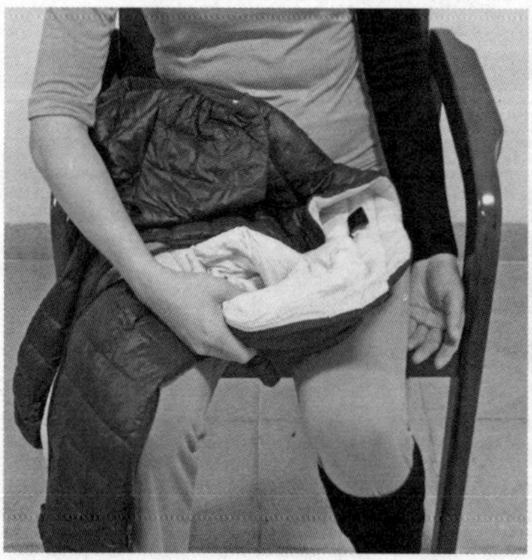

图 2-232　上衣内面朝外，衣领向上

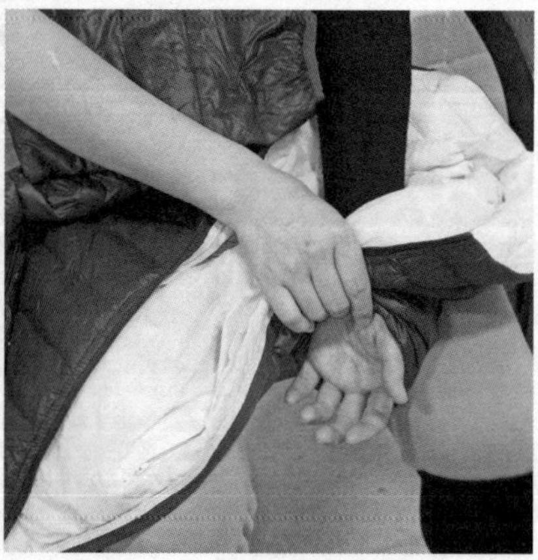

图 2-233　患侧手先穿进袖口

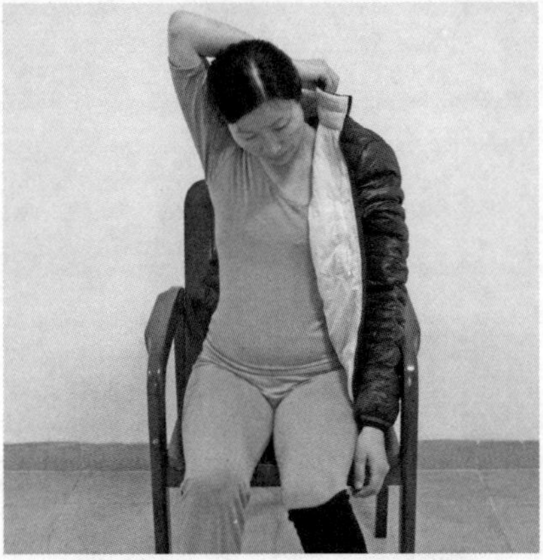

图 2-234　将上衣挎到健侧颈部

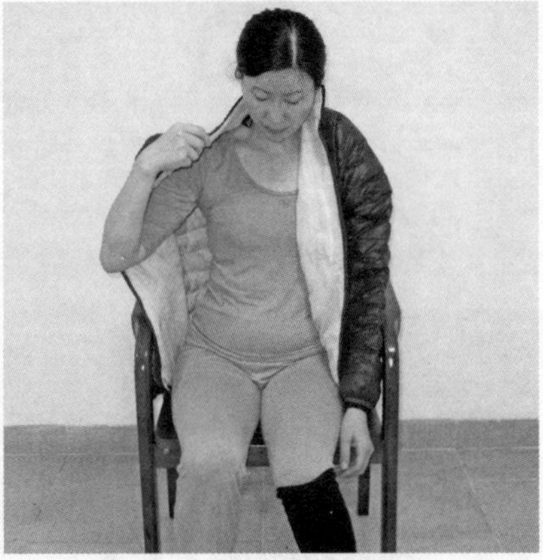

图 2-235　将上衣挎到健侧肩部

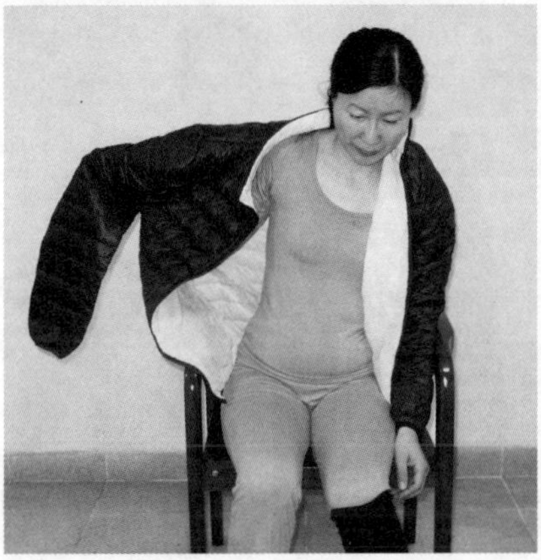

图 2-236　健侧手穿进衣袖

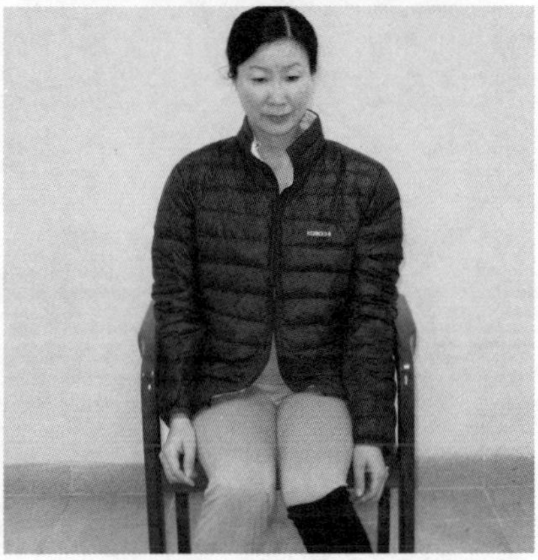

图 2-237　将上衣整理对称

脱开襟上衣动作分析：与穿衣步骤基本相反，后脱患侧。

1）患者解开纽扣 / 拉下拉链。

2）将健侧衣领脱到健侧肩下（图 2-238）。

3）健侧手脱出衣袖（图 2-239）。

4）当健侧手脱出后，再将患侧的衣袖脱下，完成脱衣（图 2-240，图 2-241）。

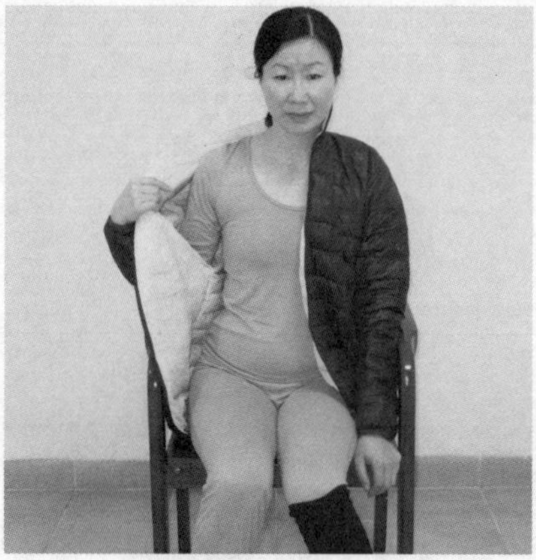

图 2-238　将健侧衣领脱到健侧肩下

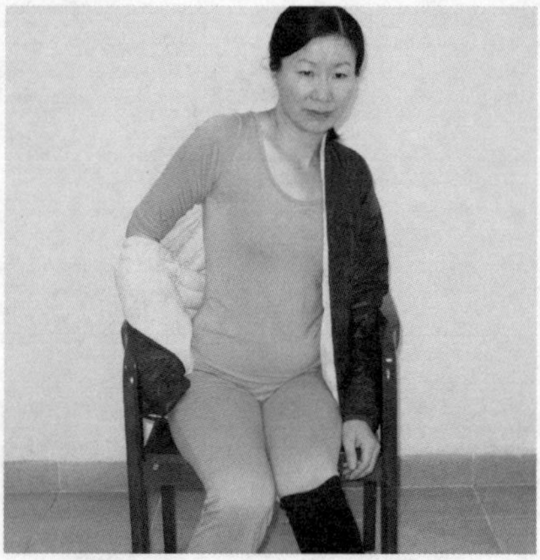

图 2-239　健侧手脱出衣袖

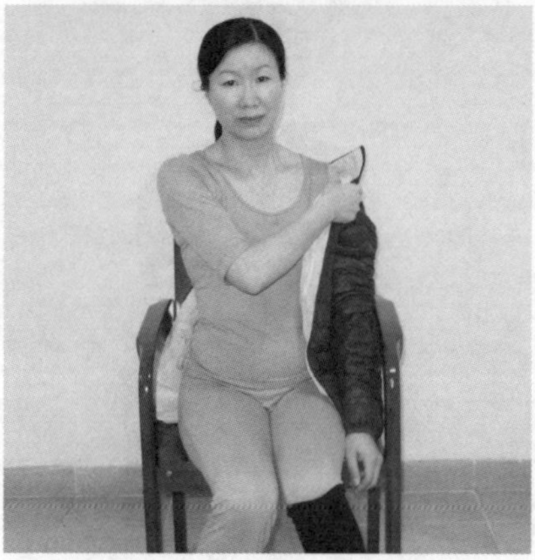

图 2-240　患侧手脱出衣袖

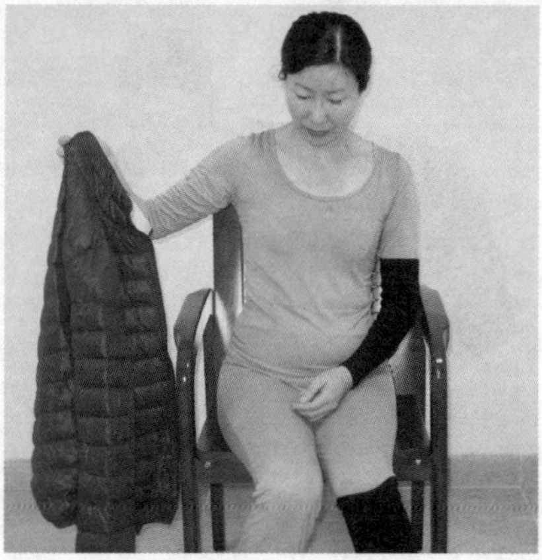

图 2-241　完成脱衣

穿套头衫动作分析：先穿患侧，分 8 步。

1）如套头衫衣领有纽扣，先解开纽扣。

2）患者将套头衫的背面向上、衣领向下放于膝上。

3）用健侧手将套头衫的后襟向衣领方向拉到一起，直到里面的袖口露出（图 2-242）。

4）抬起患侧手并将其穿入相应的袖口（图 2-243）。

5）拉起衣袖直到穿到患侧肘以上（图 2-244）。

6）健侧上肢穿入相应袖口，并且同样穿到肘部以上（图 2-245）。

7）健侧手将套头衫从衣领到衣襟拉到一起，然后低头将衣服套过头（图 2-246，图 2-247）。

8）拉衣襟整理好套头衫，完成穿衣（图 2-248）。

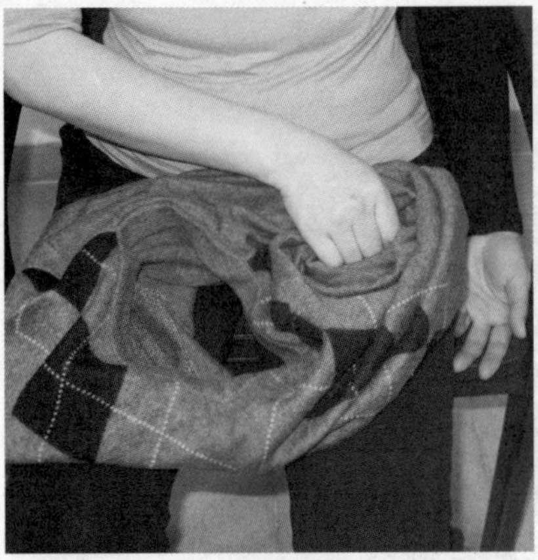

图 2-242　衣服放于膝上，露出袖口

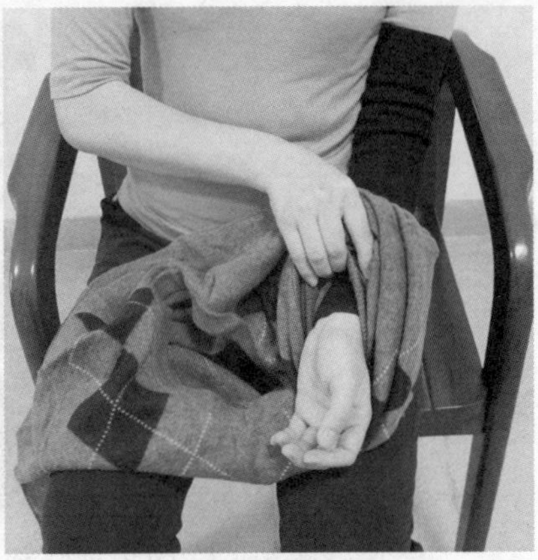

图 2-243　先穿患侧手

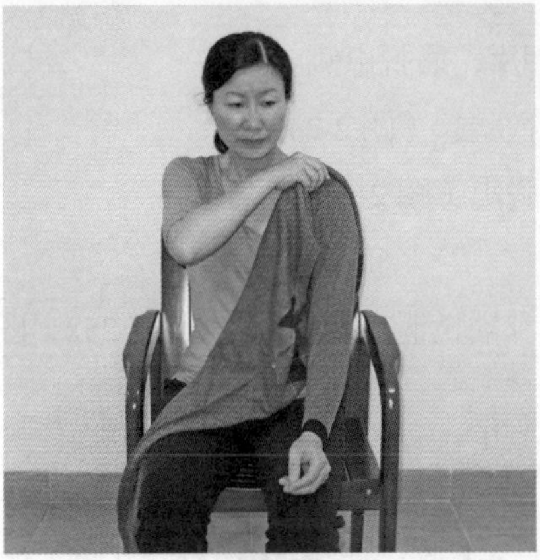

图 2-244　衣袖穿至患侧肘以上

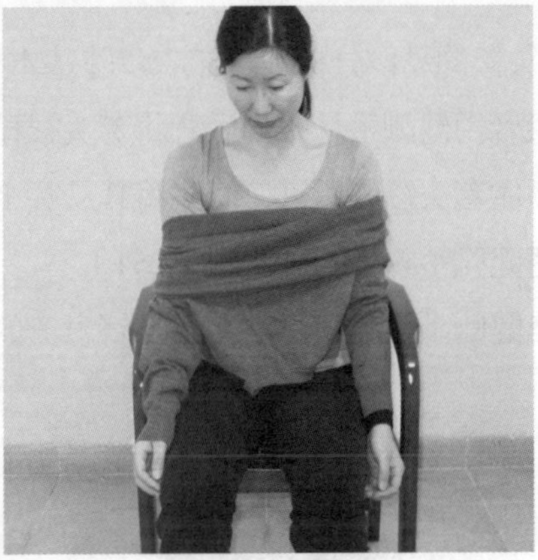

图 2-245　健侧手穿至肘部以上

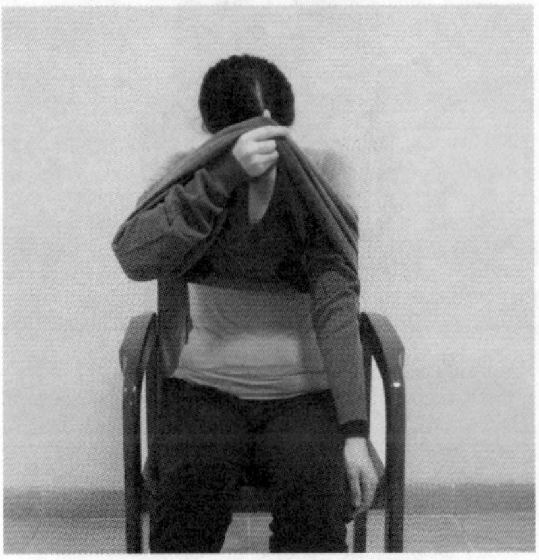

图 2-246　衣领到衣襟拉到一起

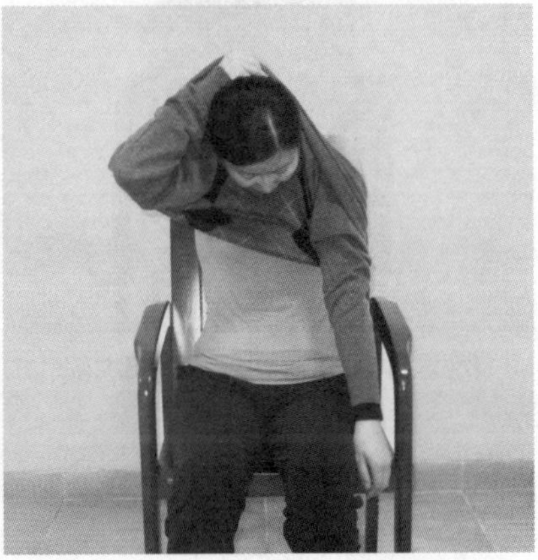

图 2-247　低头将衣服套过头

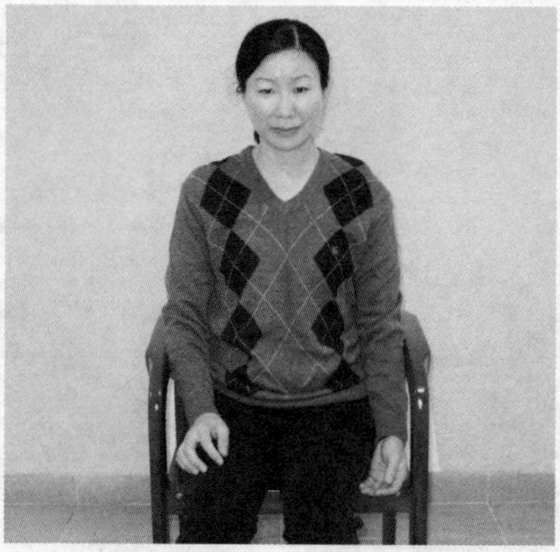

图 2-248　将衣襟整理平整

脱套头衫的动作分析：与穿衣步骤基本相反，后脱患侧。

1）患者用健侧手从腰到后背将套头衫拉在一起（图 2-249）。

2）抓住套头衫的后襟，低头将其从头上脱出（图 2-250）。

3）将健侧手脱出衣袖（图 2-251）。

4）当健侧手脱出后，健侧手再将患侧的衣袖脱下，完成脱衣（图 2-252，图 2-253）。

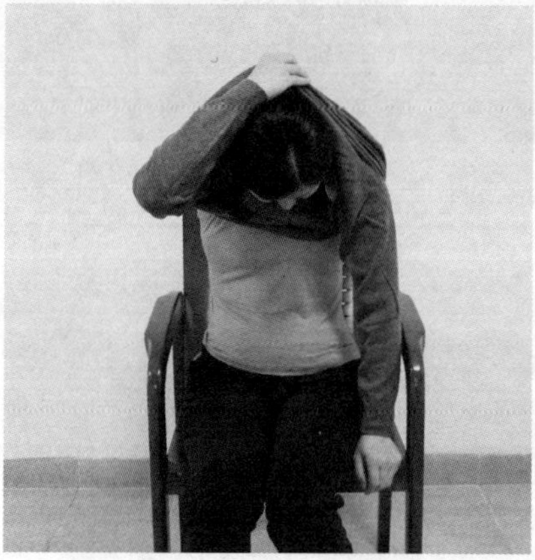

图 2-249　从腰到后背拉起衣服

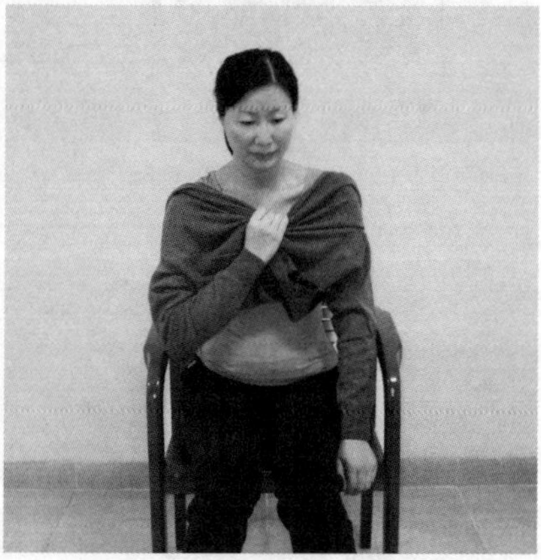

图 2-250　抓住后襟低头脱出

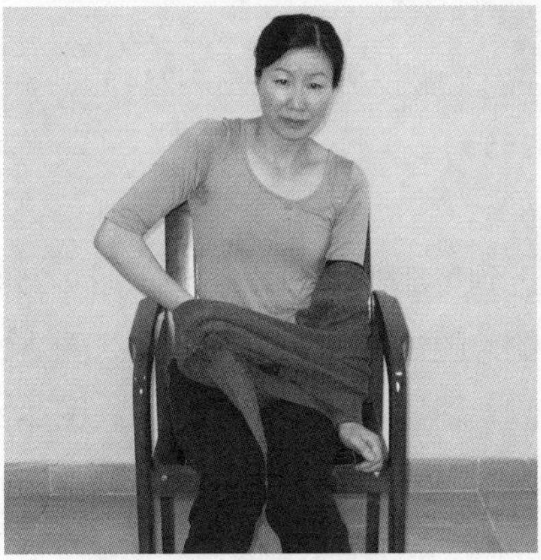

图 2-251　先脱健侧手衣袖

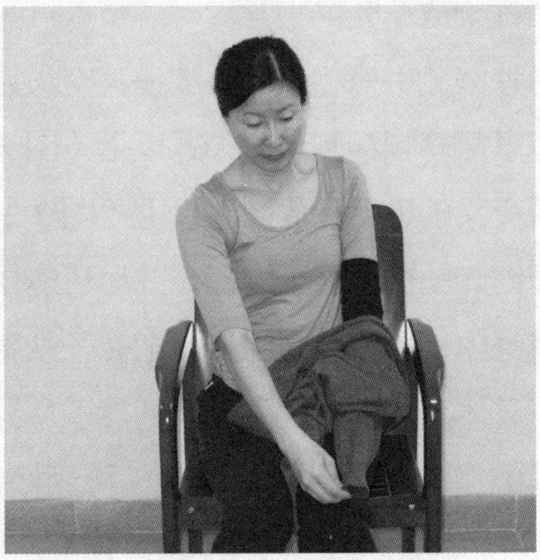

图 2-252　后脱患侧手衣袖

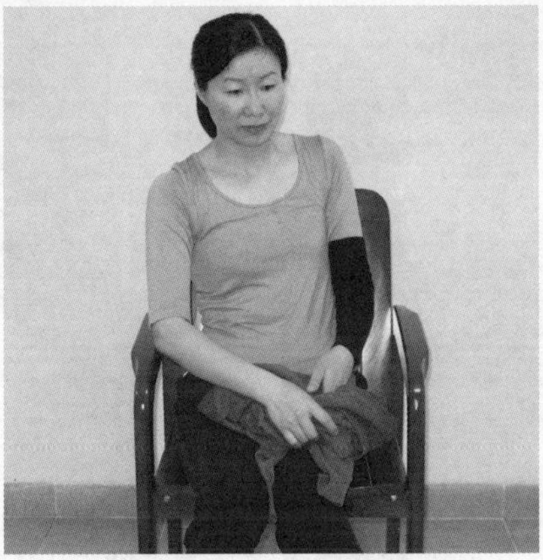

图 2-253　完成脱衣

穿衣注意事项

1）建议选择比较宽松的开襟衫或套头衫。

2）患者尽可能地利用患侧主动穿衣。

3）穿开襟衫时如果患者不能用一只手系纽扣，可用魔术贴替代。

4）在患者的后背和椅背之间要留有一定空间，否则穿衣后难以整理衣服。

（2）穿 / 脱裤：可在 3 种体位下完成。

1）卧位——适合腰背控制力差的患者，是一种安全的方法。

2）坐位——适合绝大多数患者。

3）站位——一般不推荐，因为它需要患者有很好的动态站位平衡。

有时可组合体位，如坐 - 卧位方法适合站位平衡差的患者；坐 - 站位方法适合于站立达到二级平衡以上的患者。这里主要介绍坐 - 站位下穿 / 脱裤子的技巧。

穿裤动作分析：分 8 步

1）把裤子放在健侧手旁。

2）患者健侧手抓起患侧小腿使其交叉放置于健侧大腿上（图 2-254）。

3）将患侧裤腿穿到患腿脚踝以上（图 2-255）。

4）将交叉的患侧腿放回地板上（图 2-256）。

5）把健侧腿裤子穿至大腿，并尽可能拉上到臀部附近（图 2-257，图 2-258）。

6）将身体从患侧转向健侧，把裤子从患侧大腿拉到臀部（图 2-259，图 2-260）。

7）将身体从健侧转向患侧，把裤子从健侧大腿拉到臀部（图 2-261，图 2-262）。

8）健侧手扶住椅子平稳站起，再用健侧手将裤子从臀部提上腰部，整理平整（图 2-263）。

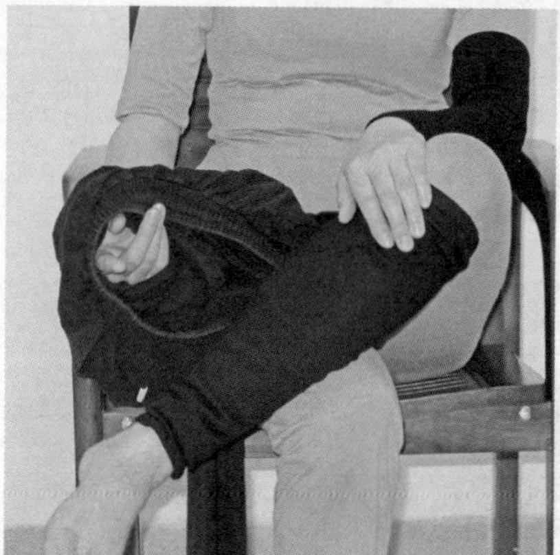

图 2-254 患侧小腿交叉置于健侧大腿上

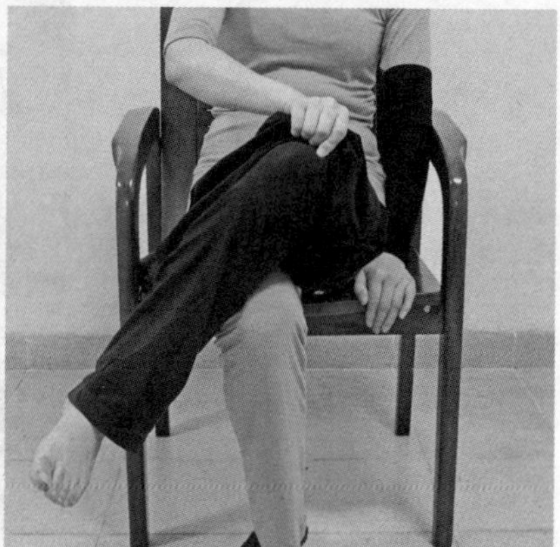

图 2-255 患侧裤腿穿至脚踝以上

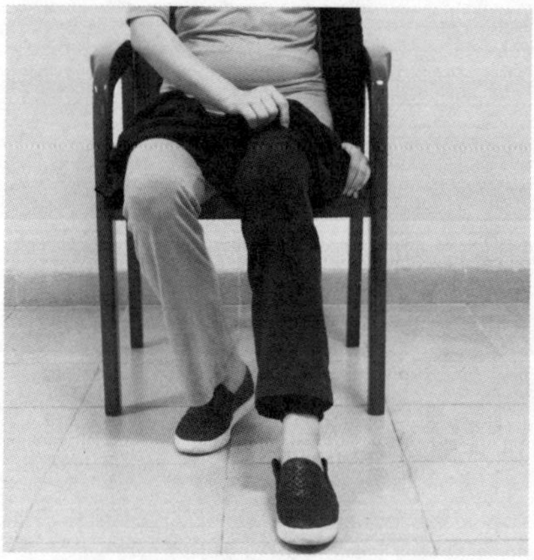

图 2-256 患侧腿放回地板上

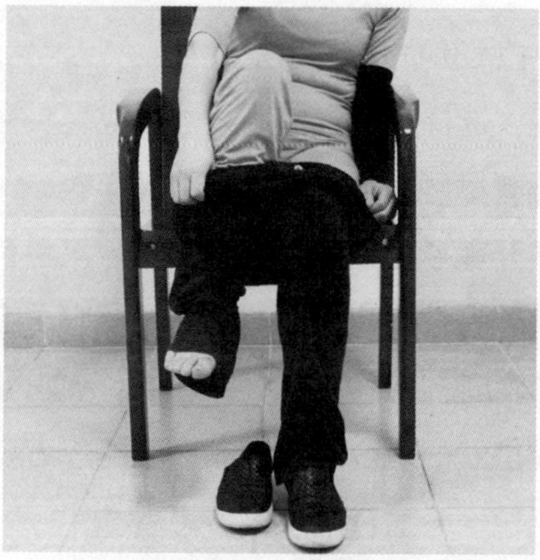

图 2-257 穿健侧裤腿

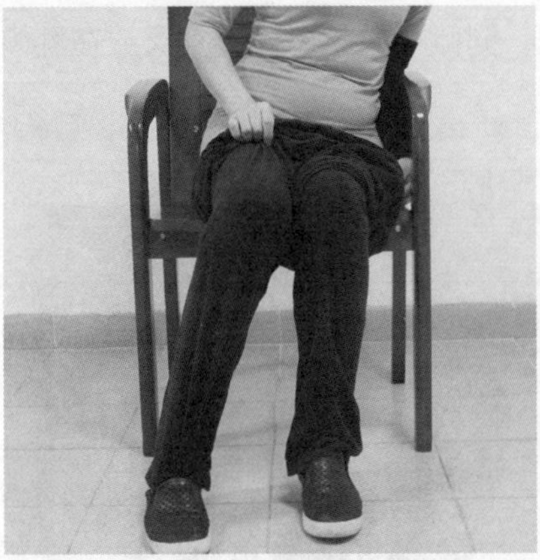

图 2-258　裤子拉到大腿接近臀部

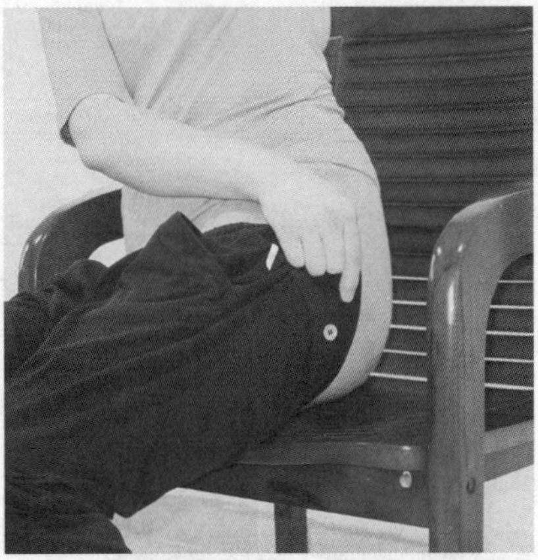

图 2-259　躯干转向健侧

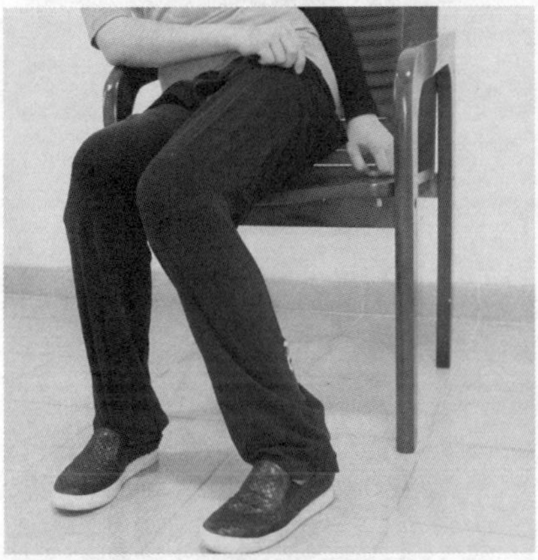

图 2-260　裤子拉到患侧臀部

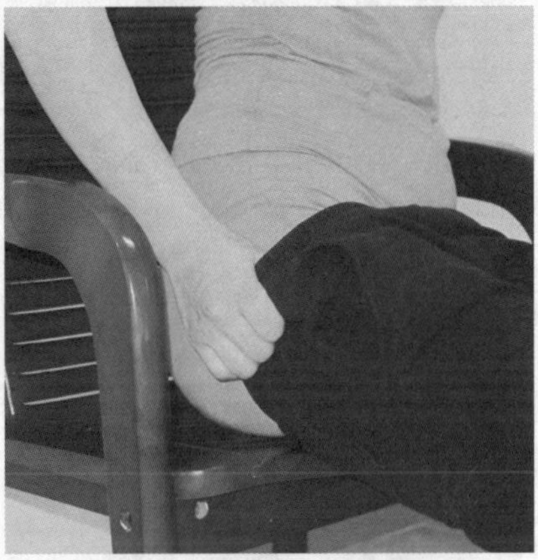

图 2-261　躯干转向患侧

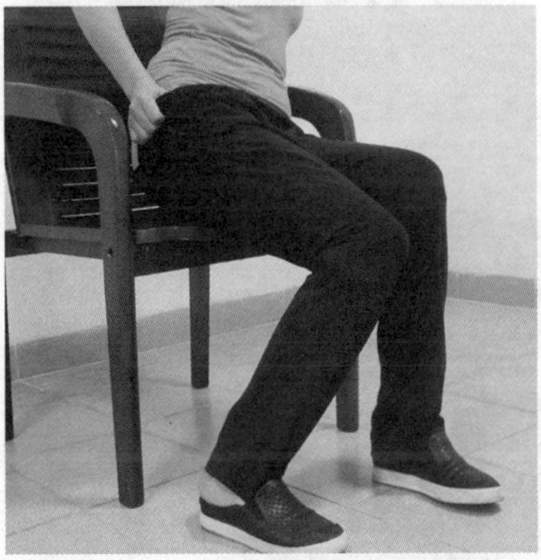

图 2-262　裤子拉到健侧臀部

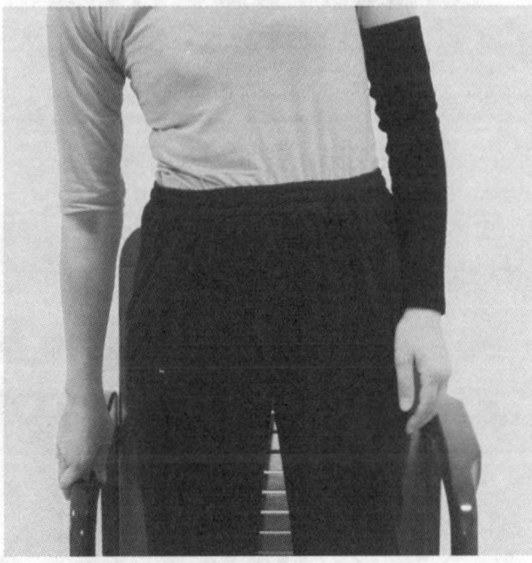

图 2-263　站起拉裤子至腰部

脱裤动作分析：与穿裤步骤基本相反。

1）患者坐在椅边，通过倾斜身体或将躯干从一侧向另一侧旋转使臀部离开座位，快速将裤子脱到臀部以下（图 2-264，图 2-265）。

2）将裤子从腿上脱下，先脱下健侧裤腿，健侧手拉起患侧腿交叉放在健侧腿上，然后再脱下患侧裤腿（图 2-266 ~ 图 2-268）。

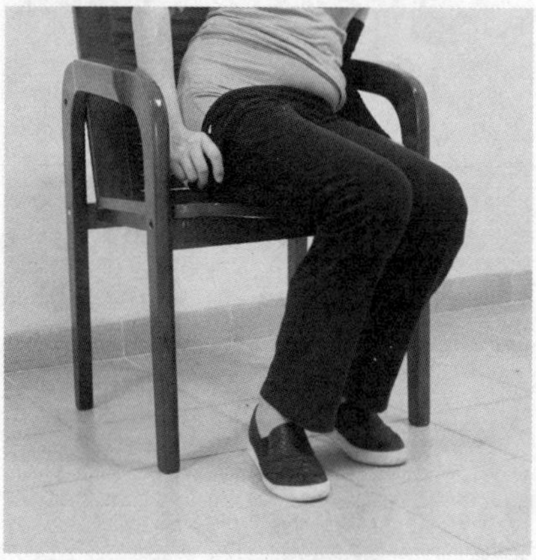

图 2-264　躯干转向一侧使臀部离开座位

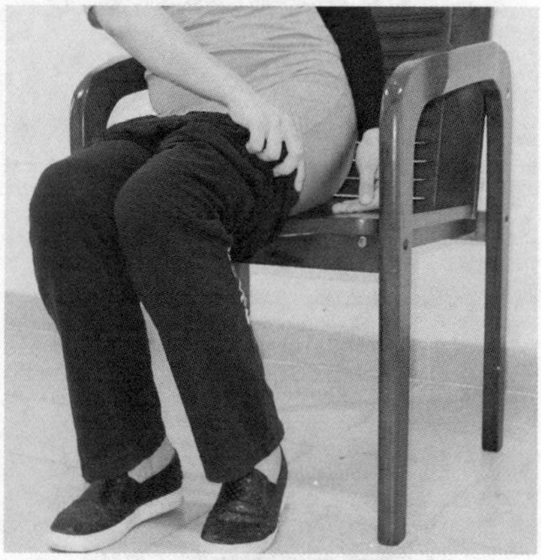

图 2-265　将裤子脱到臀部以下

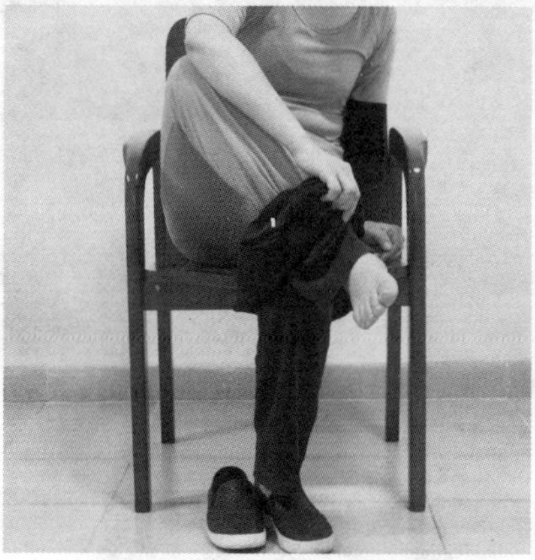

图 2-266　先脱健侧裤腿

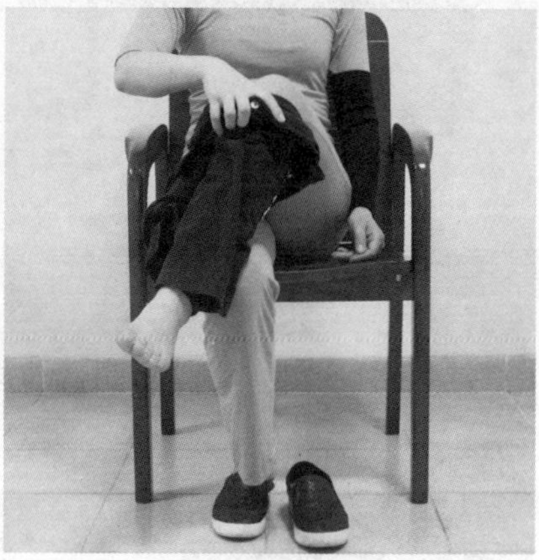

图 2-267　后脱患侧裤腿

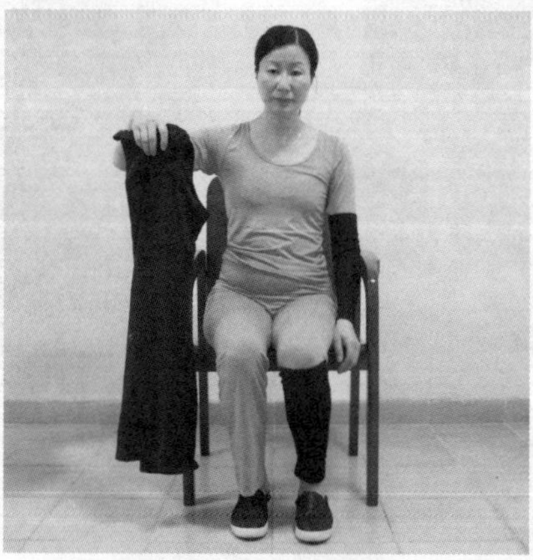

图 2-268　完成脱裤子

（3）穿/脱鞋：患者可坐在有扶手的椅子上或床边完成此动作，取决于患者动态坐位平衡能力；鞋子应放在患者容易拿到的地方，如果有必要，可采用长柄穿衣钩将鞋子从地上捡起。

穿鞋动作分析：分5步

1）患者把鞋子从地上拿起，放在床上或身体旁边的椅子上（图2-269）。

2）将患侧腿提起交叉放于健侧腿上。

3）将患侧脚穿进鞋里：脚趾先穿进鞋里，然后穿脚掌，再用健侧手提上鞋跟（图2-270，图2-271）。

4）放下交叉的患侧腿，用同样方法穿健侧脚的鞋子（图2-272）。

5）放下健侧脚，完成穿鞋（图2-273）。

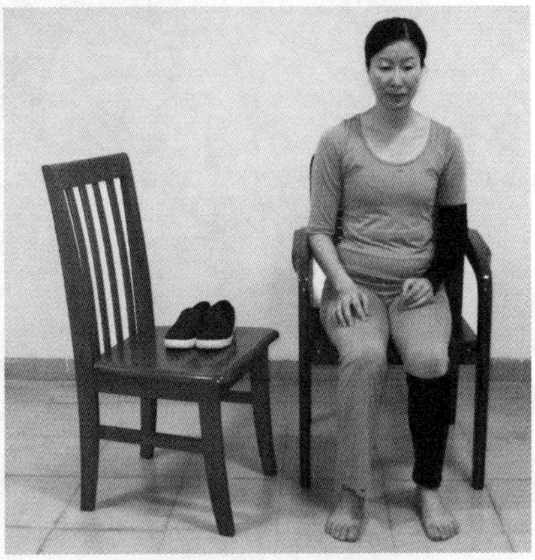

图2-269 鞋子放在身旁

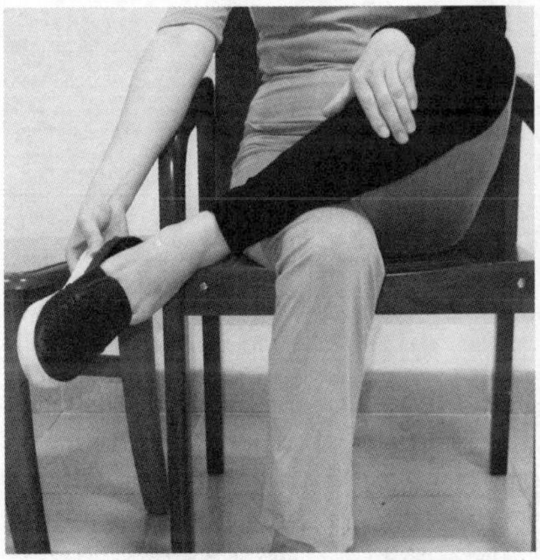

图2-270 抬起患侧腿穿鞋

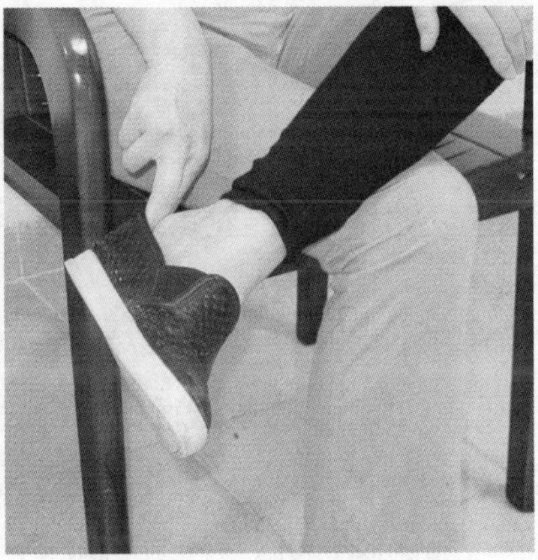

图2-271 健侧手提上鞋跟

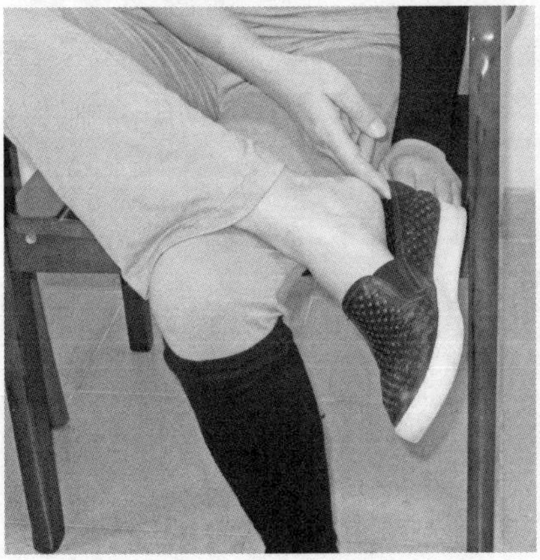

图2-272 健侧脚穿鞋

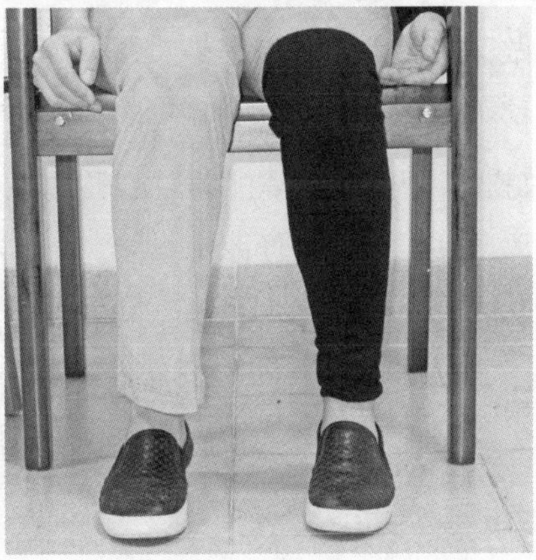

图2-273 完成穿鞋

脱鞋动作分析：与穿鞋子步骤基本相反。

1）将患侧脚抬起交叉于健侧腿上，脱掉患侧脚上的鞋子（图 2-274）。

2）放下患侧腿，再脱健侧脚的鞋子（图 2-275）。

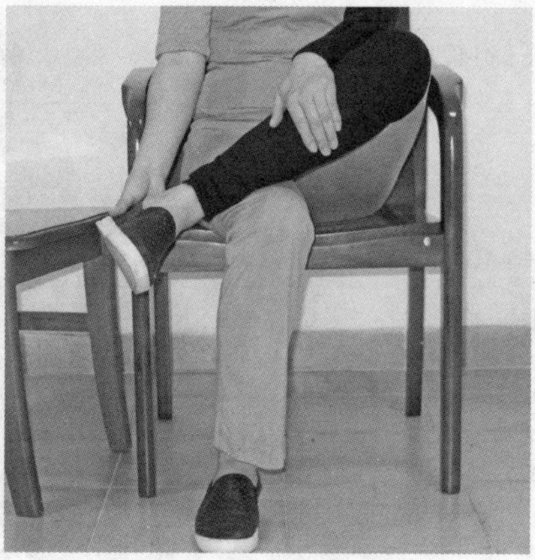

图 2-274　抬起患侧腿脱鞋

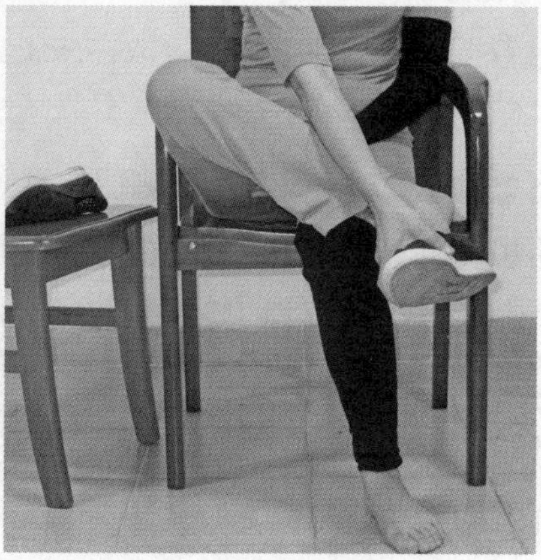

图 2-275　抬起健侧腿脱鞋

穿鞋注意事项

1）建议用松紧鞋代替普通的系带鞋。

2）鞋不宜太重或太硬，鞋跟应是平底而非高跟。

4. 如厕

（1）首先将如厕动作进行动作分解，如坐下、起立、坐位、立位的平衡保持以及穿脱裤、便后处理动作等，分别进行训练。之后再做连续性动作训练。

（2）独立完成如厕动作的关键是立位平衡和起立动作。训练起立动作时，提示患者在前屈躯干、重心前移的同时伸展髋关节，继而站立。使用扶手起立的时候，要注意并非用手抓握扶手或拉拽扶手，而是要将手放在扶手之上，以起到负重的目的。

（3）做穿脱裤训练的前提是具备保持稳定的膝关节有略微屈曲的站立姿势的能力。

（4）移乘动作也是完成如厕动作的关键，指导重点是要充分利用健侧肢体，以健侧肢体靠近便器，起立后以健侧为轴心转体。

（5）尽可能采用坐式便器。

（6）必要时进行环境改造，患者使用的卫生间需要足够的空间，便于轮椅或身体的旋转。最好采用推拉式门。如果是蹲式便器，可以制作稳固木架放置于蹲式便器上，方便患者坐下和起立。手纸盒尽量采用便于单手操作的样式。带冲洗、烘干功能的便器最方便患者使用。

（7）要提醒患者起夜时务必注意的是要确保安全，避免摔倒。方法是夜间开灯后不要立即起床，而是要确认自己完全清醒后才坐起，双脚充分接触地面后才开始迈步。

如厕动作分析

1）患者从床上或椅子上坐起，独立或用助行器走到厕所。

2）打开门，走进厕所。

3）接近坐厕，从健侧转身，直到坐厕正好位于身后（图 2-276，图 2-277）。

4）抓住扶手提供支持，然后小心地坐到坐厕上（图 2-278）。

5）慢慢将身体从一侧转向另一侧，将裤子从臀部脱到大腿中部（参见前页图 2-264，图 2-265）。

6）便完后用厕纸从臀部后面由前向后完成清洁。

7）再次从一侧向另一侧转身，将裤子拉到臀部上（参见前页图 2-260 ~ 图 2-263）。

8）转到坐厕一边按压冲水装置（图 2-279）。

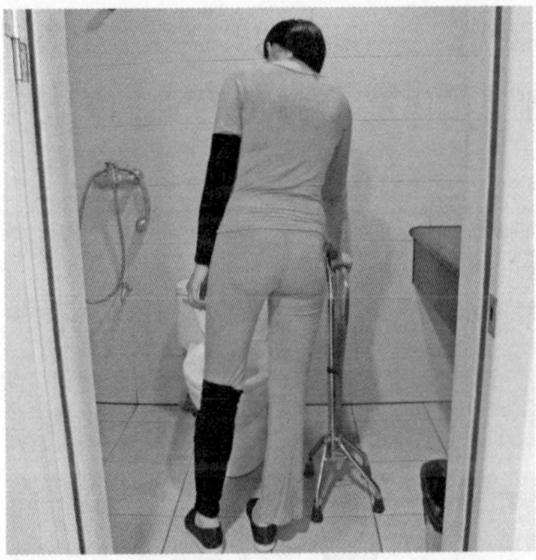

图 2-276　健侧转身

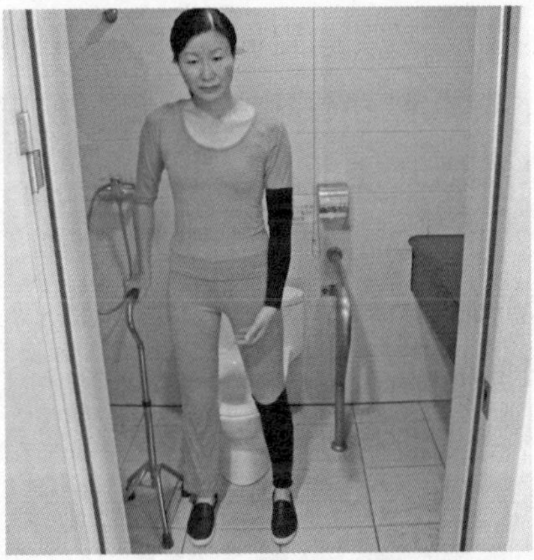

图 2-277　坐厕位于身后

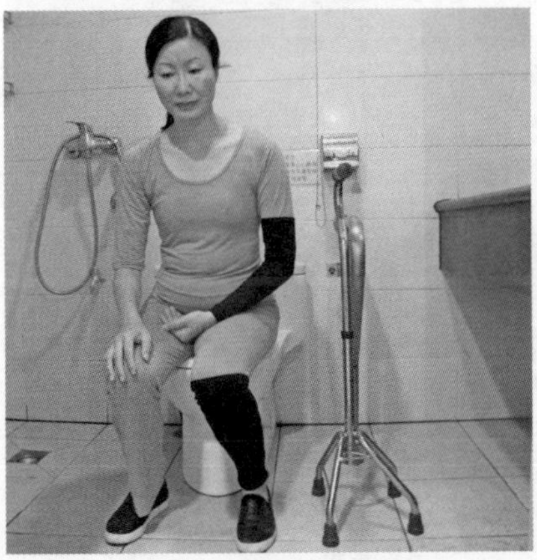

图 2-278　坐到坐厕上

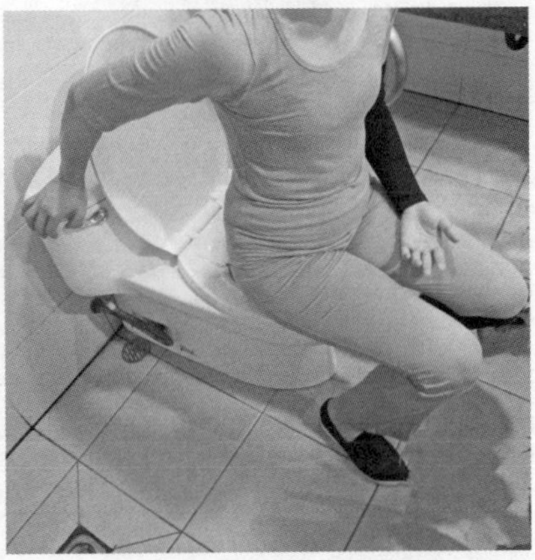

图 2-279　够到冲水装置

9）冲洗完后转回前面，然后从坐厕站起，可拉或撑住扶手（图 2-280）。

10）小心地走出厕所。

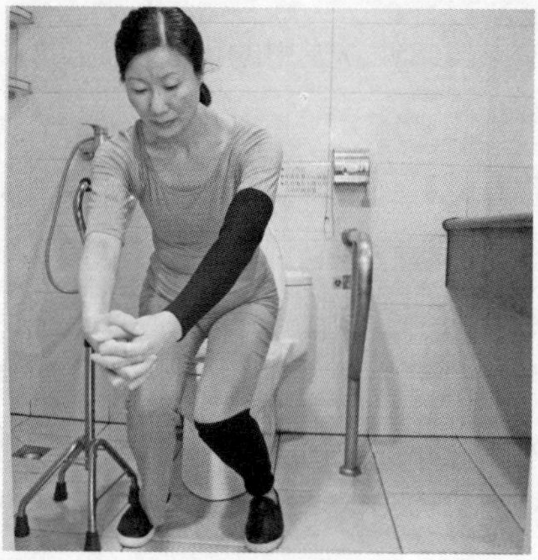

图 2-280　从坐厕站起

5. 患者行走必须能保持坐位和站立位的平衡，在帮助下能够完成下列活动：重心的侧方转移，在原地完成健侧和患侧下肢的单腿支撑体重、对侧膝屈曲，单腿向前迈进并收回，向两侧迈步并收回。

（1）运用辅助器具进行平地步行训练：手杖两点步行，同时伸出手杖和患侧足支撑体重，再迈出健侧足，手杖与患侧足作为一点，健侧足作为一点，交替支撑体重（图 2-281 ~ 图 2-284）。

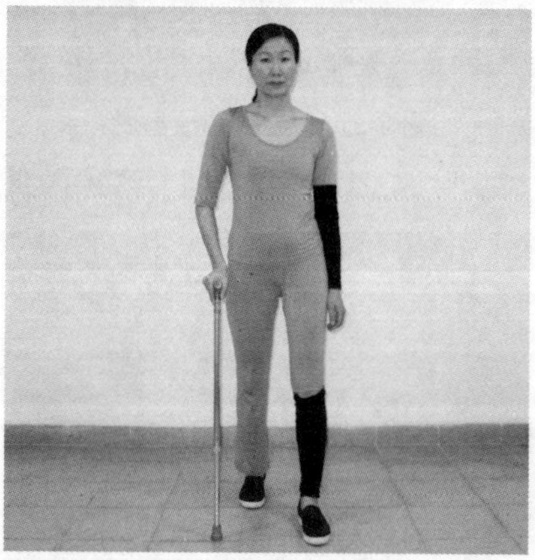

图 2-281　同时伸出手杖和患侧足（正面观）

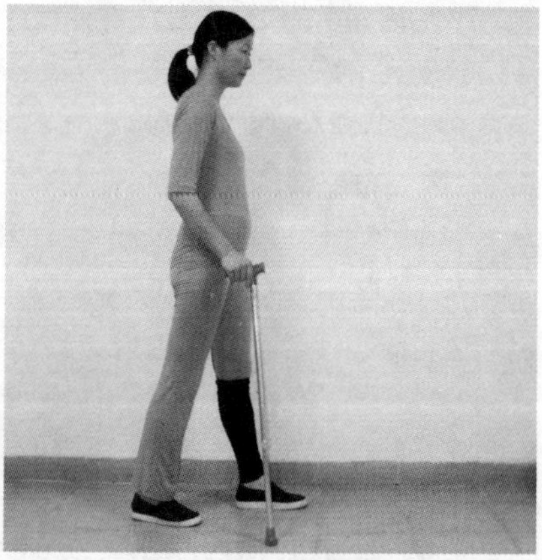

图 2-282　同时伸出手杖和患侧足（侧面观）

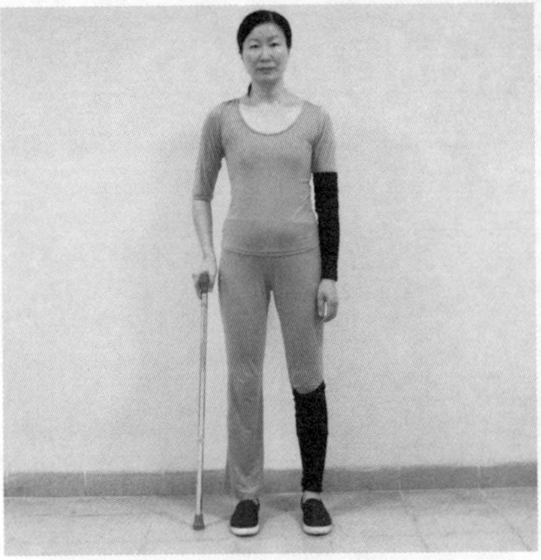
图 2-283　再迈健侧足（正面观）

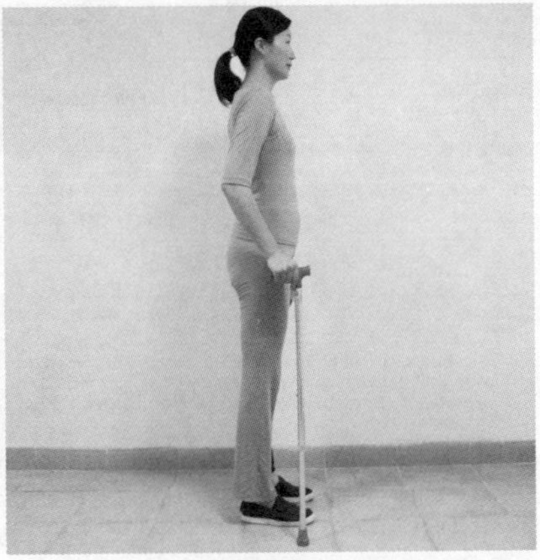
图 2-284　再迈健侧足（侧面观）

（2）上下楼梯训练：原则是健侧腿先上，患侧腿先下。上楼梯时，患者先将重心转移到患侧腿上，然后健侧足上第一个台阶，同时伸出手杖与健侧足在同一台阶，健侧腿向前迈时患侧膝向前下方运动，当健侧足放在台阶上时，把重心前移到健侧腿上，而后患侧腿屈髋屈膝并将患侧足带到台阶上（图 2-285 ~ 图 2-287）。

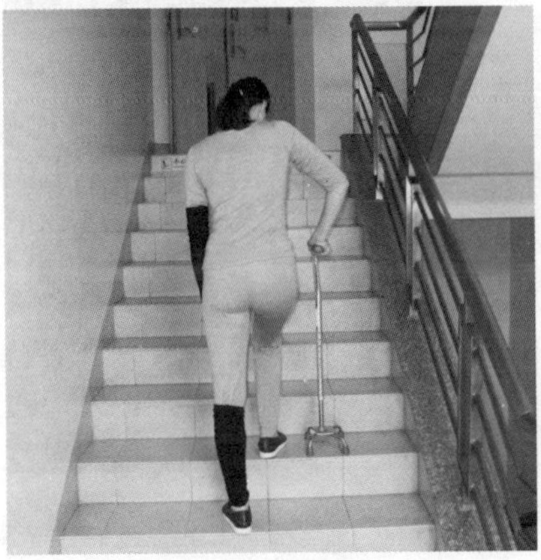
图 2-285　健侧足先上

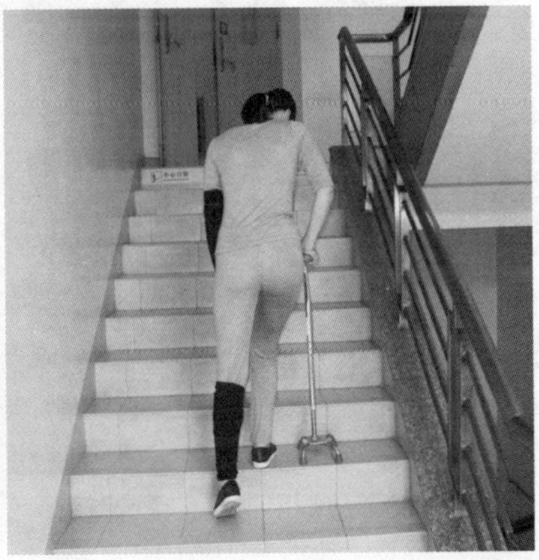
图 2-286　重心移到健侧足，患侧腿屈髋屈膝

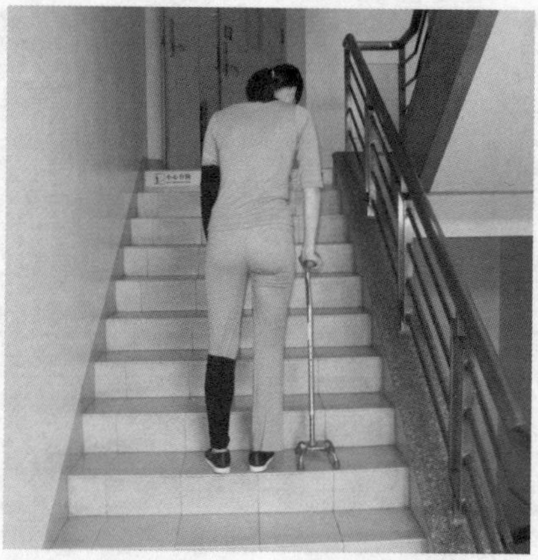

图 2-287　再上患侧足

患者下楼梯时，患侧足下第一个台阶，患侧腿迈出的同时伸出手杖与患侧足在同一台阶。骨盆向前运动，防止患侧腿内收，患侧足放在台阶上时重心前移，而后健侧腿迈下台阶，同时患侧膝向前充分屈曲（图 2-288，图 2-289）。

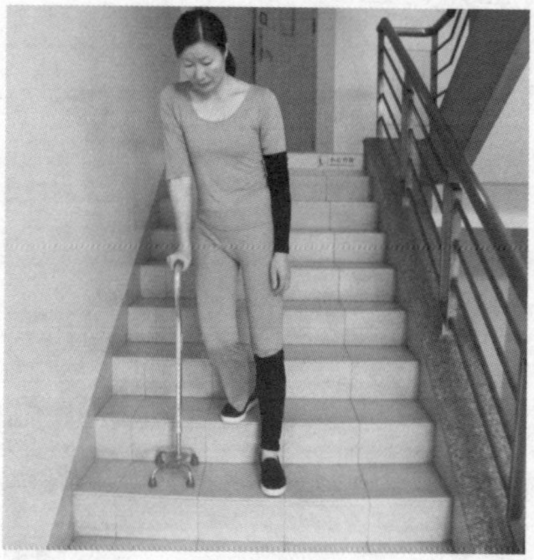

图 2-288　患侧足先下，重心前移

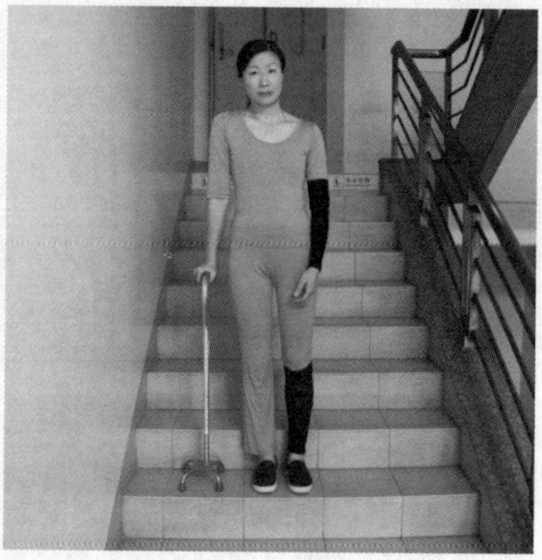

图 2-289　健侧足后下

参考文献

[1] 张通 . 神经康复治疗学 [M]. 北京 : 人民卫生出版社 ,2011.

[2] 燕铁斌 , 梁维松 , 冉春风 . 现代康复治疗学 [M].2 版 . 广州 : 广东科技出版社 ,2012.

第八节 中医膳食调理

一、脑卒中患者膳食调养的原则

中医认为脑卒中的发生与风、火、痰、瘀有关，即邪实证候较多，饮食应以清淡食物为主，少食容易助阳生热或生痰的食物。

二、预防脑卒中的食物

1. 香蕉　现代医学研究证明，如果每天吃一根香蕉约 100 克，将减少人患脑卒中的危险。因香蕉含有丰富的钾，钾对神经脉冲的传递、细胞中营养物质的吸收及废物的排出都起到了重要作用。

2. 土豆　土豆既可作主食，又可当蔬菜，每 100 克土豆中含钾 308 毫克、维生素 C 40 毫克。中医认为，土豆具有和中养胃、健脾利湿、降糖降脂、宽肠通便的作用，每天吃一次土豆约 50 克，可使患脑卒中的概率下降 32%。身体缺钾的人，精神易紧张，使脑卒中的发病率增加。

3. 牛奶　牛奶含有利于人体吸收的多种营养物质，对脑神经可起到一定的保护作用，因此，成年人每天饮用 200 ~ 300 毫升鲜奶，对防治脑卒中大有益处。

4. 含维生素 C 多的食物　如鲜毛豆、苤蓝、小水萝卜、葱头、大白菜、韭菜、木耳菜、苦瓜、红橘、橙、鲜枣、草莓、黑枣等。

5. 预防脑卒中，饮食方面应忌食什么

（1）忌食肥甘油腻之品：中医认为肥甘油腻之品易生痰湿，阻滞气机，使气血运行不畅，导致痰瘀互结，脑脉痹阻则发为脑卒中。

（2）忌食辛辣刺激之品：辛辣刺激之品多性温，易生火，火性上炎，使气血上逆而发为脑卒中。

（3）忌食温热性食物：如羊肉、狗肉、鹿肉、韭菜、荔枝、桂圆等。

（4）忌暴饮暴食：暴饮暴食易伤脾胃，脾胃失于运化则生痰湿，阻于脑脉则发为脑卒中。

（5）忌食过咸：早在中医学的经典著作《黄帝内经》中就有“多食咸，则脉凝泣而色变”的记载。饮食过咸，不利于体内水分的排出，血管内的血容量增加，使血压升高，引发脑卒中。

6. 脑卒中患者，饮食应注意什么

（1）多吃蔬菜、少饮酒：蔬菜和水果中含有大量维生素 C、钾、镁等元素。维生素 C 可调节胆固醇代谢，延缓动脉硬化的发展。酒类尤其是烈性酒，不仅会促进动脉硬化，而且可诱发脑卒中。

（2）勿多食动物脂肪：植物油含不饱和脂肪酸，可降低血清胆固醇；而动物脂肪如猪油、奶油、肥肉、动物内脏、蛋黄等胆固醇含量较高，可升高血脂，诱发脑卒中。

（3）饮食清淡不过饱：饮食以清淡为宜，饮食过咸，会使血管壁增厚、血压增高；过食肥甘，则血脂易升高，易致动脉硬化；饮食过饱，会使身体过胖，加重心脏负担。

（4）蛋白及海产品不能少：食物中的蛋白质主要为动物蛋白和植物蛋白，以供应身体的必需氨基酸。饮食中缺乏蛋白质，同样会引发血管硬化。脑卒中患者饮用牛奶以脱脂奶为佳。海产品如海带、带鱼等含有丰富的碘、铁、钙、硒、蛋白质和不饱和脂肪酸，具有降低胆固醇、防止动脉硬化的作用。

三、辨证施膳

在选择饮食时，还可以根据中医的辨证，尽量选择利于脑卒中患者恢复、改善的食物。常见症候和适宜的饮食如下，仅供参考。

1. 肝阳暴亢、风火上扰证　这类症候的特点是除见半身不遂外，兼见眩晕、头痛、面红目赤、口苦咽干、心烦易怒、小便黄、大便干等症状。舌质或红绛，舌苔薄黄。对于具有以上表现的患者，饮食宜以清淡甘寒为主，如绿豆、芹菜、菠菜、冬瓜、黄瓜、丝瓜、橘、梨等，忌羊肉、鸡肉、狗肉、鲢鱼、韭菜、大蒜、葱等辛香走窜之品。

日常膳食推荐如下。

（1）绿豆南瓜汤：绿豆 50 克，南瓜 500 克，食盐少许。将绿豆用清水洗净，趁未干时加入食盐少许（3 克左右）搅拌均匀，腌制几分钟后，用清水冲洗干净。南瓜去皮、瓤用清水洗净，切成 2 厘米见方的块待用。锅内加水 500 毫升，烧开后先下绿豆煮沸 2 分钟，淋入少许凉水，再煮沸，将南瓜入锅，盖上锅盖，用文火煮沸约 30 分钟，至绿豆开花，加入少许食盐调味即可。

（2）芹菜拌豆腐：芹菜 150 克，豆腐 1 块，食盐、味精、香油各适量。芹菜切成小段，豆腐切成小方丁，均用开水焯一下，捞出后放凉开水中冷却，控净水待用。将芹菜和豆腐搅拌，加入食盐、味精、香油搅拌均匀即可。

（3）芝麻菠菜：菠菜 500 克，熟芝麻 15 克，食盐、香油、味精各适量。菠菜去根洗净，在开水锅中滚烫一下，捞出浸入凉水中，凉后捞出淋干水分，切成段放入盘内，分别加入盐、味精、香油，搅拌均匀，再将芝麻撒在菠菜上即可。

（4）香油拌菠菜：菠菜 500 克，食盐、香油各适量。菠菜洗净，开水焯熟，捞出入盘，加入适量食盐，淋上香油即可。

（5）冬瓜草鱼煲：冬瓜 500 克，草鱼 250 克，食盐、味精、植物油各适量。冬瓜洗净去皮切三角块，草鱼洗净，留尾洗净待用。先用油将草鱼（带尾）煎至金黄色，取砂锅放入清水适量，把鱼、冬瓜一同放入砂锅内，先武火烧开后，改用文火炖2小时左右，汤见白色，加入食盐、味精调味即可。

（6）香菇冬瓜球：香菇、鸡汤、淀粉各适量，冬瓜300克，植物油、食盐、姜、味精、香油各适量。香菇水发、洗净；冬瓜洗净去皮，用钢球勺挖成圆球待用；姜洗净切丝。锅内放入适量植物油烧热，下姜丝煸炒出香味，入香菇继续煸炒数分钟后，倒入适量鸡汤煮开，将冬瓜球下锅烧至熟时，用水淀粉勾芡，翻炒几下放入食盐、味精，淋上香油，即可出锅。

（7）木耳冬瓜三鲜汤：冬瓜150克，水发木耳150克，海米15克，鸡蛋1个，食盐、水淀粉、味精、香油各适量。冬瓜洗净去皮切片。木耳、海米洗净备用。鸡蛋打匀，摊成蛋皮切宽片备用。锅内加水火烧开，下海米、木耳煮沸5分钟，再将冬瓜放入，开锅后撒入食盐、味精，用水淀粉勾芡，起锅前倒入蛋皮，淋上香油即可。

（8）丝瓜西红柿粥：丝瓜500克，西红柿3个，粳米100克，葱姜末、食盐、味精各适量。丝瓜洗净去皮切小片，西红柿洗净切小块备用。粳米洗净放入锅内，倒入适量清水，置火上煮沸，改文火煮至八成熟，放入丝瓜、葱姜末、食盐煮至粥熟，放西红柿、味精稍炖即可出锅。

2. 风痰瘀血痹阻脉络证　这类症候的特点是患者兼见眩晕。舌质暗淡，苔薄白或白腻。饮食宜选择黑大豆、藕、香菇、桃、梨等，忌羊肉、牛肉、狗肉、鸡肉、乌梅等。

日常膳食推荐如下。

（1）地龙桃花饼：干地龙30克，红花、赤芍、桃仁各20克，当归50克，黄芪100克，川芎10克，玉米粉400克，面粉100克，白糖适量。将干地龙以酒浸去腥味，烘干研粉；红花、赤芍、当归、黄芪、川芎水煎2次，取汁备用。再将玉米粉、面粉、地龙粉、白糖混匀，用药汁调，制饼20个；桃仁去皮尖，打碎，略炒，撒于饼上，入笼蒸熟（或烘箱烤熟）。此饼可当主食食用。益气活血，化瘀通络。

（2）黑豆汤：取大粒黑豆500克，砂锅中加水煮至汤汁浓稠即可。

（3）荸荠冰糖藕羹：荸荠250克，藕150克，冰糖适量。荸荠洗净去皮，藕洗净切小块。砂锅加水适量，将荸荠、藕同入锅内文火煮炖20分钟时，加入冰糖再炖10分钟，起锅即可。

（4）番茄砂糖藕：番茄2个、藕1节、砂糖适量。番茄去皮，开水煮藕（3～5分钟），两者一并放入盘中，撒上砂糖即可。

（5）炒双菇：水发香菇、鲜蘑菇等量，植物油、酱油、白糖、水淀粉、味精、食盐、黄酒、姜末、鲜汤、香油各适量。香菇、鲜蘑洗净切片，炒锅烧热入油，下双菇煸炒后放姜末、酱油、白糖、黄酒继续煸炒使之入味，加入鲜汤烧滚后放味精、食盐，用水淀粉勾芡，淋上香油，装盘即可。这道菜可增强机体免疫功能，对高血脂患者尤为适宜。

3. 痰热腑实、风痰上扰证　这类症候的特点是除见半身不遂外，兼见大便干或几日一次、腹胀、头晕、痰多等症状。舌质红或暗淡，苔黄腻。饮食以清热、化痰、润燥为主，如萝卜、绿豆、丝瓜、冬瓜、梨、香蕉、芹菜等，忌羊肉、牛肉、鸡肉、鱼、对虾、鲮鱼、韭菜、辣椒、大蒜等。

日常膳食推荐如下。

（1）香萝卜：选鲜嫩萝卜洗净，切成小丁，用盐腌一夜（每 1 000 克萝卜加食盐 50 克），晒干；再将适量生姜、橘皮、花椒、小茴香与萝卜一起拌匀，然后把醋烧滚后浇入调拌，也可加少许白糖调味。香萝卜气香味美，也可以作为菜肴食用。

（2）白果萝卜粥：白果 6 粒，白萝卜 100 克，糯米 100 克，白糖 50 克。萝卜洗净切丝，放入热水焯熟备用。先将白果洗净与糯米同煮，待糯米开花时倒入白糖文火再煮 10 分钟，拌入萝卜丝出锅即可。

（3）素炒三丝：干冬菇 75 克，青椒 2 个，胡萝卜 1 根，植物油、白糖、黄酒、味精、食盐、水淀粉、鲜汤、香油各适量。冬菇水发洗净，挤干水分，切成细条；胡萝卜、青椒洗净切丝。锅内放油烧热，将三丝入锅煸炒后，放黄酒、白糖再煸炒，然后加鲜汤、食盐，待汤烧开后加味精，用水淀粉勾芡，淋上香油，盛入盘内即可。

（4）糖醋胡萝卜丝：胡萝卜 250 克，姜、白糖、醋、食盐、味精、植物油各适量。胡萝卜洗净切丝，生姜切丝备用。炒锅烧热放油（热锅凉油）随即下姜丝，煸炒出香味倒入胡萝卜丝，煸炒 2 分钟后放醋、白糖继续煸炒至八成熟，加入食盐至菜熟后入味精调味，盛盘即可。

4. 气虚血瘀证　患者除见半身不遂主症外，兼见汗出乏力、气短、大便不成形，一天 1 次以上，手足肿胀等症状。舌质暗淡，苔薄或白腻。饮食宜益气、健脾、通络，如山药薏苡仁粥、黄芪粥、莲子粥、白菜、冬瓜、丝瓜、木耳、赤小豆等。

日常膳食推荐如下。

（1）复方黄芪粥：黄芪、生姜各 15 克，炒白芍、桂枝各 10 克，粳米 15 克，大枣 4 颗。前 4 味水煎取汁，与粳米、大枣煮粥。每日 1 剂，1 次服完。调和营卫，益气活血。

（2）炝拌什锦：豆腐 1 块，嫩豆角 50 克，西红柿 50 克，木耳 15 克，香油、植物油、食盐、味精、葱末、花椒各适量。将豆腐、嫩豆角、西红柿、木耳均切成丁。锅内加水烧开，将豆腐、嫩豆角、西红柿、木耳分别焯透（西红柿略烫即可），捞出淋干水分，装盘备用。炒锅烧热入植物油，把花椒下锅炝出香味，再将葱末、食盐、味精同入锅内搅拌均匀，倒在烫过的豆腐、嫩豆角、木耳上，淋上香油搅匀即可。

（3）口磨白菜：白菜250克，干口磨3克，酱油、白糖、食盐、味精、植物油各适量。白菜洗净切成3厘米段，口蘑温水泡发。油入锅内烧热后将白菜入锅炒至七成熟，再将口蘑、酱油、白糖、食盐入锅，炒熟后放入味精搅拌均匀即可。

（4）兔肉健脾汤：兔肉200克，淮山药30克，枸杞子15克，党参15克，黄芪15克，大枣30克。兔肉洗净与其他配料武火同煮，煮沸后改文火继续煎煮2小时，汤、肉同食。

（5）黄芪虫草鸡汤：母鸡肉100克，切块。将鸡块放入沸水中汆一下，与黄芪10克、冬虫夏草5克、陈皮3克一起放入炖盅内，用文火隔水炖3小时，调味后即可食用。

（6）薏苡仁煮猪肺：薏苡仁30克（捣成碎末），猪肺1个，加适量水，先用大火煮沸，后以微火煮烂，即可食用。

（7）香酥山药：鲜山药500克，白糖125克，豆粉100克，植物油750克（实耗150克），醋、味精、淀粉、香油各适量。山药洗净，上锅蒸熟，取出后去皮，切3厘米长段，再一剖两片，用刀拍扁。锅烧热倒入植物油，等油烧至七成热时，投入山药炸至发黄时捞出待用。另烧热锅，放入炸好的山药，加白糖和水2勺，文火烧5~6分钟后即转武火，加醋、味精，淀粉勾芡，淋上香油起锅装盘即可。

（8）山药羊肉汤：羊肉500克，淮山药150克，姜、葱、胡椒、黄酒、食盐各适量。羊肉洗净切块，入沸水锅内焯去血水；姜、葱洗净用刀切碎备用；淮山药片与羊肉一起置于锅中，放入适量清水，将其他配料一同投入锅中，大火煮沸后改用文火炖至熟烂即可。

（9）莲子百合煲：莲子、百合各30克，精瘦肉200克。莲子、百合清水浸泡30分钟，精瘦肉洗净，置于凉水锅中烧开（用水焯一下）捞出。锅内重新放入清水，将莲子、百合、精瘦肉一同入锅，加水煲熟（可适当放些食盐、味精调味）。

（10）百枣莲子银杏粥：百合30克，大枣20颗，莲子20克，银杏15粒，粳米100克，冰糖适量。莲子先煮片刻，再放入百合、大枣、银杏、粳米煮沸后，改用小火至粥稠时加入冰糖稍炖即可。功效是养阴润肺，健脾和胃。

（11）百麦安神饮：小麦、百合各25克，莲子肉、首乌藤各15克，大枣2颗，甘草6克。把小麦、百合、莲子、首乌藤、大枣、甘草分别洗净，用冷水浸泡半小时，倒入锅内，加水至750毫升，大火烧开后小火煮30分钟。滤汁，存入暖瓶内，连炖2次，放在一块，随时皆可饮用。此饮有益气养阴、清热安神之功效。可治神志不宁、心烦易躁、失眠多梦、心悸气短、多汗等症。

5. 阴虚风动证　除见半身不遂外，兼见烦躁、失眠、眩晕、耳鸣、手足心热等症状。舌质红绛或暗红，少苔或无苔。饮食以养阴清热为主，如百合莲子薏苡仁粥、甲鱼汤、淡菜汤、银耳汤、黄瓜、芹菜等。

日常膳食推荐如下。

（1）龟血炖冰糖：拳头大乌龟3只，冰糖适量。每次用3只乌龟取血，加清水及冰糖适量，放锅中隔水炖熟。

（2）银耳梨膏：银耳10克（浸软洗净），梨100～150克（去核，切片），一起放入锅中，加适量水同煮，待银耳软烂、汤稠时加入冰糖15克，溶化后即可温服。

（3）百合莲子汤：干百合100克，干莲子75克，冰糖75克。百合浸水一夜，冲洗干净。莲子浸泡4小时，冲洗干净。将百合、莲子置入清水锅内，武火煮沸后，加入冰糖，改文火续煮40分钟即可。

6. 风火上扰清窍证　除见浅昏迷、半身不遂外，兼见烦躁不安、肢体强痉拘挛、便干、便秘等症状。舌质红绛，苔黄腻而干。饮食可加白菜汤、丝瓜汤、萝卜汤、芹菜汤、小米粥、面汤、橘汁、西瓜汁、油菜、鲜木瓜汤等。忌油腻、厚味等生湿助火之品。

日常膳食如下。

（1）荷叶茯苓粥：荷叶1张（鲜、干均可），茯苓50克，粳米或小米100克，白糖适量。先将荷叶煎汤去渣，把茯苓、洗净的粳米或小米加入药汤中，同煮为粥，出锅前将白糖入锅。

（2）金橘山药小米粥：金橘20克，鲜山药100克，小米50克，白糖15克。将金橘洗净，切片备用。山药去皮、切片，与金橘片及淘洗干净的小米一同入锅，加适量水，用大火煮开，改用小火熬成稠粥，加入白糖即成。有疏肝健脾的功效。

（3）木瓜炖银耳：木瓜1个，银耳1朵，冰糖少许。木瓜沿1/3厚度切开，去籽，用清水将木瓜内部洗干净。银耳用水泡开，洗干净，取上部较为雪白的部分备用。将银耳和冰糖塞入木瓜里，加清水至木瓜顶部高度。在锅中隔水炖35～40分钟。炖完后揭开盖子，连木瓜肉一起食用。

7. 痰湿蒙塞心神证　除见昏迷、半身不遂外，兼见四肢松懈、瘫软、肢体不温、面白、唇暗等症状。舌质暗淡苔腻。饮食宜选偏温性食物，如石花菜、萝卜、糯米、油菜、菠菜、南瓜等。樱桃、荔枝、龙眼、杏、石榴、栗、大枣、胡桃仁、大蒜、南瓜、生葱、姜、韭菜、小茴香、鳝鱼、鲢鱼、淡菜、虾、海参、鸡肉、羊肉、鹿肉、火腿、鹅蛋等为温性食物。

日常膳食推荐如下。

（1）鱼腥草拌莴笋：鱼腥草50克，莴笋250克，蒜、葱各10克，姜、食盐、酱油、醋、味精、香油各适量。鱼腥草摘去杂质老根，洗净切段，用沸水焯后捞出，加食盐搅拌腌渍待用。莴笋削皮去叶，冲洗干净，切成3厘米长粗丝，用盐腌渍沥水待用。葱、姜、蒜择洗后切成葱花、姜末、蒜米待用。将莴笋丝、鱼腥草放在盘内，加入酱油、味精、醋、葱花、姜末、蒜米搅拌均匀，淋上香油即可。

（2）蒜泥茼蒿：大蒜3瓣，茼蒿250克，味精、食盐、香油各适量。茼蒿洗净，切3厘米长段，大蒜捣烂为泥备用，锅内放入清水煮开，茼蒿下锅开水焯3分钟捞出，将蒜泥、味精、食盐、香油同时放入，搅拌均匀盛盘即可。

（3）黄精煨肘：黄精9克，党参9克，大枣5颗，猪肘750克，生姜15克，葱适量。黄精切薄片，党参切短节，装纱布袋内，扎口；大枣洗净待用。猪肘刮洗干净，入沸水锅内焯去血水，捞出待用。姜、葱洗净拍碎待用。以上食物同放入砂锅中，注入适量清水，置武火上烧沸，撇尽浮沫，改文火继续煨至汁浓肘黏，去除药包，肘、汤、大枣同时装入碗内即可。

（4）兔肉健脾汤：兔肉200克，淮山药30克，枸杞子15克，党参15克，黄芪15克，大枣30克。兔肉洗净与其他配料武火同煮，煮沸后改文火继续煎煮2小时，汤、肉同食。

（5）白果萝卜粥：白果6粒，白萝卜100克，糯米100克，白糖50克。萝卜洗净切丝，放入热水焯熟备用。先将白果洗净与糯米同煮，待糯米开花时倒入白糖文火再煮10分钟，拌入萝卜丝即可出锅。

（6）玫瑰糕：糯米粉1 500克，黏米粉3 500克，核桃肉250克，大枣500克，白糖300克，玫瑰60克。将大枣、核桃肉洗净，切成小丁备用。把糯米粉、黏米粉放在盆内，加适量水，放入白糖、大枣、核桃肉、玫瑰，用500毫升水拌匀，揉成面团，做成糕状，然后将糕上笼蒸约25分钟即可。

药膳要因人而异，在尝试药膳调理之前，为了能达到调理体质、平衡阴阳的中医保健之道，最好请专家辨证、辨病，给予指导。

第九节 中医保健功

一、呼吸操

1. 呼吸操定义 《黄帝内经》里提到“呼吸精气”，认为身体的强弱取决于气血的旺衰，而呼吸是供给气血的物质基础。《庄子·刻意》载：“吹呴呼吸，吐故纳新，熊经鸟伸，为寿而已。”可见，庄子也认为呼吸与运动是让人长寿的不二法则。

现代人由于久坐，缺少运动，许多人呼吸又浅又短，仅采用胸式呼吸。这种呼吸方式每次换气量非常小，在正常呼吸频率下容易导致人体通气不足，使体内的二氧化碳累积，导致大脑缺氧，出现头晕、乏力的症状。为了更好地发挥呼吸器官的功能，人应该有意识地加深呼吸，避免快而浅的呼吸。

呼吸操是一种腹式呼吸与缩唇呼吸联合应用的全身参与运动的呼吸康复训练方式。主要通过增强膈肌、腹肌和下胸部肌肉的活动度，加深呼吸幅度，增大通气量，利于肺泡残气排出，从而改善肺的通气功能，增加气体交换；能有效调节人体五脏六腑，达到增进健康的目的，改善人体体力、活动能力、自主活动能力，提高患者的生活质量。增加适度的呼吸操锻炼，可以有效刺激呼吸肌，增加呼吸肌肌力，改善患者的呼吸功能，提高运动耐力。

怎样才能正确呼吸呢？关键有 2 点：一是要缓和吸气，也就是吸气的时候要均匀缓慢，尽量深吸，让气体能充盈肺泡；二是要用力呼，呼得干净，这样才能将废气全部排出体外，保障交换的气体更多。最科学的呼吸方法为：吸 - 停（屏气 10～20 秒）- 呼，可使副交感神经兴奋性增强，也可使肠鸣次数增加，利于消化吸收，从而有益于健康长寿。

一些患者的肺处于无弹性和扩张状态，影响肺活量。而深呼吸能逐步增大肌肉收缩力，利于胸、肺的有效扩张，增强肋间肌活力，可以逐步恢复肺弹性和肺活量。

呼吸操可以有效改善肺功能，下面给大家介绍腹式呼吸、缩唇呼吸操。

2. 呼吸操——腹式呼吸

腹式呼吸方法

（1）患者取仰卧或舒适的坐姿，放松全身（图 2-290）。

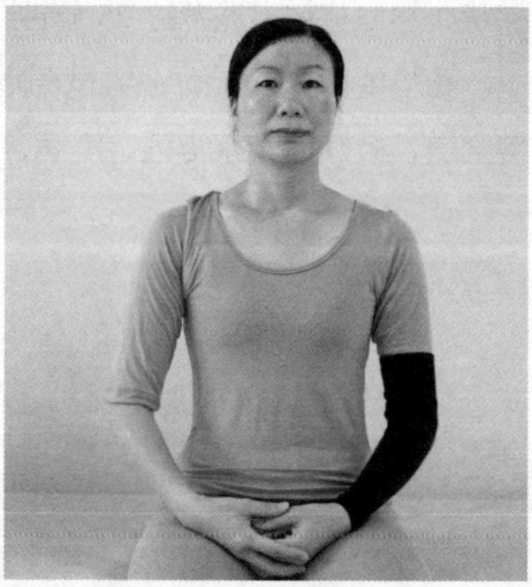

图 2-290 腹式呼吸步骤 1

（2）左手放在大腿根部，右手放在胸部（图 2-291，图 2-292）。

（3）吸气时，最大限度地向外扩张腹部（图 2-293，图 2-294）。

（4）呼气时，最大限度地向内收缩腹部（图 2-295，图 2-296）。

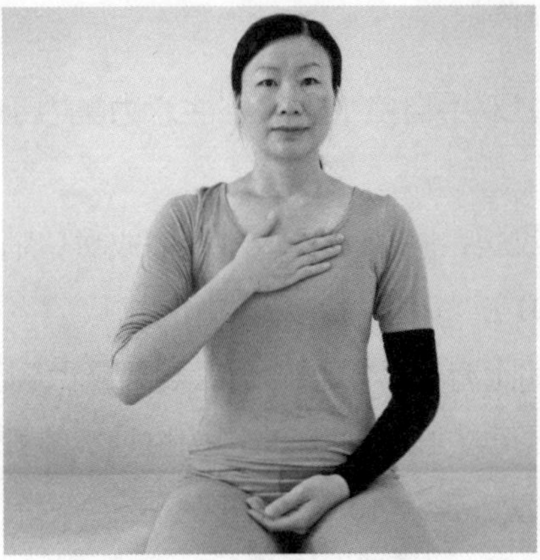

图 2-291　腹式呼吸步骤 2

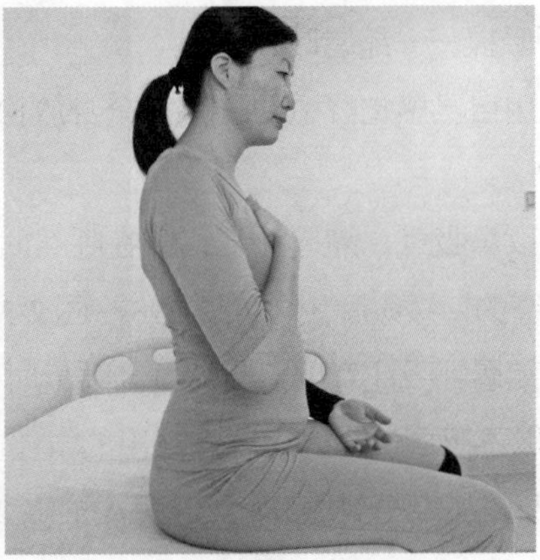

图 2-292　腹式呼吸步骤 3

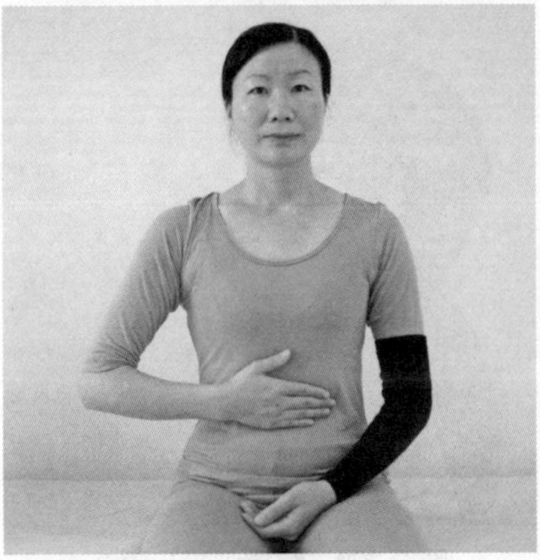

图 2-293　腹式呼吸步骤 4

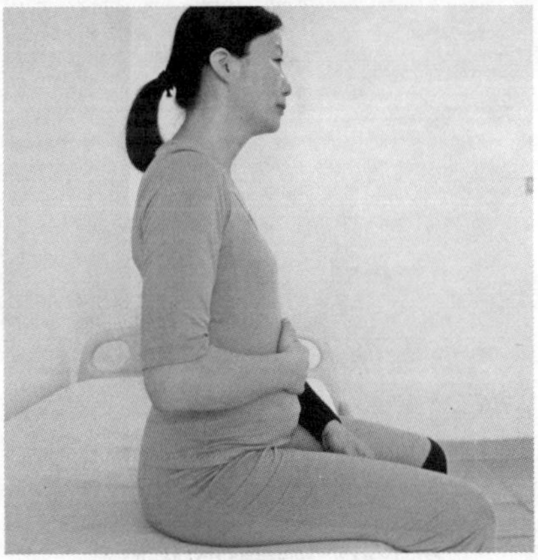

图 2-294　腹式呼吸步骤 5

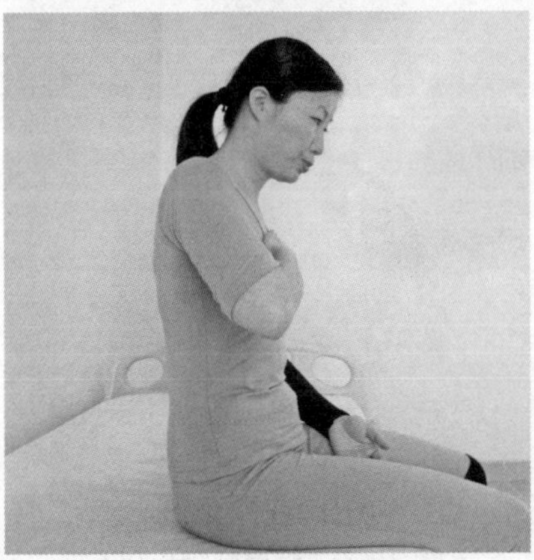

图 2-295　腹式呼吸步骤 6

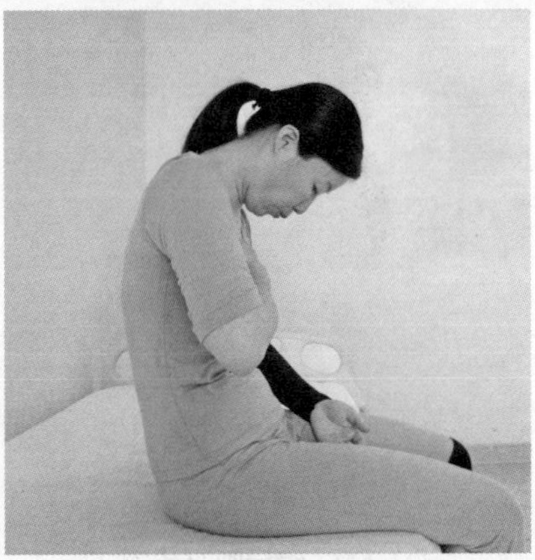

图 2-296　腹式呼吸步骤 7

（5）注意要点：腹式呼吸要点是呼吸要深长而缓慢，用鼻吸气用口呼气，一呼一吸掌握在 15 秒左右。即深吸气（鼓起肚子）3 ~ 5 秒，屏息 1 秒，然后慢呼气（回缩肚子）3 ~ 5 秒，屏息 1 秒。每次 5 ~ 15 分钟。每天练习 1 ~ 2 次，坐式、卧式、走式、跑式皆可。熟练后，可增加训练次数和延长训练时间。

3. 呼吸操——缩唇呼吸

（1）用自己感觉舒适的姿势，全身放松，双手自然下垂，将注意力集中于呼吸过程（图 2-297）。

（2）以鼻吸气，缩唇呼气，即在呼气时收腹，胸部前倾，口唇缩成吹口哨状，使气体通过缩窄的口缓缓呼出（图 2-298 ~ 图 2-301）。

（3）缩唇呼吸注意要点：吸气与呼气时间比为 1 ∶ 2 或 1 ∶ 3，要尽量做到深吸慢呼，缩唇程度以不感到费力为适度。呼出的气体以可将 15 ~ 20 厘米远的蜡烛火焰被吹倾斜而不熄灭为标准。每分钟 7 ~ 8 次，每天锻炼 2 次，每次 10 ~ 20 分钟。

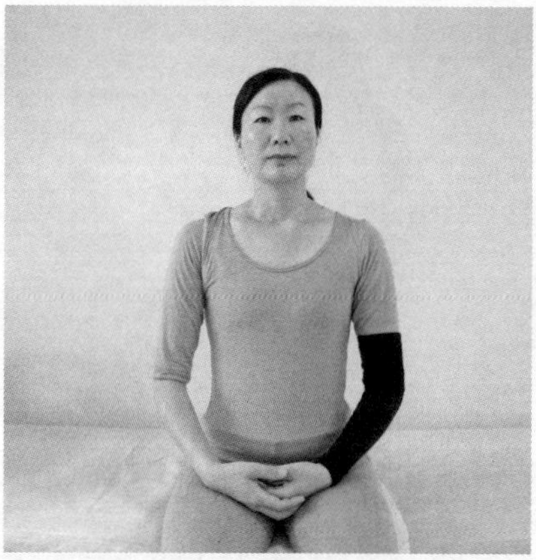

图 2-297　缩唇呼吸步骤 1

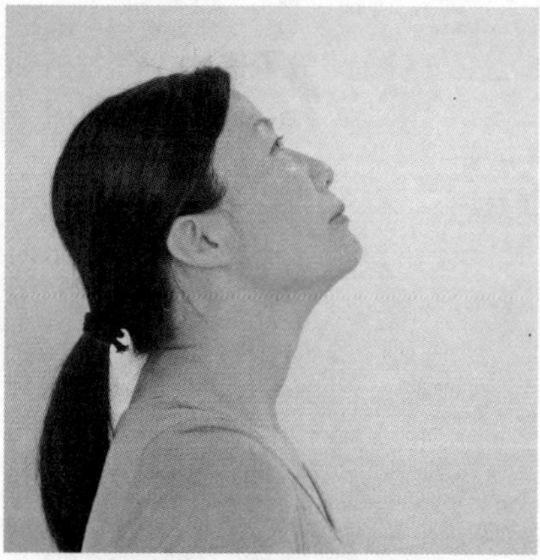

图 2-298　缩唇呼吸步骤 2

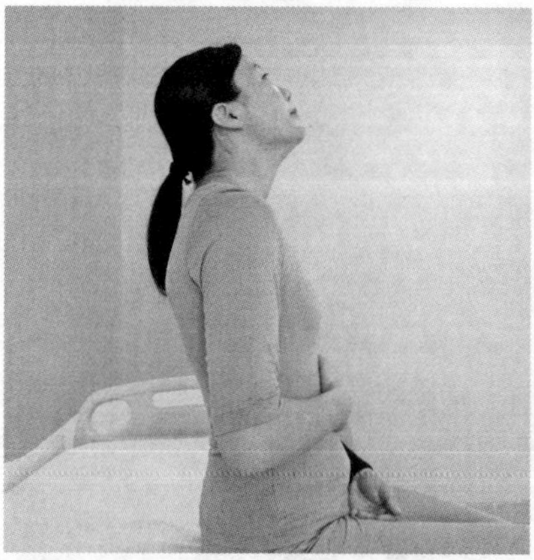

图 2-299　缩唇呼吸步骤 3

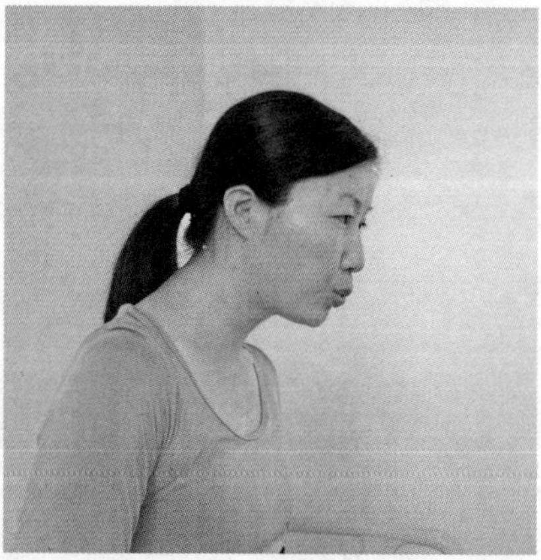

图 2-300　缩唇呼吸步骤 4

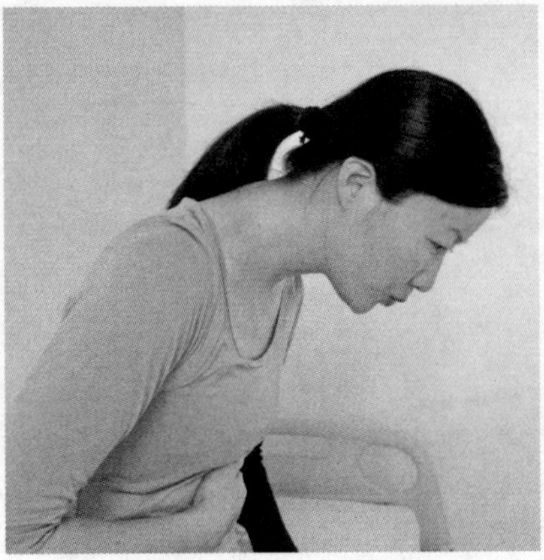

图 2-301　缩唇呼吸步骤 5

使用此法不仅可以缓解精神压力，还可通过简单的呼吸运动，锻炼腹部肌肉、按摩肠道、刺激肠壁。不过，只有呼吸到最大程度时才有效。维持适当的腹压才能顺利排便，有腹压的良性刺激，肠道运动会更加活跃，血液循环更顺畅。每日进行 3 分钟腹式呼吸，不仅能够平衡腹压，还能增强腹壁肌肉张力，在膈肌的运动下，腹膜、膈的弹力变大，可有效按摩肠胃。

传统呼吸操要领是发六声“嘘、呵、呼、呬、吹、嘻”，对应人体的“肝、心、脾、肺、肾、三焦”。

练习者要根据具体情况和实践体会来决定自己的呼吸深度和强度，循序渐进。无论呼吸法还是呼吸操，所有的呼吸方法重视的都是呼吸的自然节奏韵律，要自行调节好呼吸力度，保持呼吸的平稳与节奏，强调心灵的舒畅和愉悦。至于呼吸是否用力，则要根据自己的情况，适度就可以了，只要比平时呼吸得深一点就行。运动实验证明，呼吸中枢引发的冲动会沿着神经系统扩散到全身，从而起到调节神经系统的作用，并可平复烦躁情绪和改善自我感觉。

4. 呼吸养生操

呼吸养生操根据人体“初阳始升”这一特点，在手足并练的同时，加入了吸气嘶字诀、呼气嘿字诀的呼吸吐纳练习，使人体真气先升后降，从而达到温肾助阳、强健腰腿的功效。具体步骤如下。

（1）患者正身平坐，双腿伸直，双手自然放于双膝，呼吸均匀（图 2-302）。

（2）双手十指先张开，再屈指内扣成虎爪，抓、扣双膝盖骨，同时向上提拉双腿，双腿借力屈膝收至胸前，足跟着地，动作略停（图 2-303 ~ 图 2-306）。

（3）双手变掌，顺势内旋、下按，双腿借势伸直放平（图 2-307 ~ 图 2-310）。

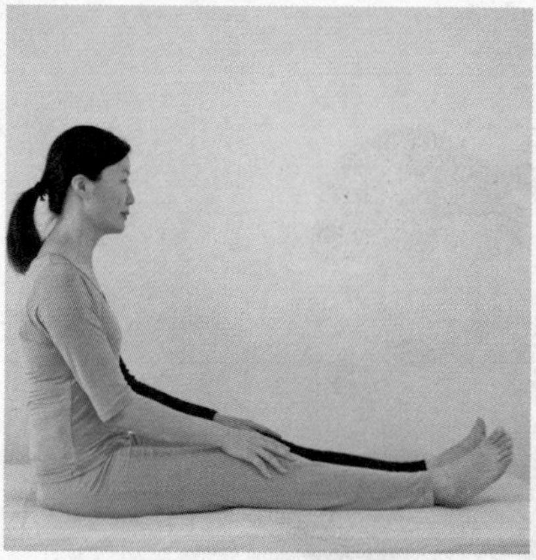

图 2-302　呼吸养生操步骤 1

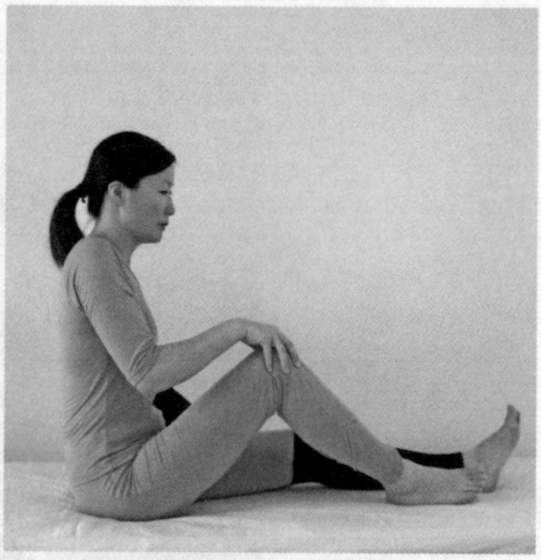

图 2-303　呼吸养生操步骤 2

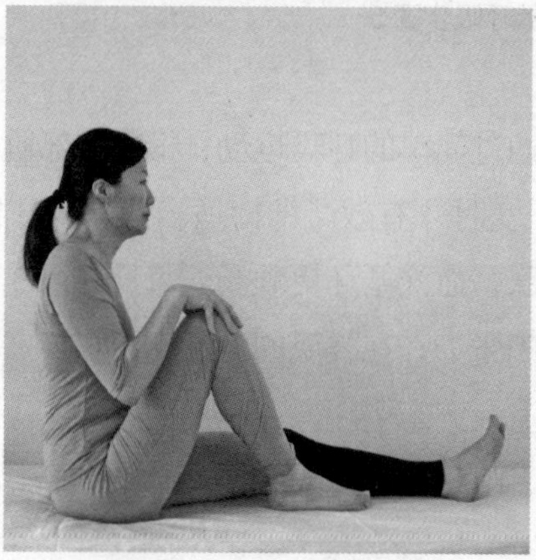

图 2-304　呼吸养生操步骤 3

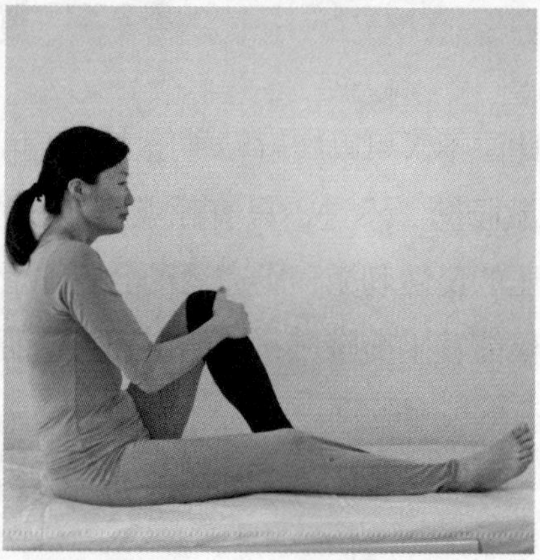

图 2-305　呼吸养生操步骤 4

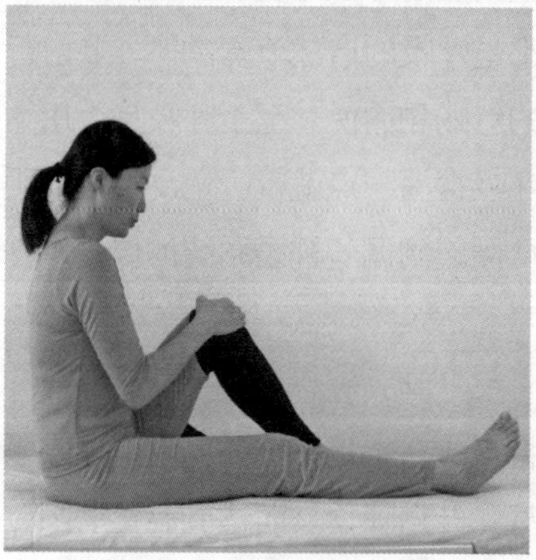

图 2-306　呼吸养生操步骤 5

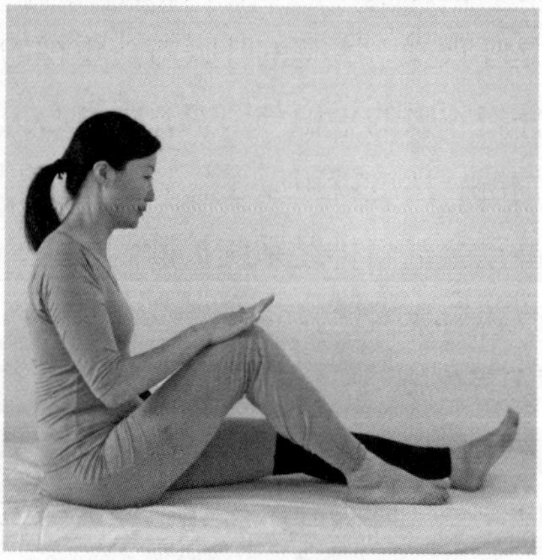

图 2-307　呼吸养生操步骤 6

（4）双掌外旋成指尖向前，动作略停，体会掌心热力向双膝深处传导（图 2-311，图 2-312）。

（5）重复步骤 2～4，6 次，还原成正身平坐的姿势，全身放松（图 2-313）。

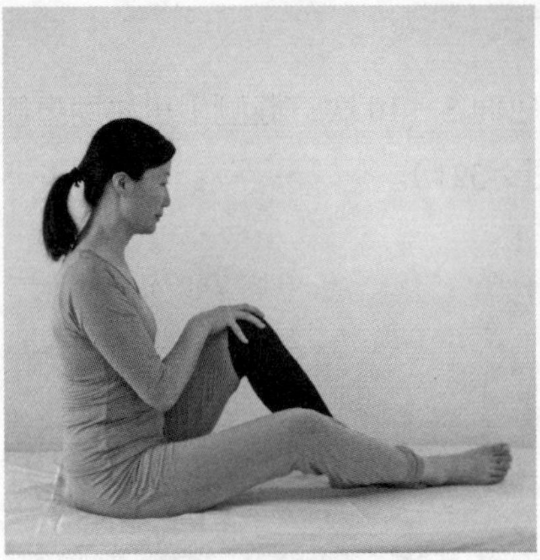

图 2-308　呼吸养生操步骤 7

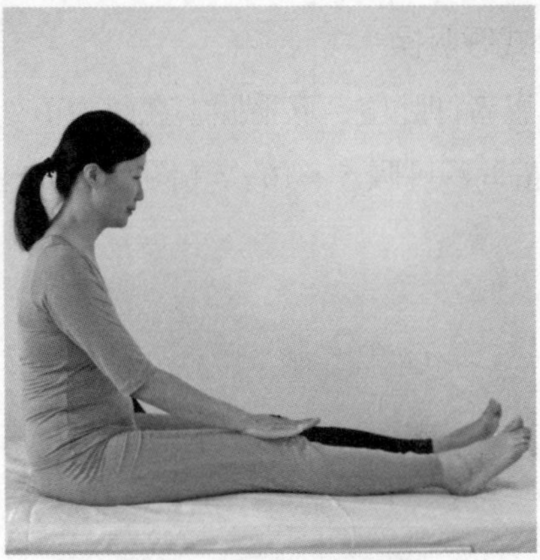

图 2-309　呼吸养生操步骤 8

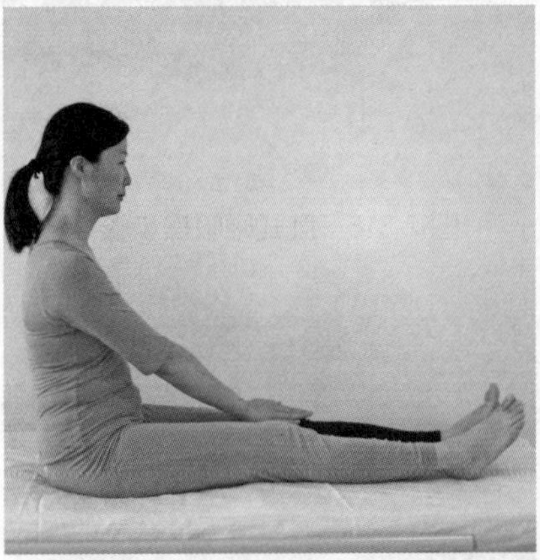

图 2-310　呼吸养生操步骤 9

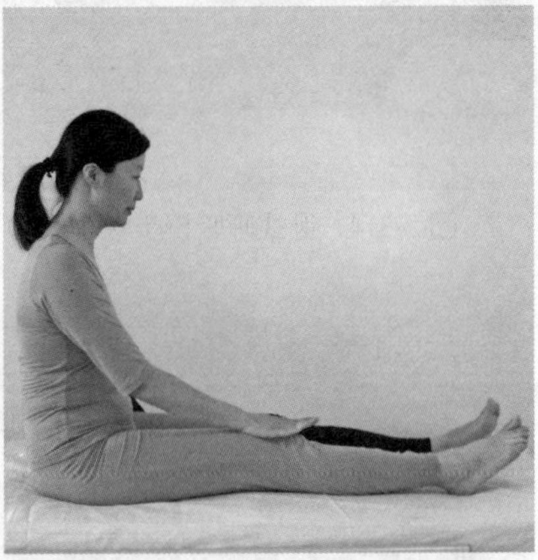

图 2-311　呼吸养生操步骤 10

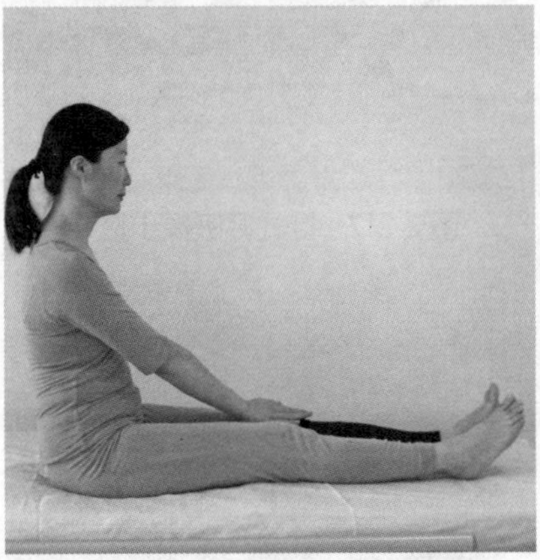

图 2-312　呼吸养生操步骤 11

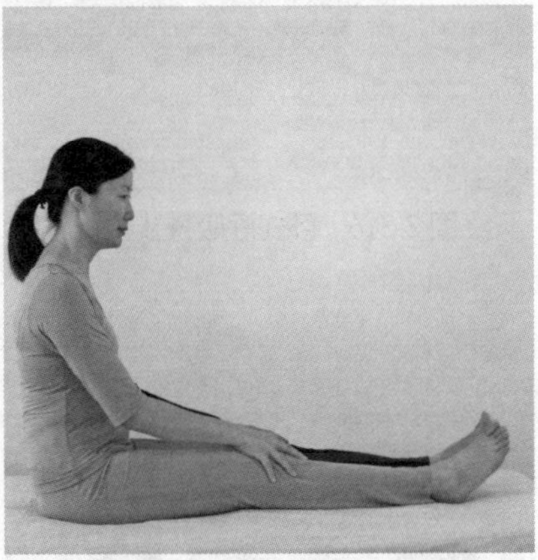

图 2-313　呼吸养生操步骤 12

（6）注意事项：吸气时，牙齿轻叩，舌尖抵在上门牙内侧，发嘶（si）音，以提升真气；呼气时，嘴微张，舌头平伸，发嘿（hei）音，以沉降真气。

5. 卧式呼吸操

（1）患者仰卧位，双手握拳在肘关节处屈伸 5 ~ 10 次，健侧手可协助患侧手做屈伸运动，平静时深呼吸 5 ~ 10 次（图 2-314 ~ 图 2-321）。

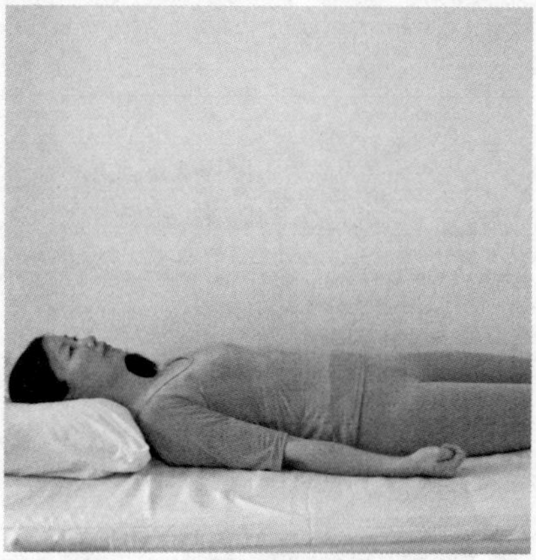

图 2-314　卧式呼吸操步骤 1

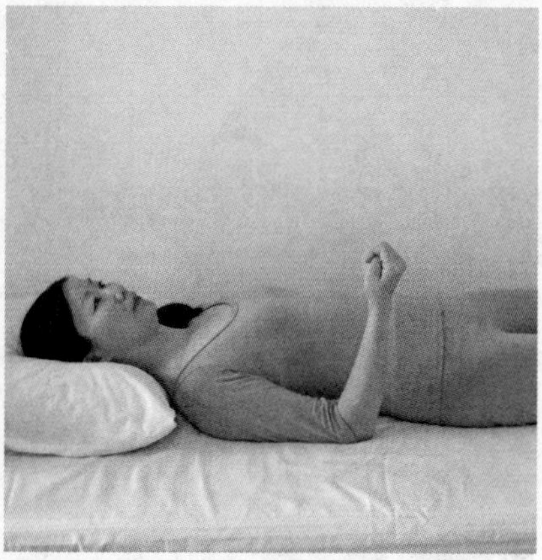

图 2-315　卧式呼吸操步骤 2

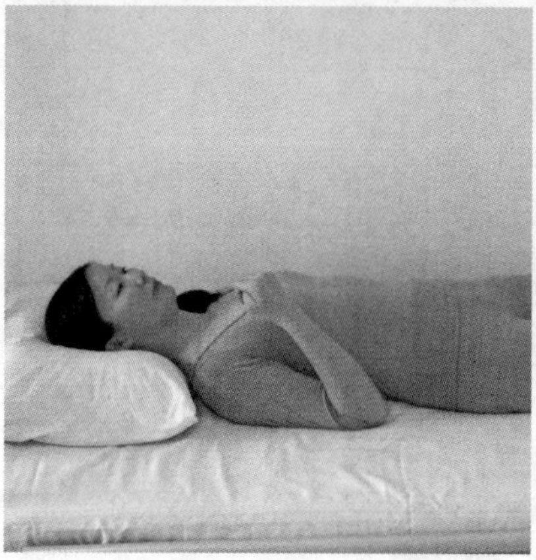

图 2-316　卧式呼吸操步骤 3

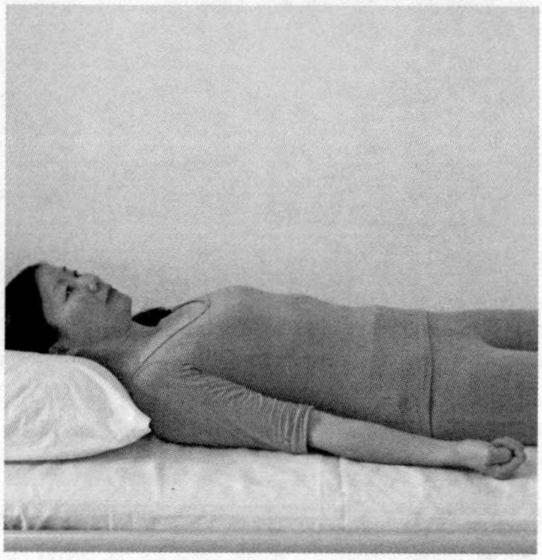

图 2-317　卧式呼吸操步骤 4

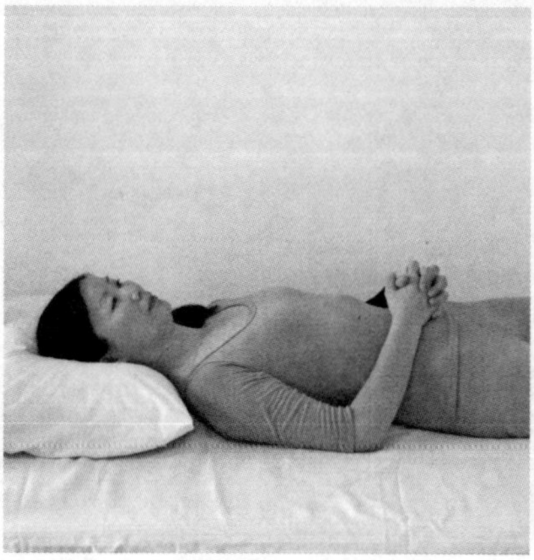

图 2-318　卧式呼吸操步骤 5

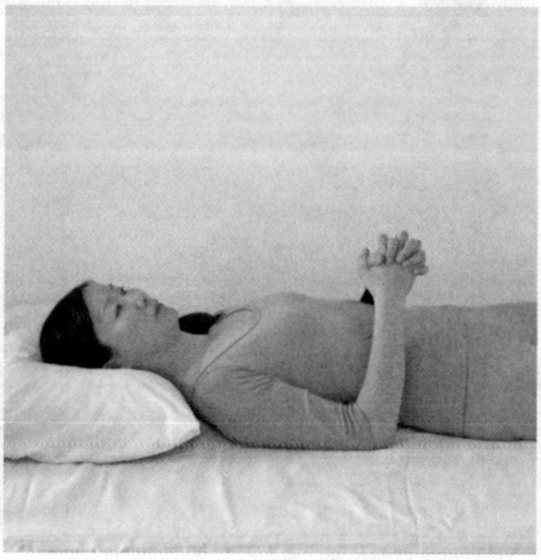

图 2-319　卧式呼吸操步骤 6

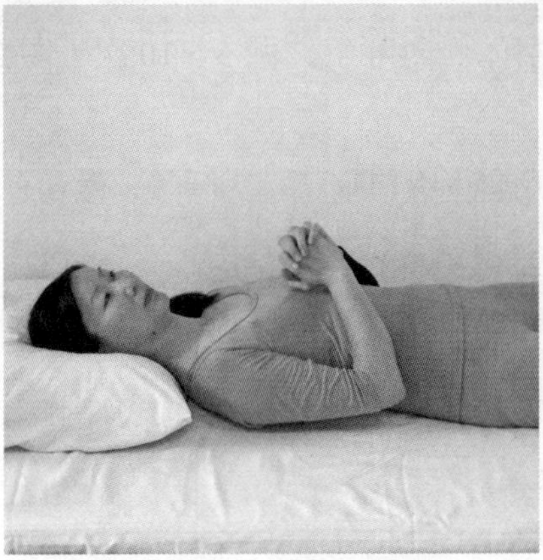

图 2-320　卧式呼吸操步骤 7

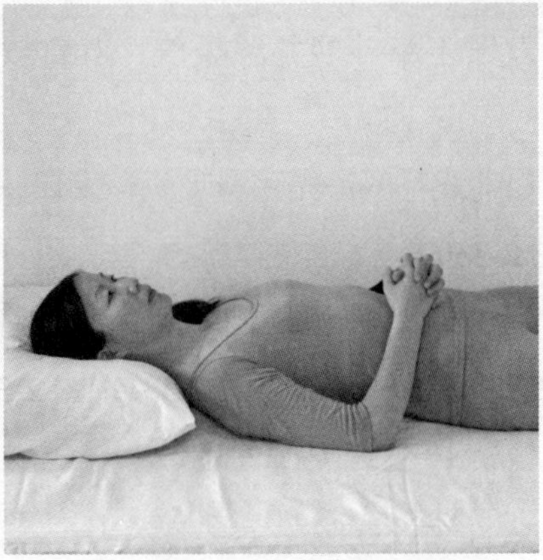

图 2-321　卧式呼吸操步骤 8

（2）双臂向前上方伸出，自然呼吸 5 ~ 10 次；双腿交替在膝关节处屈伸 5 ~ 10 次，健侧腿可协助患侧腿进行屈伸运动（图 2-322 ~ 图 2-326）。

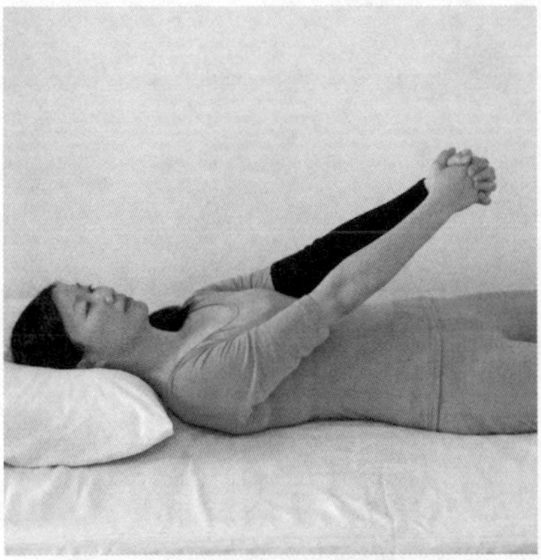

图 2-322　卧式呼吸操步骤 9

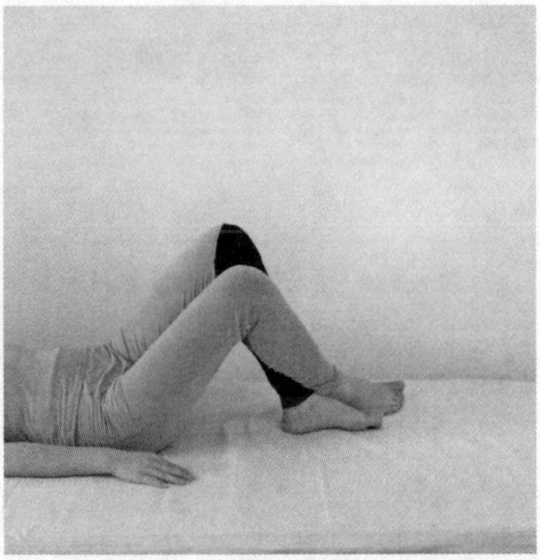

图 2-323　卧式呼吸操步骤 10

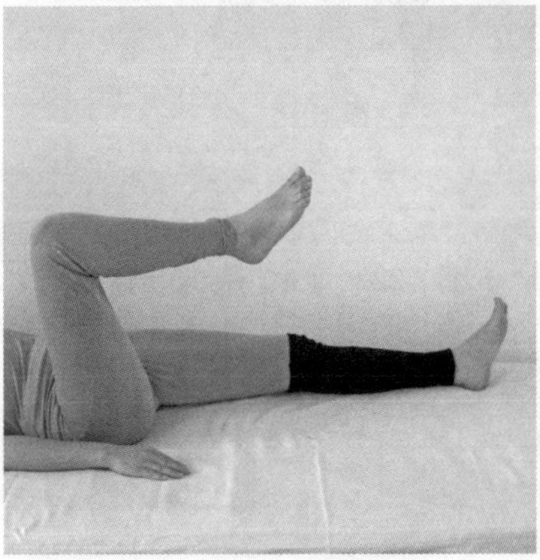

图 2-324　卧式呼吸操步骤 11

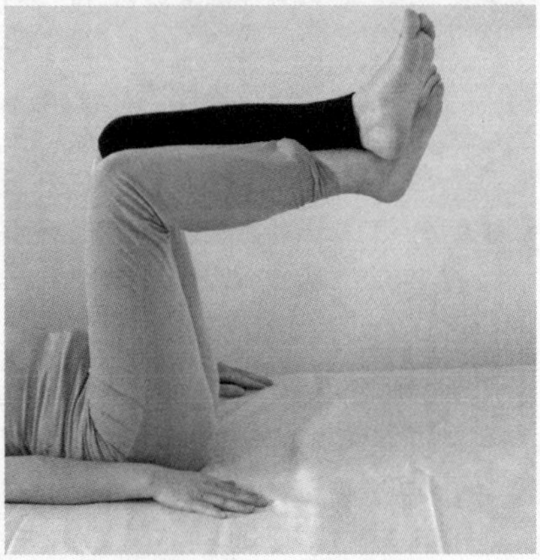

图 2-325　卧式呼吸操步骤 12

（3）双臂上举外展并深吸气，双臂放回体侧时呼气，做 5 ~ 10 次（图 2-327，图 2-328）。

（4）口哨式呼气：先用鼻吸气一大口，用唇呈吹口哨状用力呼气，做 5 ~ 10 次（图 2-329，图 2-330）。

（5）腹部呼吸：双腿屈膝，一手放在胸部，一手放在腹部，吸气时腹壁隆起，呼气时腹壁收缩，做 5 ~ 10 次（图 2-331，图 2-332）。

（6）静卧 10 分钟（图 2-333）。

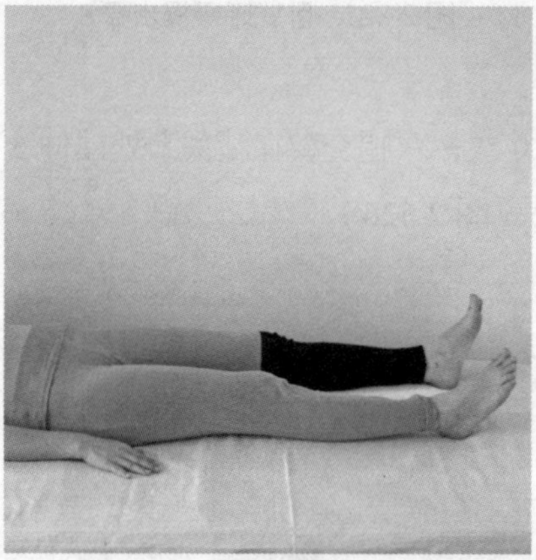

图 2-326　卧式呼吸操步骤 13

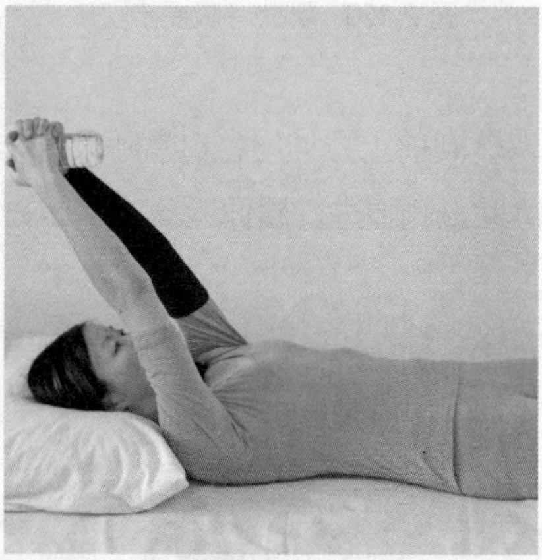

图 2-327　卧式呼吸操步骤 14

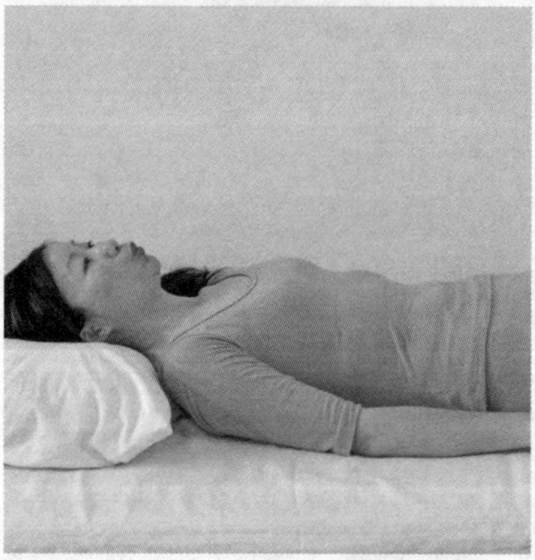

图 2-328　卧式呼吸操步骤 15

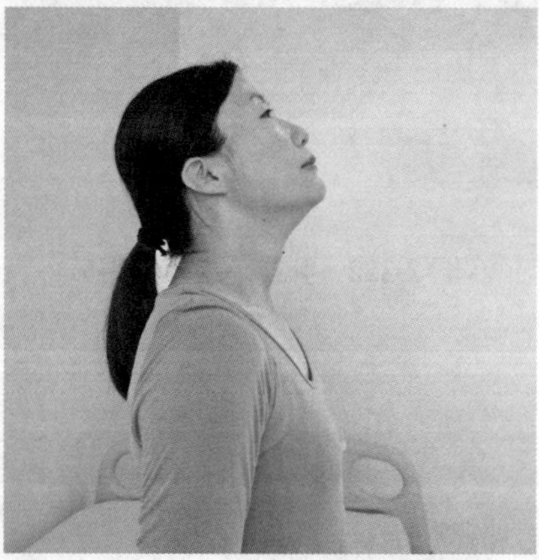

图 2-329　卧式呼吸操步骤 16

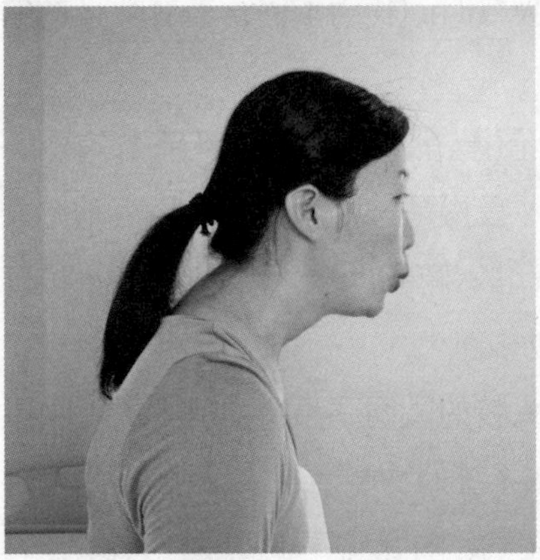

图 2-330　卧式呼吸操步骤 17

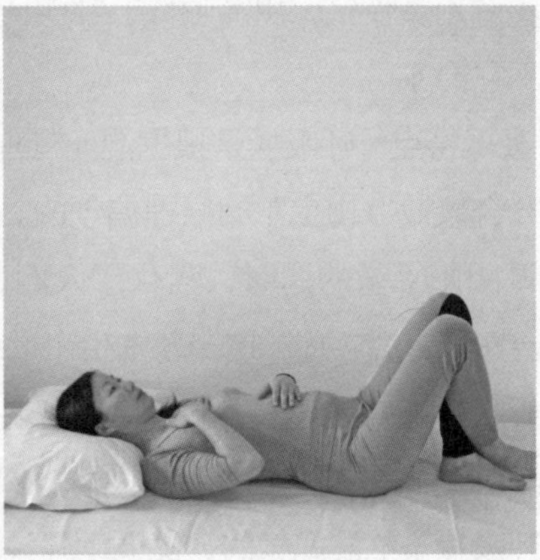

图 2-331　卧式呼吸操步骤 18

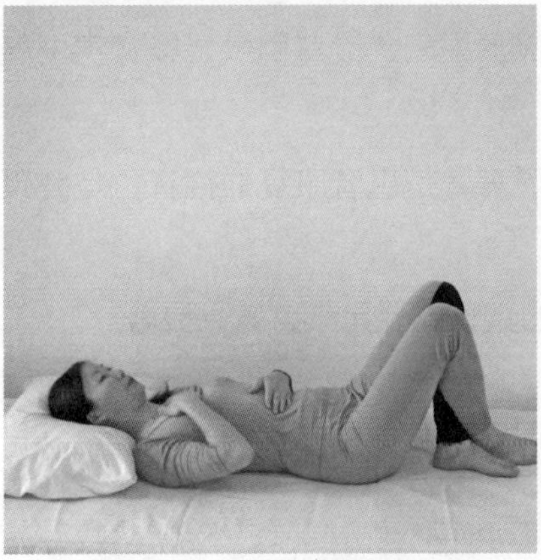

图 2-332　卧式呼吸操步骤 19

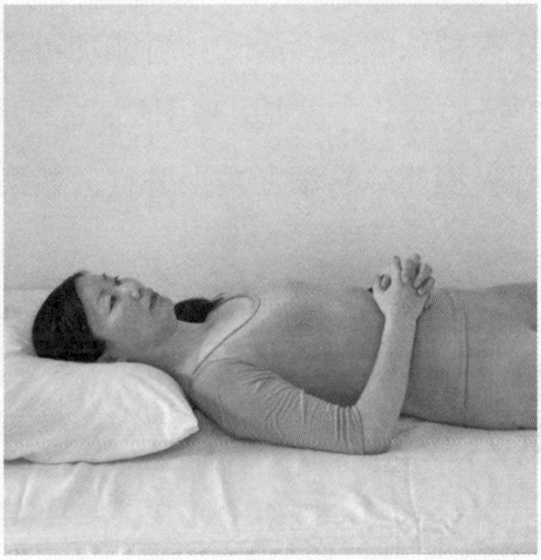

图 2-333　卧式呼吸操步骤 20

患者进行卧式呼吸操锻炼一段时间后，也可选取坐式或立式呼吸操进行锻炼。

6. **坐式呼吸操**　患者坐于椅上或床边，双手握拳，肘关节屈伸 4 ~ 8 次，屈吸伸呼；平静深呼吸 4 ~ 8 次；展臂吸气，抱胸呼气 4 ~ 8 次；双膝交替屈伸 4 ~ 8 次，伸吸屈呼；双手抱单膝时吸气，压胸时呼气，左右交替 4 ~ 8 次；双手分别搭同侧肩，上身左右旋转 4 ~ 8 次，旋吸复呼。

7. **立式呼吸操**　患者站立位，双脚分开与肩同宽，双手叉腰呼吸 4 ~ 8 次；一手搭同肩，一手平伸旋转上身，左右交替 4 ~ 8 次，旋呼复吸；双手放于肋缘吸气，压胸时呼气 4 ~ 8 次；双手叉腰，交替单腿抬高 4 ~ 8 次，抬吸复呼；缩唇腹式呼吸 4 ~ 8 次；双手搭肩，旋转上身 4 ~ 8 次，旋呼复吸；展臂吸气，抱胸呼气 4 ~ 8 次；双腿交替外展 4 ~ 8 次，展吸复呼；隆腹深吸气，弯腰缩腹呼气 4 ~ 8 次。

注意：患者每次应按顺序做完，由慢到快，循序渐进，每日可做 2 ~ 3 次，每次用 8 ~ 15 分钟完成；身体要自然放松，不要屏气、换气过度，以免出现头晕、眼花、胸闷等症状。注意用鼻吸气，用嘴呼气，呼气比吸气时间长约 1 倍；当有呼吸道感染或合并心衰时暂不宜锻炼。

8. 呼吸操特点　呼吸操是根据混元气理论中“混元一五行，无形亦有形。中离阴阳造化机，开合聚散万物生”的原理编创的。呼吸操是一种顺气式呼吸运动方式的健身方法，在强调阴阳平衡的同时，强化了人的五脏六腑和四肢百骸，并遵循和符合“升、降、开、合、聚、散、化”这一基本生命运动规律。

（1）呼吸操能够迅速改善和加强人五脏六腑的微循环系统，使人的呼吸系统、消化系统、血液系统、循环系统、免疫系统、泌尿系统的功能迅速改善和加强。

（2）呼吸操是练混元气的，能调动外混元气、内混元气。

（3）呼吸操是从整体入手的，强调三田共振。

（4）没有特殊的意念活动：智能功可“以形引气、以意引气、以音声引气。”呼吸操是通过呼吸的运动方式来以形引气的。

（5）呼吸操简单易学、老少皆宜、效果显著，是患者康复的福音，是健康者良好的健身方法。

（6）通过习练呼吸操能够迅速启动人体的真气或混元气，效果显著。

二、坐式八段锦

1. 坐式养生八段锦口诀

闭目真心坐，握固静思神；叩齿三十六，两手抱昆仑；左右鸣天鼓，二十四度闻。

微摇撼天柱，赤龙搅水浑；漱津三十六，神水满口匀；一口分三咽，龙行虎自奔。

闭气搓手热，背摩后精门；尽此一口气，想火烧脐轮；左右轱辘转，两脚放舒伸。

叉手双托虚，低头攀足频；以候逆水上，再漱再吞津；如此三度毕，神水九次吞。

咽下汩汩响，百脉自调匀；河车搬运讫，发火遍烧身；邪魔不敢近，梦寐不能昏。

寒暑不能人，灾病不能迍；子前午后作，造化合乾坤；循环次第转，八卦是良因。

2. 坐式养生八段锦练法

第一段：闭目冥心坐，握固静思神；叩齿三十六，两手抱昆仑；左右鸣天鼓，二十四度闻。

（1）患者采用盘膝坐式，正头竖颈，双目平视，松肩虚腋，腰脊正直，双手轻握，置于小腹前的大腿根部。要求静坐 3～5 分钟（图 2-334）。

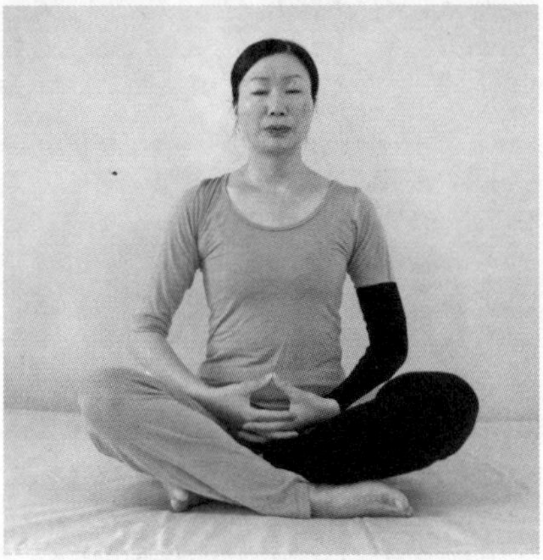

图 2-334　坐式养生八段锦步骤 1

（2）患者上下牙齿相叩作响 36 次，有固齿的作用。昆仑即指头部，双手十指交叉，抱住后脑勺（此时双手掌心紧掩耳门）。呼吸 9 次，气息微微不使有声，与叩齿同时做（图 2-335，图 2-336）。

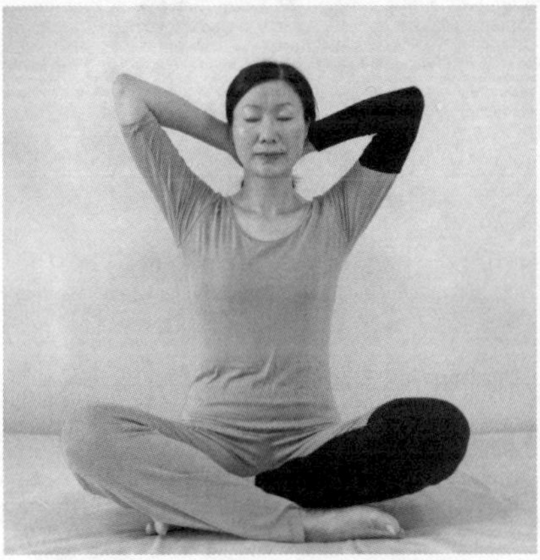

图 2-335　坐式养生八段锦步骤 2

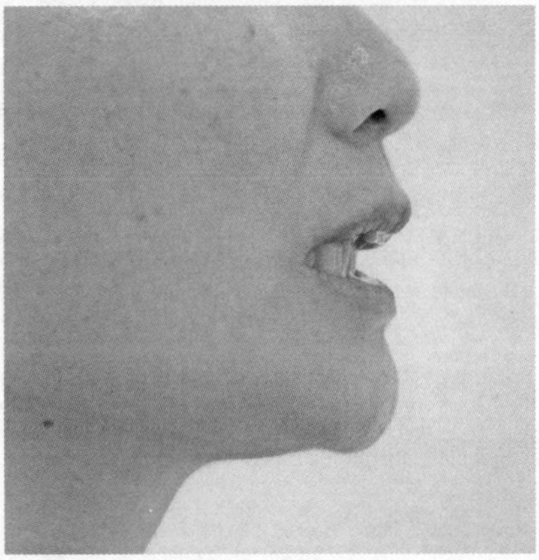

图 2-336　坐式养生八段锦步骤 3

（3）上式毕，呼吸 9 次：患者放下交叉之手，双手掌掩在双耳处，示指叠于中指之上随即用力滑下，弹在后脑勺上，状如击鼓（即鸣天鼓），左右指同时弹击 24 次（图 2-337）。

作用：舒缓头面部的肌肉，宁心安神、健脑。

第二段：微撼摇天柱。

患者低头扭颈向左右侧视，肩也随之左右摇摆，各 24 次。再把双手心掉转，左手放在右手上，转动 24 次（图 2-338，图 2-339）。

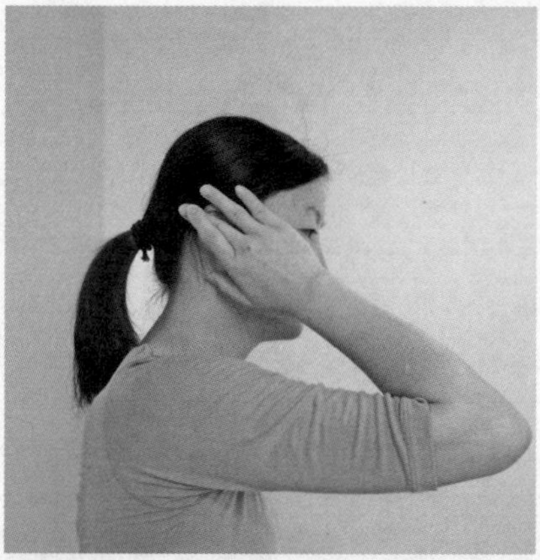

图 2-337　坐式养生八段锦步骤 4

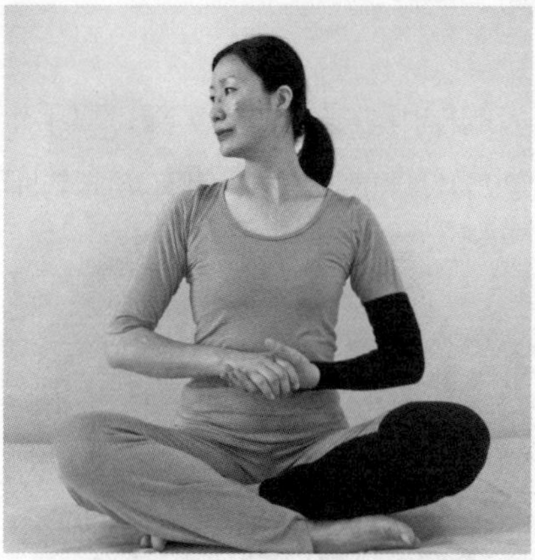

图 2-338　坐式养生八段锦步骤 5

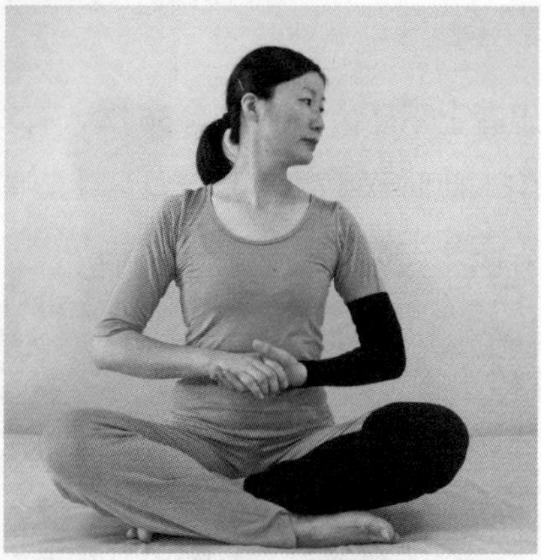

图 2-339　坐式养生八段锦步骤 6

作用：天柱（穴位名）是颈部斜方肌的外侧凹处，在后发际旁开 1.3 寸。通过牵拉天柱能改善肩颈部肌肉痉挛。

第三段：赤龙搅水浑；漱津三十六，神水满口匀；一口分三咽，龙行虎自奔。

患者以舌在口中上下左右搅动，使生津液，然后在口中鼓漱 36 次，分作 3 次咽下，要汩汩有声。把津液咽下，而后方能行火（图 2-340，图 2-341）。

作用：口腔保健，养阴。意念津液满溢，可润养肌肤及脏腑。

第四段：闭气搓手热，背摩后精门；尽此一口气，想火烧脐轮。

患者吸气一口，停闭不呼出，双手互搓至发热，急分开摩擦背后精门，一面摩擦一面呼气，反复练 24 次，做完后收手握固（图 2-342）。

吸气后闭气，想火下烧丹田，感觉丹田发热，接着进行下一段。

作用：常搓背后精门能温肾固本，强腰壮肾。

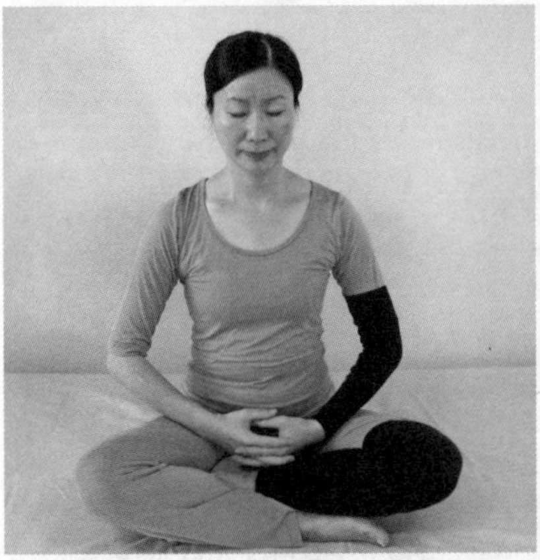
图 2-340　坐式养生八段锦步骤 7

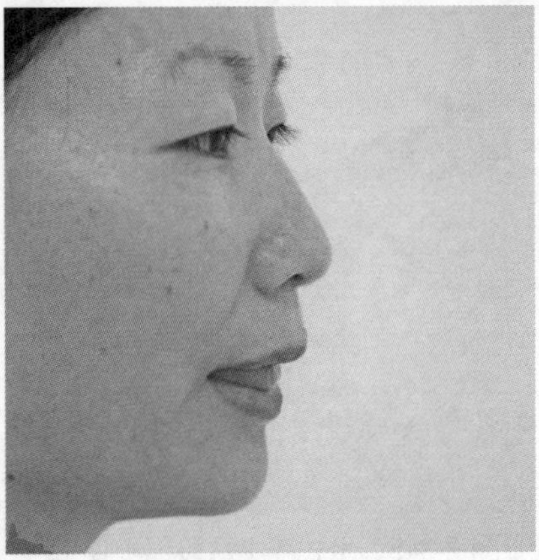
图 2-341　坐式养生八段锦步骤 8

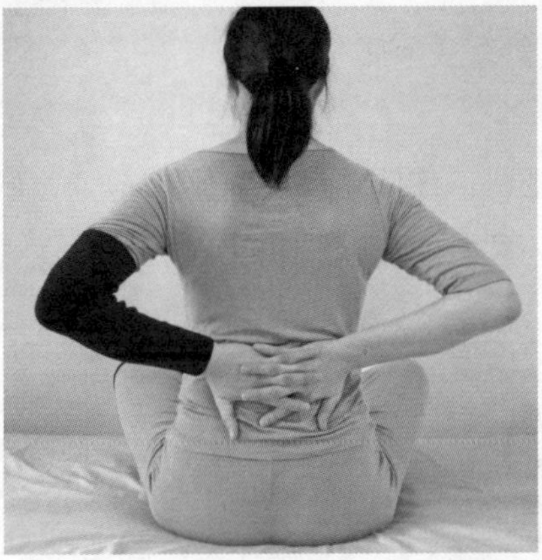
图 2-342　坐式养生八段锦步骤 9

第五段：单关轱辘转。

左右单关轱辘各 36 次。所谓单关轱辘，是指患者左手叉在左腰肾间，然后俯首，左手像摇辘轳般自后向前做圆转运动 36 次的方法，然后右手依法行之（图 2-343 ~图 2-346）。

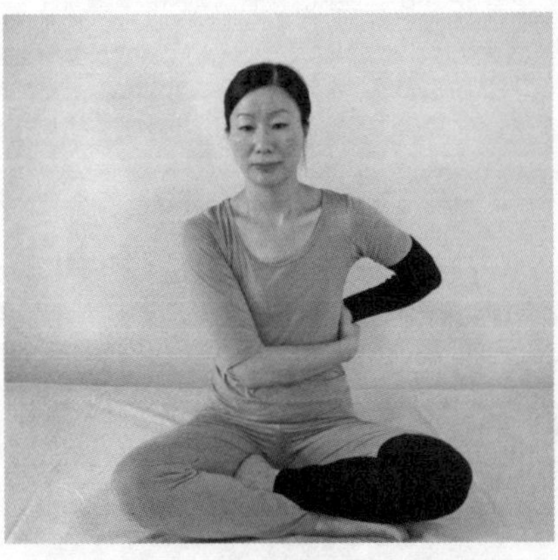
图 2-343　坐式养生八段锦步骤 10

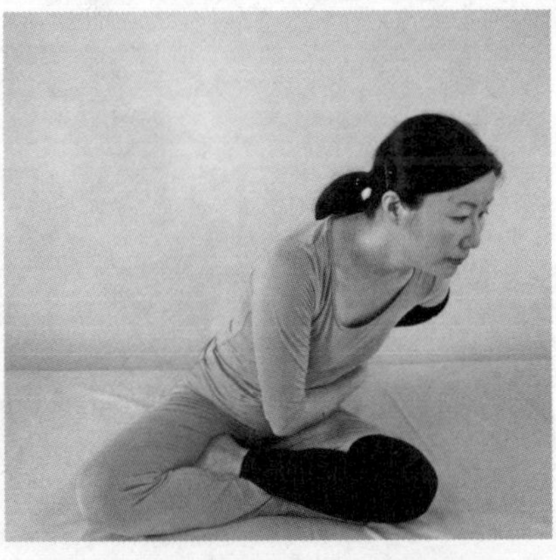
图 2-344　坐式养生八段锦步骤 11

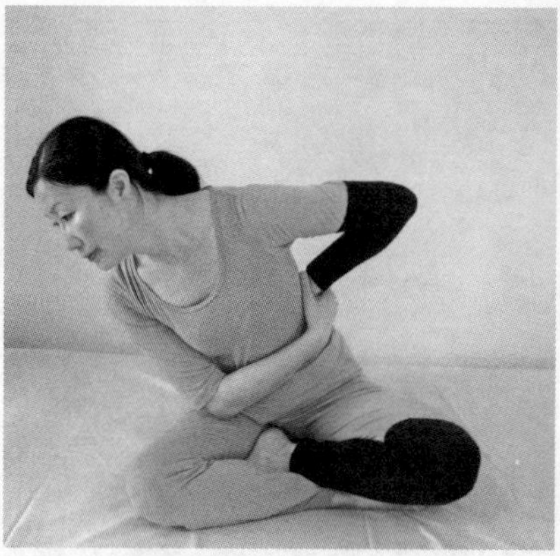

图 2-345　坐式养生八段锦步骤 12

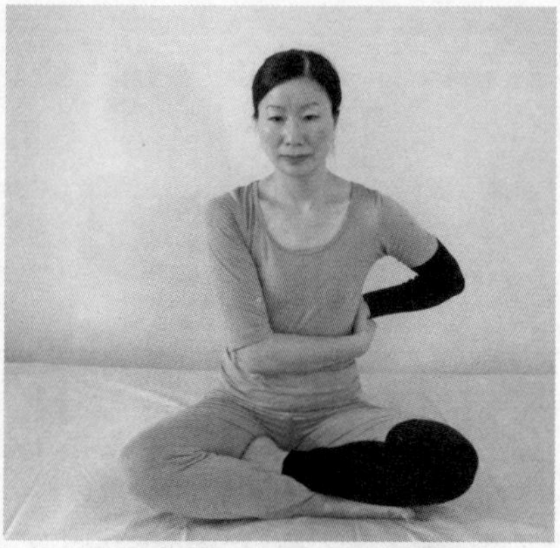

图 2-346　坐式养生八段锦步骤 13

作用：放松肩颈肌肉，舒缓关节痛。

第六段：双关轱辘转。

患者健侧手掌叉于腰部，偏瘫侧手置于盘腿腹前处，低头，肩部同时随手肘部旋转，连做 36 次（图 2-347 ~ 图 2-350）。身体回正，抬头，休息片刻。然后放开所盘的双脚，向前平伸。

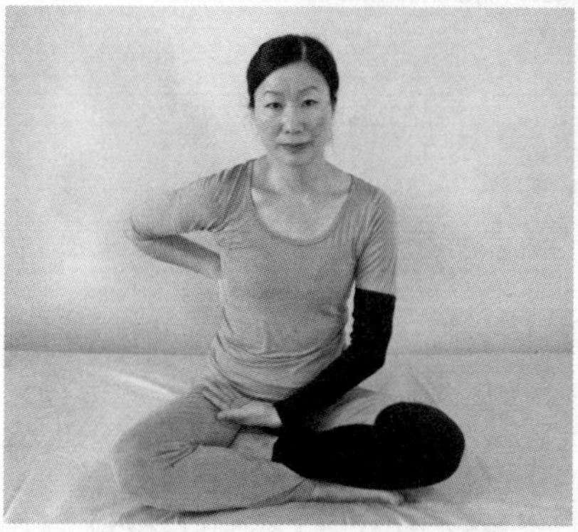

图 2-347　坐式养生八段锦步骤 14

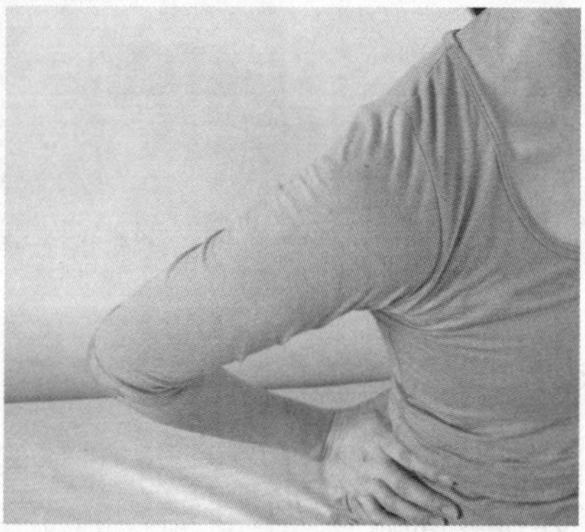

图 2-348　坐式养生八段锦步骤 15

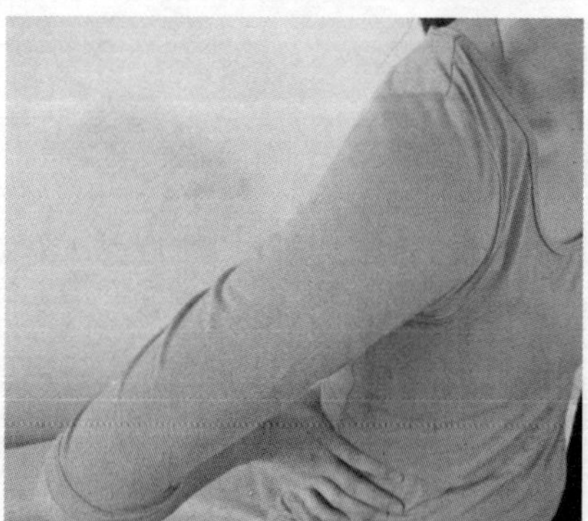

图 2-349　坐式养生八段锦步骤 16

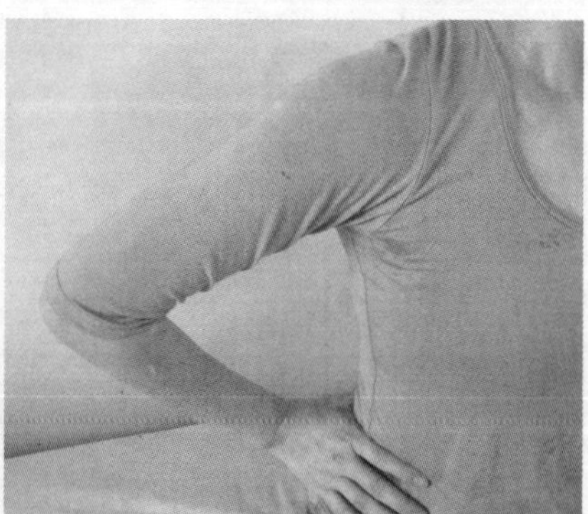

图 2-350　坐式养生八段锦步骤 17

作用：患者通过肩部、腰部活动，疏通人体督脉。丹田在脐下 3 寸关元处，意守丹田，就是把注意力集中到脐下，这样可以入静，也更有助于腹式呼吸。对于丹田热无需刻意追求，注意力过于集中，大脑也会因紧张而产生疲劳。

第七段：两脚放舒伸，叉手双虚托。

患者紧盘双腿端坐，先以双手掌相搓，用口呵掌心 5 次，双手十指交叉反掌向上托。托时要用力，好似向上托举重物一般，托后缓缓放下，收于头顶，连续上托 9 次（图 2-351，图 2-352）。

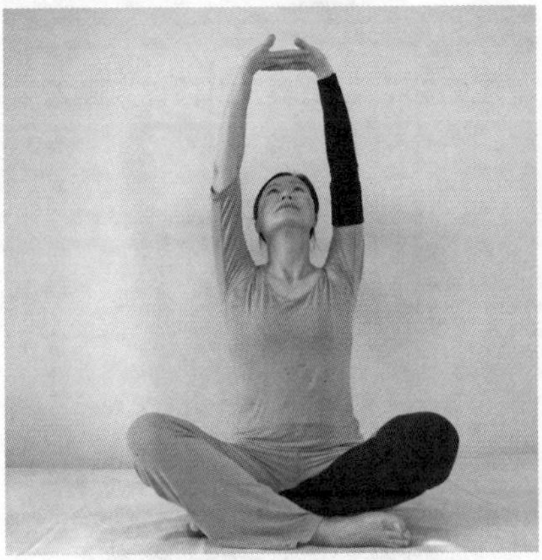
图 2-351　坐式养生八段锦步骤 18

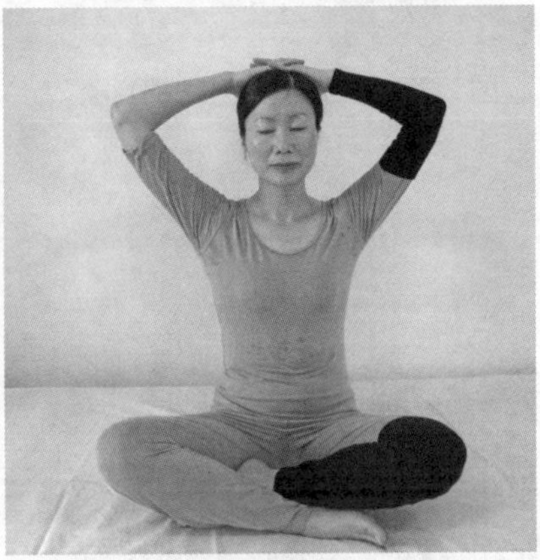
图 2-352　坐式养生八段锦步骤 19

作用：患者可运动肩周、腰、手，古时认为向上托空可接天气起到灌顶的作用。

第八段：低头攀足频。

患者单手向前伸，握住单足用力扳，扳时身体向前倾，头向下低，12 次，做完后仍收腿盘膝而坐，收手握固。此式抻筋拔骨，壮腰健肾（图 2-353 ~ 图 2-358）。

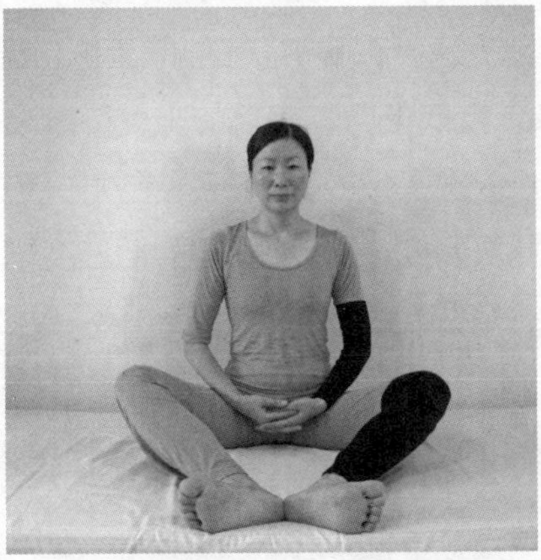
图 2-353　坐式养生八段锦步骤 20

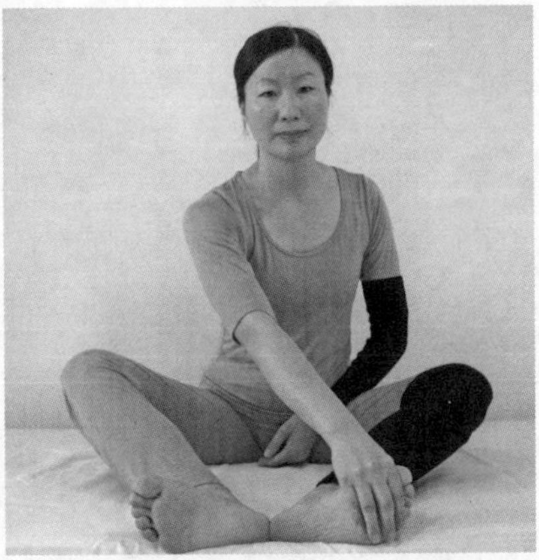
图 2-354　坐式养生八段锦步骤 21

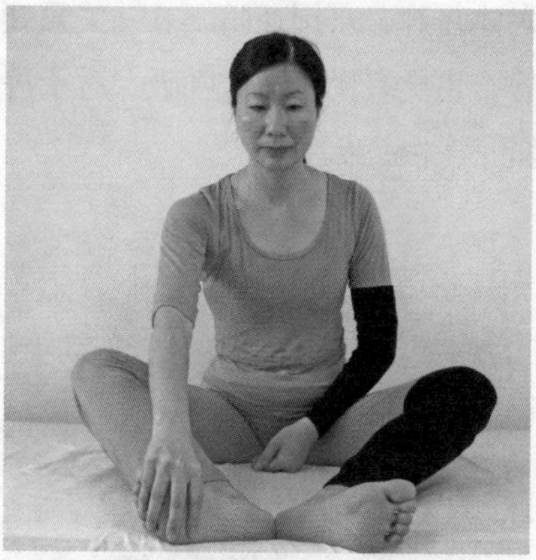

图 2-355　坐式养生八段锦步骤 22

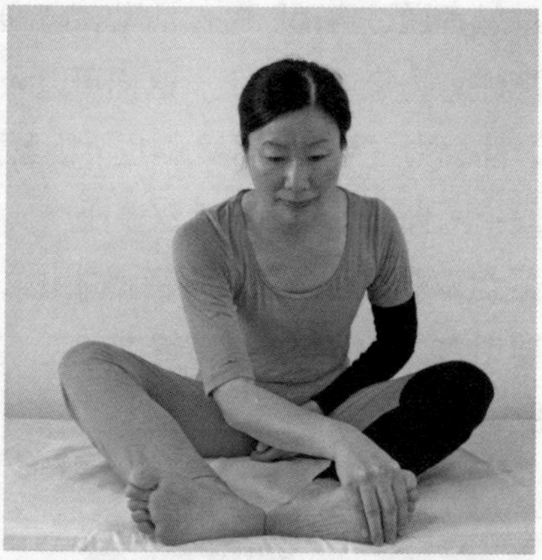

图 2-356　坐式养生八段锦步骤 23

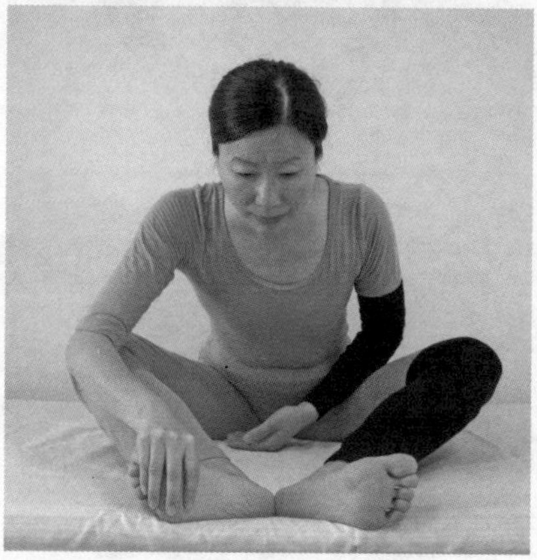

图 2-357　坐式养生八段锦步骤 24

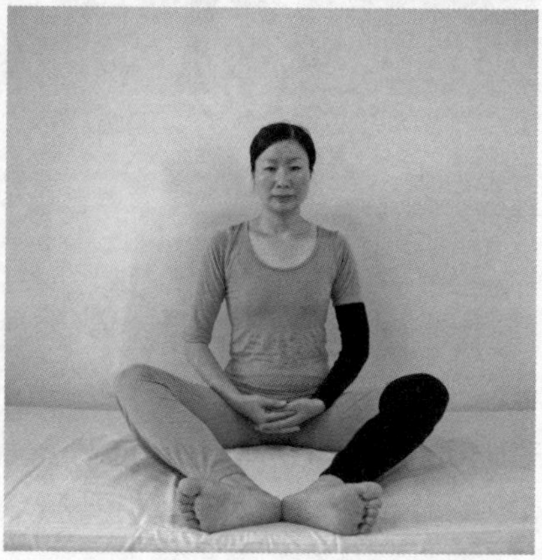

图 2-358　坐式养生八段锦步骤 25

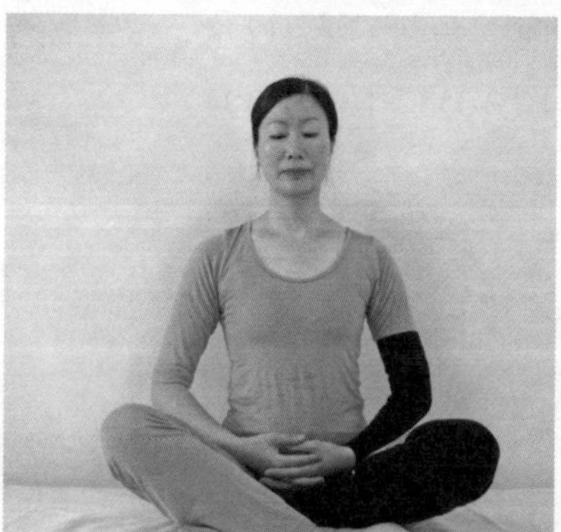

图 2-359　坐式养生八段锦步骤 26

作用：能使患者手脚协调，丹田之气运行全身，更能濡养周身。

收段：以候神水至，再漱再吞津；如此三度毕，神水九次吞；咽下汩汩响，百脉自调匀。

患者舌抵上腭，闭目静坐，待津液满口时，再鼓漱 36 次，做 6 次咽下。前次一度（即第三段），此次两度，所以说："如此三度毕，神水九次吞。"（图 2-359）

第三章 康复辅助用具

第一节 轮椅

一、轮椅的概念

轮椅是康复的重要工具，轮椅包括“椅子”和“车子”，即同时具有休息和移动的功能。轮椅不仅是肢体伤残者和行动不便人士的代步工具，还可以协助一些患者进行身体活动和功能锻炼，有效提高患者日常生活水平和效率，帮助他们早日回归社会活动。市面上有各种各样的轮椅，如电动轮椅、高靠背可躺式轮椅、运动型轮椅等。这里主要介绍患者护理常用的手推折叠式轮椅的使用方法。

二、轮椅选择的注意事项

选择合适的轮椅与选择正确的药物同样重要，合适的轮椅能给患者提供行动上的方便；不合适的轮椅可能使身体受伤，例如血液循环不畅、皮肤摩擦产生损伤等。轮椅的选择需根据患者的病情、身材、生活习惯、住所及工作环境等因素而定。因此，购买轮椅前，最好先咨询专业康复工作者（例如医生、职业治疗师、物理治疗师等）。

三、轮椅选择的三方面因素

选用轮椅时，需要注意三方面因素：轮椅各个组成部分的大小及轮椅高低，轮胎、脚踏板的功能，适当的椅垫（图 3-1）。此外，还要考虑患者的安全性、操作能力、轮椅的重量、使用地点、外观等因素。

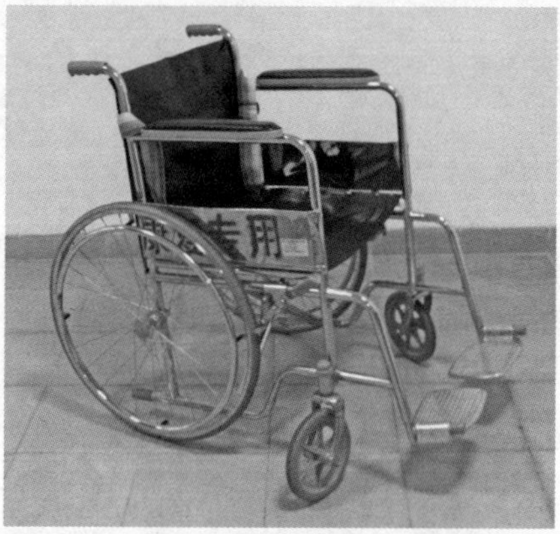

图 3-1　轮椅的基本结构

轮椅各个组成部分的大小及轮椅高低。

1. 座位的宽度（图 3-2）　座位的宽度是指轮椅两侧扶手之间的距离。对体重约 50 千克的成年人而言，这个距离在两侧各 2.5 ~ 3 厘米较为合适。

座位太宽：患者使用时双臂需要展开推轮椅，极易疲倦。而且患者不能舒适地用两边的扶手来支持身体，以致坐不平稳。

座位太窄：患者臀部与大腿的皮肤容易摩擦扶手而受伤，患者常因活动不利而产生压疮；患者上下轮椅时，身体转动不便。

轮椅的宽度：不必要的宽度令轮椅难以通过狭窄的通道（图 3-3）。

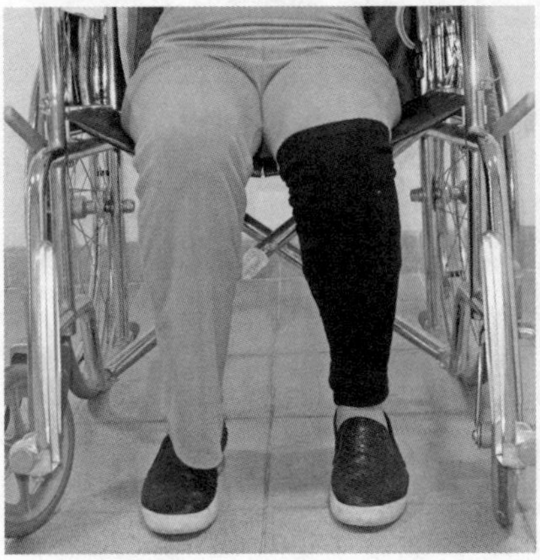

图 3-2 座位与臀部两侧之间的距离

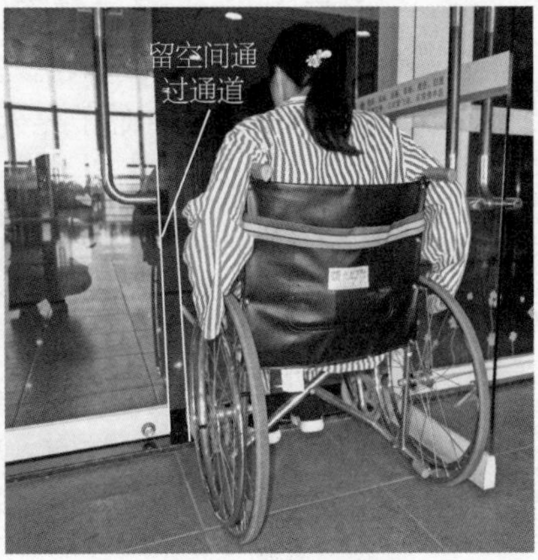

图 3-3 轮椅通过通道

2. 座位的长度（图 3-4） 患者坐位时，从自然屈曲的膝关节后面到座位前缘间的距离是 2.5 ~ 5 厘米。

座位太短：坐骨承受太多重量，附近的软组织容易受伤。

座位太长：阻碍小腿的血液循环，膝部后方的皮肤容易磨损。

3. 座位的高度与脚踏板的高度（图 3-5） 座位高度与大轮直径及脚踏板高度有关，一般而言，患者大腿后侧前端与座位之间的距离约 4 厘米，脚踏板与地面应保持约 5 厘米的距离，这个距离就是合适的座位高度。

座位太低：坐骨承受太多重量，压迫附近的软组织而使其受伤。

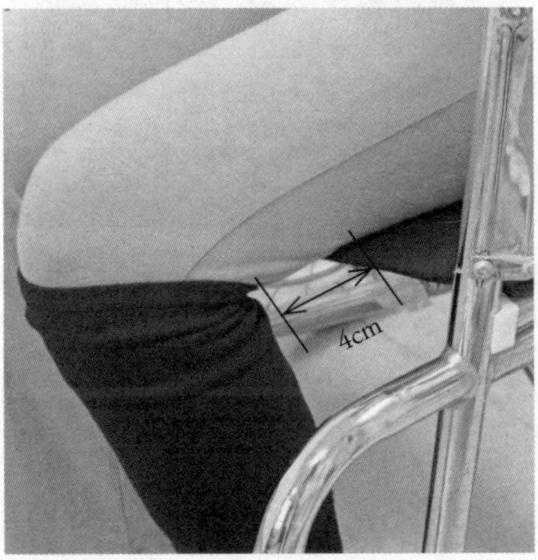

图 3-4 膝关节后面到座位前缘的距离

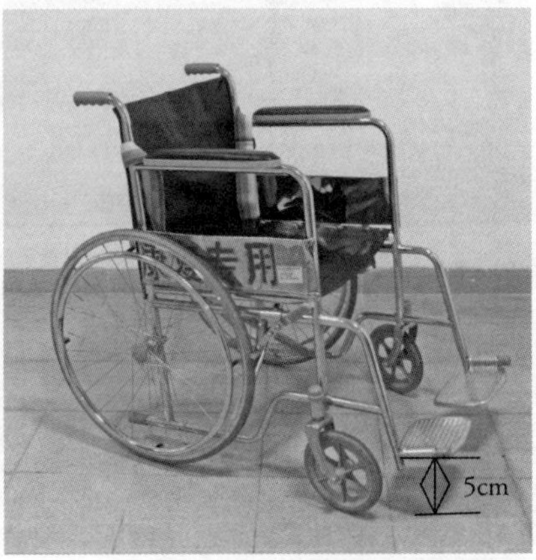

图 3-5 座位的高度与脚踏板的高度

脚踏板太低：双脚失去承托，四处摆动，容易受伤，大腿的底部前端完全承载小腿的重量，容易擦伤而且推动轮椅时费劲。

座位、脚踏板同时太低：双脚位置太低，容易碰撞地面上的东西，例如阶梯、门槛等。

座位、脚踏板同时太高：患者难于靠近桌子，双手很难抓到轮环；即便勉强能抓到轮环，推动起来也十分困难。

4. 扶手的高度（图 3-6） 患者身躯挺直、肩部放松、手放于腹部，以扶手比肘部高 2.5 厘米为宜，这个高度患者能舒适地扶持，以致姿势良好。

扶手太高：患者使用扶手时，臂膊被迫抬高时间久了就会疲倦，以致患者放弃使用扶手，而坐得不稳；还有就是推动轮椅时，手臂经常碰撞扶手，导致疼痛。

扶手太低：患者需弯曲上身使前臂得到承托。这样的姿势不但影响呼吸，而且患者身体也容易疲倦。

5. 靠背的高度（图 3-7） 根据上身所需的支持而定（对普通身形的成年人而言，假如上身的功能正常，靠背的顶部通常比腋下低约 10 厘米）。

靠背越高：能提供的支持就越稳固。

靠背越低：上身及双臂的活动自由度就越大。

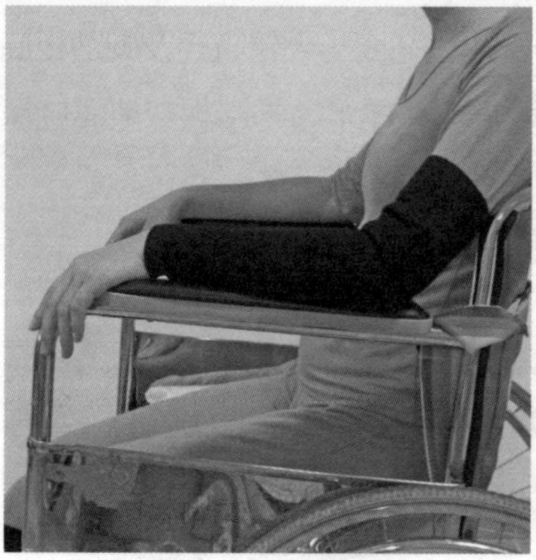

图 3-6 扶手的高度

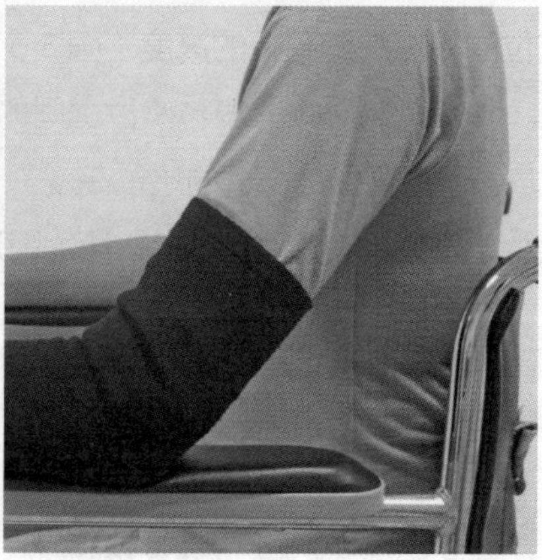

图 3-7 靠背的顶部与腋下的距离

6. 实心轮胎和充气轮胎的区别（图 3-8，图 3-9）

（1）轮胎：在平坦的路面上推动轮椅时，选用实心轮胎较为容易，保养简单，但是在凹凸不平的路面上，因其缺乏避震作用，震荡力很大。而充气轮胎有避震作用，与路面贴合性能较佳，因此在凹凸不平的路面使用充气轮胎，使用者更舒适，但是需要定期给轮胎充气，轮胎容易破损，在路面上推动轮椅，较为费力。

（2）椅垫：为了防止患者体重压力集中压在骨突周围，选用适当的椅垫，使体重压力能平均分布在臀部四周，降低压疮发生率。因为质硬的座位与臀部的形状不能配合，质软的座位不能为臀部提供足够支持，因此，需要选用合适的椅垫缓解体重压力集中压在骨突周围。

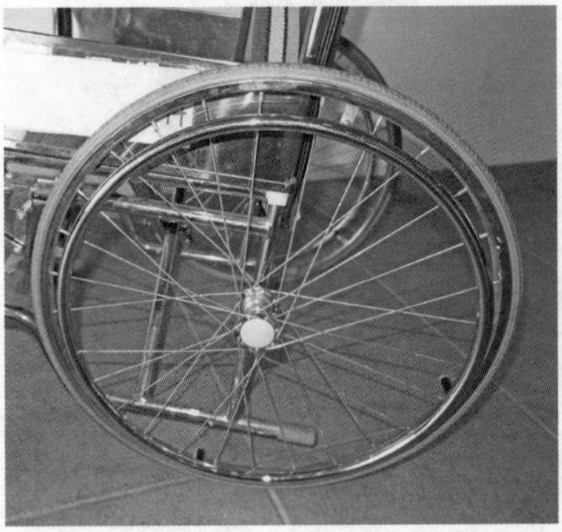
图 3-8　实心轮胎

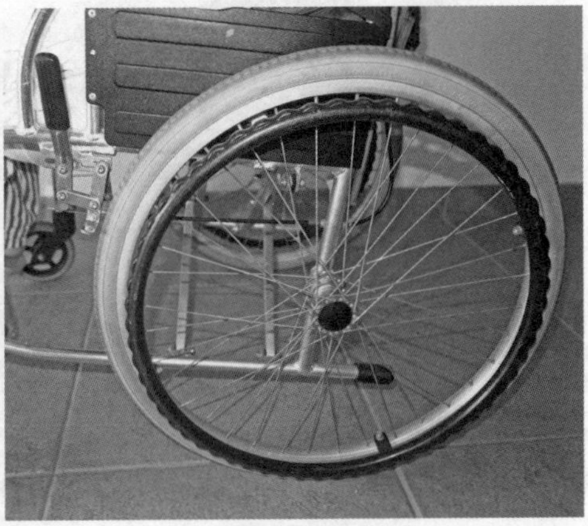
图 3-9　充气轮胎

四、轮椅的使用

1. 收起轮椅

（1）收起脚踏。

（2）将座位中央向上拉（图 3-10，图 3-11）。

2. 张开轮椅

（1）手掌放在座位两旁边线上。

（2）伸直双肘下压（图 3-12，图 3-13）。

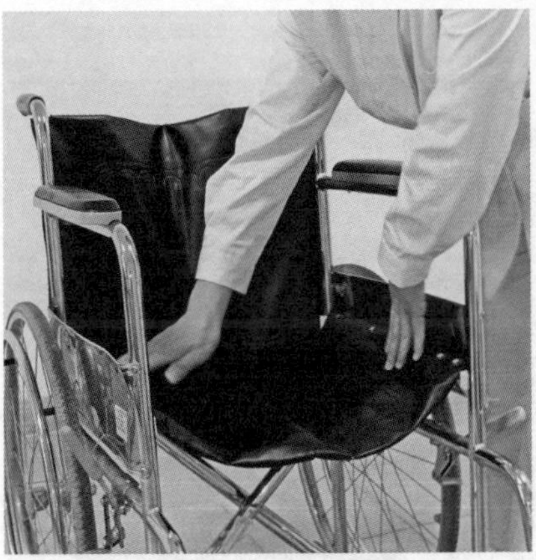
图 3-10　轮椅准备

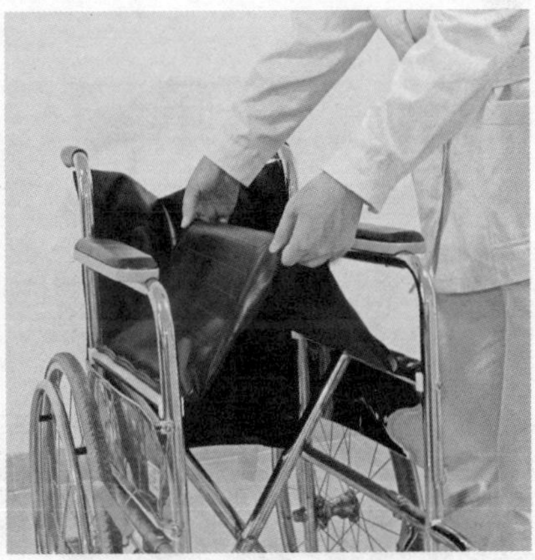
图 3-11　向上拉座位

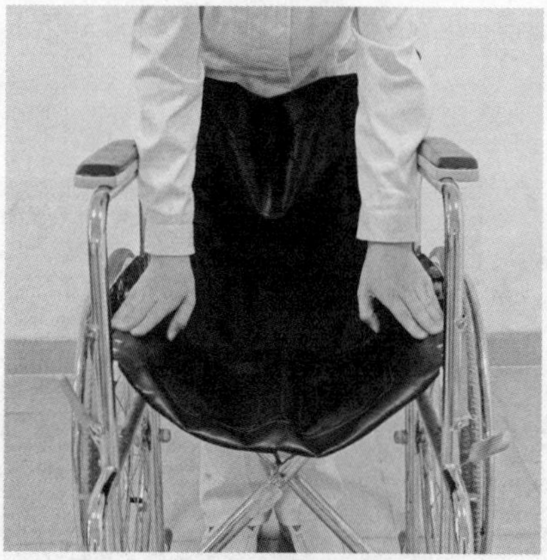

图 3-12　手掌放在边线上

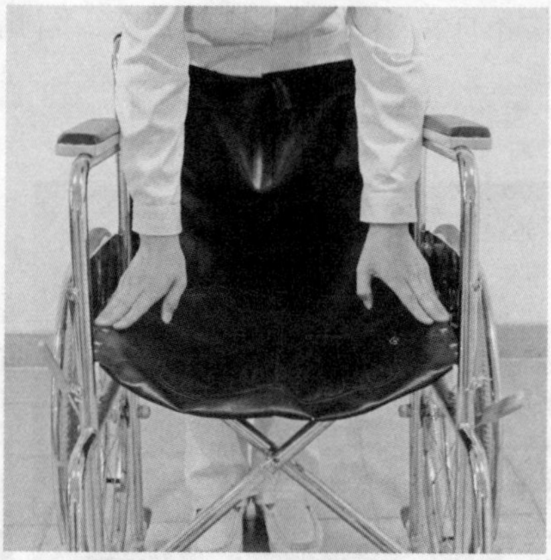

图 3-13　伸肘下压

3. 自主及协助转过轮椅的方法（主要讲述偏瘫患者的使用方法）

（1）轮椅到床的转移（详见第二章居家康复护理方法）。

1）轮椅置于患者健侧，与床成 30°～45°，面向床尾，刹好手刹。

2）患者逐渐移向床中央，以健侧手握住患侧手腕处，然后将前臂置于其腹部上。

3）患者将健侧脚置于患侧腿的膝下，健侧手抓住床栏，翻向健侧。

4）患者双腿移下床边时，抓住床栏的手用力向下推，使自己转成坐姿坐稳后，分开双脚，稳固地踏在地面上，以维持平衡。

5）患者身体前倾，用健侧手撑住身体，健侧腿承担部分重量，而成站姿后，健侧手扶着轮椅的远侧扶手中央，以健侧脚为轴旋转身体，坐在轮椅上。

（2）单人在厕所内转移到坐厕（图 3-14～图 3-20 为入厕所，图 3-21～图 3-29 为出厕所）。

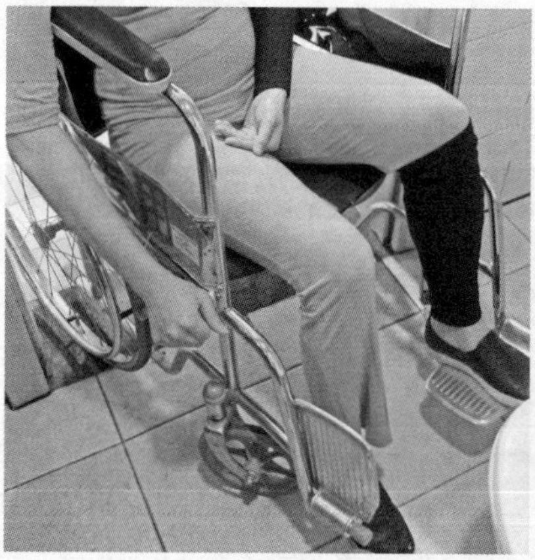

图 3-14　入厕所步骤 1

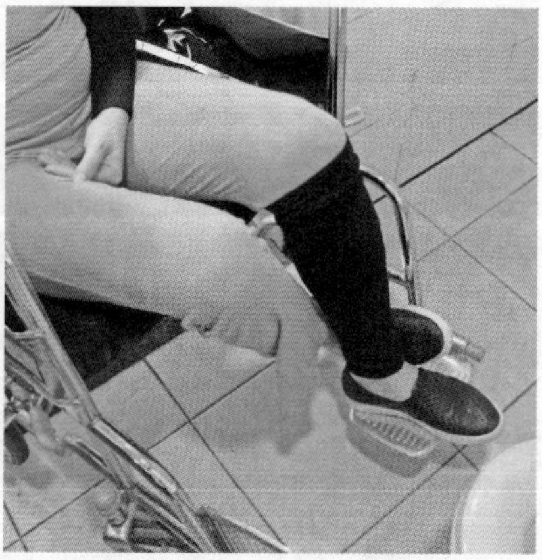

图 3-15　入厕所步骤 2

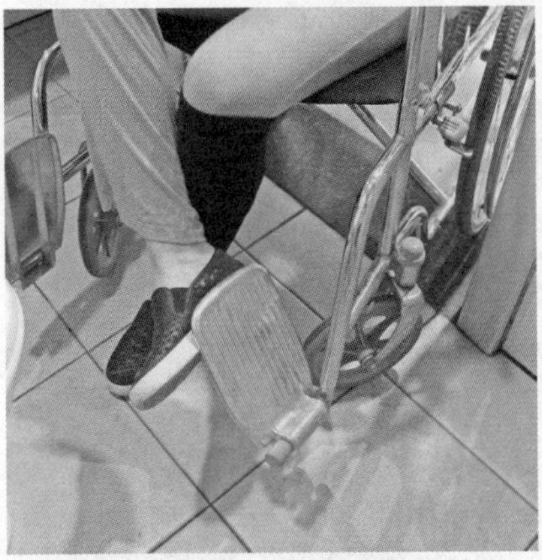
图 3-16　入厕所步骤 3

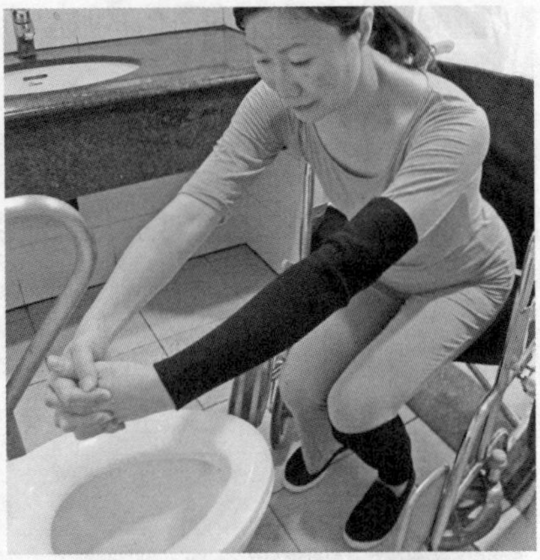
图 3-17　入厕所步骤 4

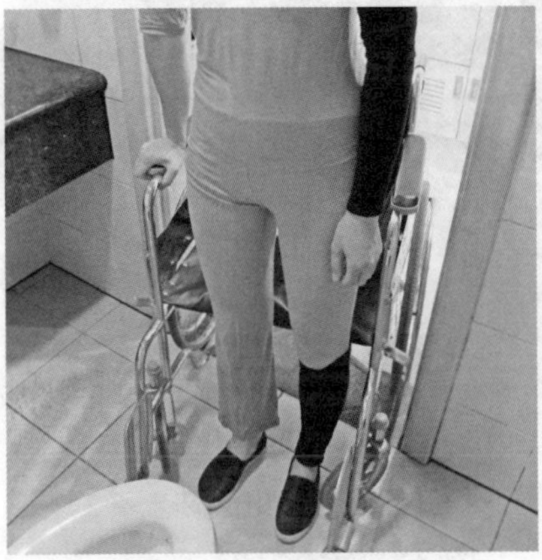
图 3-18　入厕所步骤 5

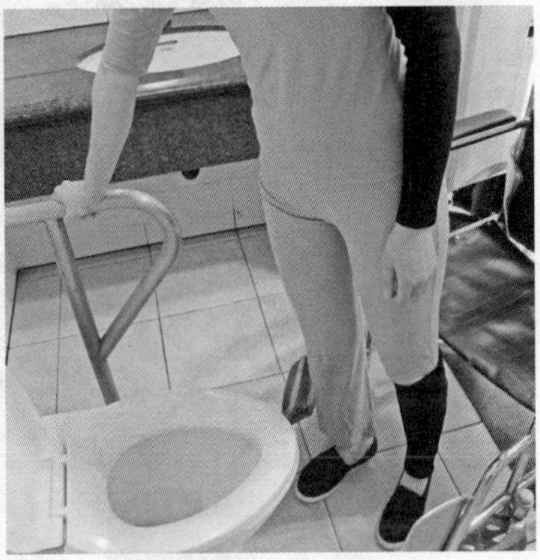
图 3-19　入厕所步骤 6

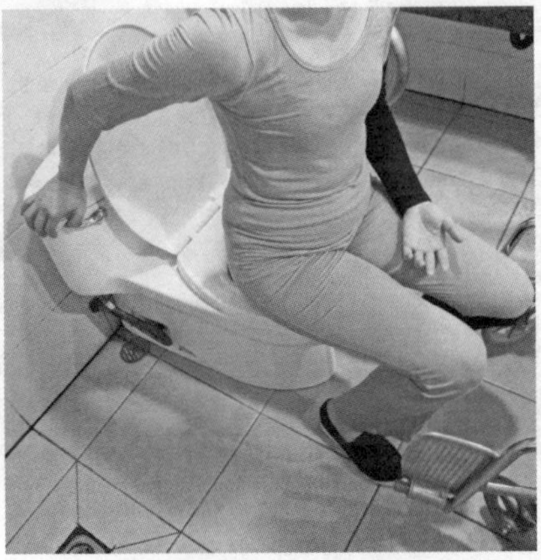
图 3-20　入厕所步骤 7

1）进入厕所前，把健侧脚一侧的脚踏板拨后，健侧脚平放地上；进入厕所后，把轮椅尽量靠近坐厕后拉上手刹。

2）用健侧脚把患侧脚放到地面，之后再把患侧的脚踏板合起。

3）健侧手抓住患侧手，身体前倾，把身体移离轮椅，站起来。

4）用健侧手抓住坐厕旁的扶手，如无扶手，可以扶在远端的坐厕圈盖上。

5）以健侧腿为中轴转动身体，使臀部正对坐厕坐下。

从厕所到轮椅的转移动作与上述动作相反。

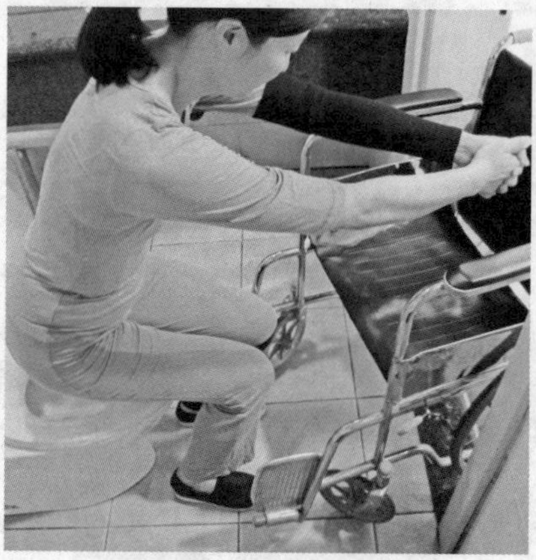

图 3-21　出厕所步骤 1

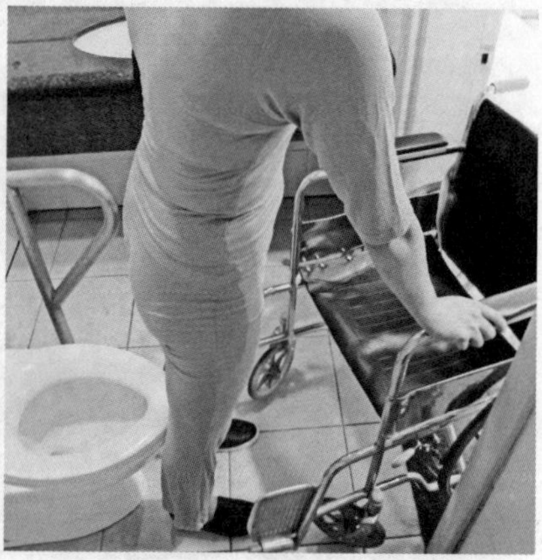

图 3-22　出厕所步骤 2

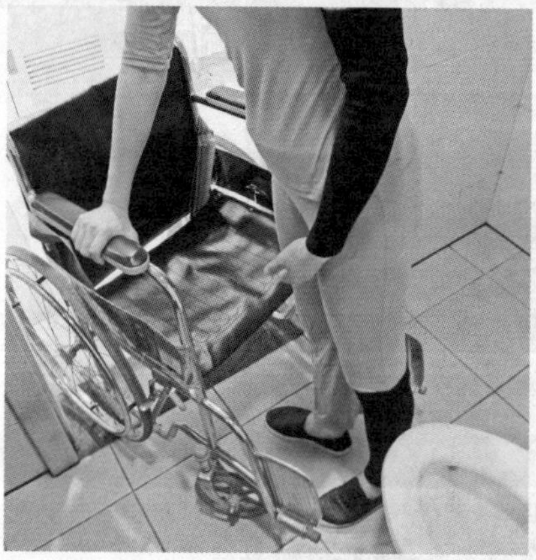

图 3-23　出厕所步骤 3

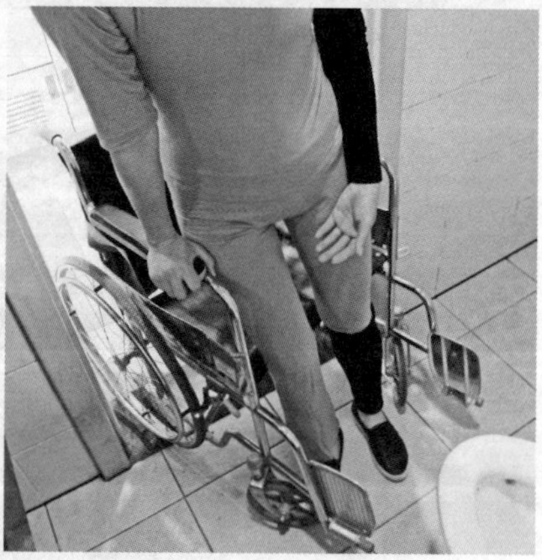

图 3-24　出厕所步骤 4

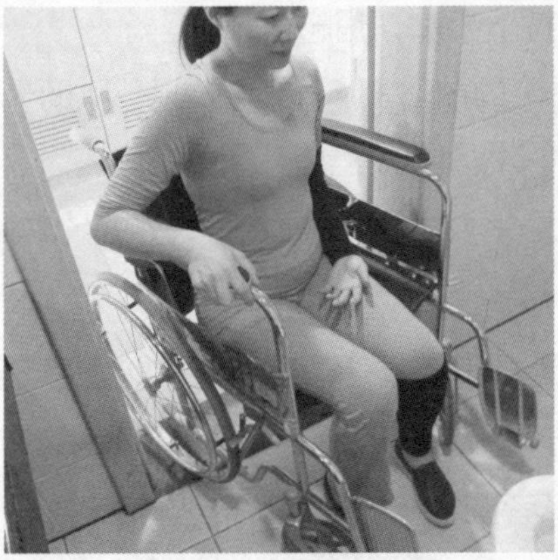

图 3-25　出厕所步骤 5

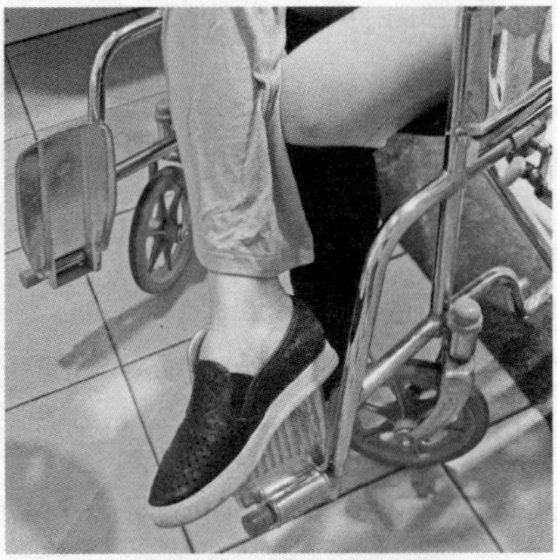

图 3-26　出厕所步骤 6

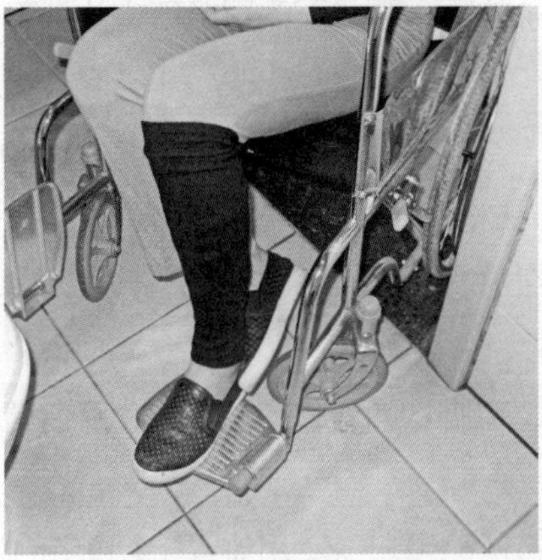

图 3-27　出厕所步骤 7

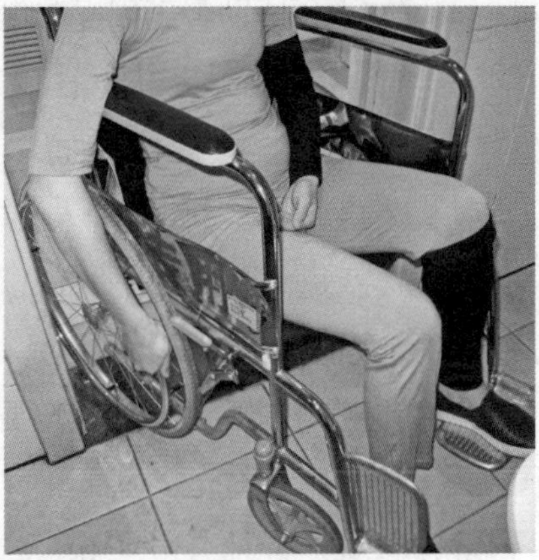

图 3-28　出厕所步骤 8

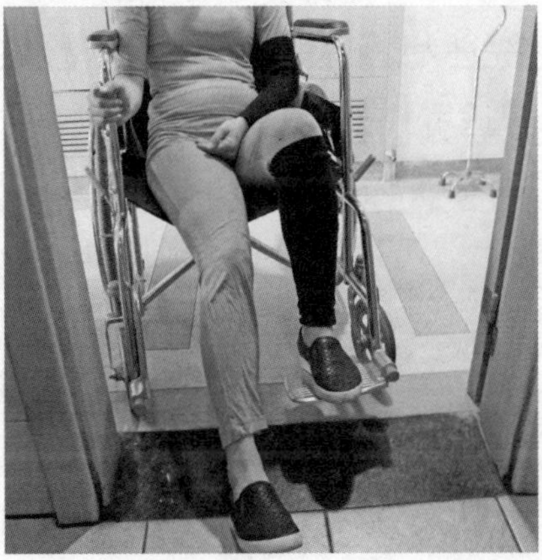

图 3-29　出厕所步骤 9

需要协助患者转过轮椅的方法分别为 1 人协助和 2 人协助。

（3）1 人协助患者从轮椅进入厕所方法有 2 种。

第一种适合双腿只能支撑部分体重而且双臂乏力者。

1）协助者先进厕所，将轮椅靠近坐厕，拉上手刹，翻起踏脚板。

2）患者双脚平放地上，臀部尽量坐于椅子的前2/3，上身向前倾，协助者半蹲在患者前，右脚则放在患者的双脚前，与患者双膝交叉放置。

3）把患者的双手置于协助者的双肩，协助者双手分别提住患者裤腰的两侧，帮助患者利用自己的身体体重来平衡站姿。

4）协助者帮助患者成站立姿势，并用自己的双膝顶住患者双膝，防止患者屈膝。

5）协助患者转至坐厕坐下时，一手扶着患者的背部，另一手扶着患者的臀部，使患者身体向前倾，臀部后移，下降至坐厕上，患者调整身体位置至合适。

第二种方法适用于双腿只能支撑部分体重但是双臂有力者。

如果患者双臂有力，协助者不用提着患者裤腰两侧，而改用以下方法：患者双臂环抱协助者的肩，协助者帮助患者站稳后，一手抱着患者的腰部，另一手扶着患者的背部，双脚位置及转动方法与上述方法相同。

（4）2名协助者协助患者通过轮椅入厕方法：这种方法适合全身及四肢都乏力者。

1）2名协助者搬动患者轮椅进厕所，1名协助者拉上手刹并卸下一边的活动扶手。

2）患者双臂交叉横放在胸腹上。

3）1名协助者站在轮椅后侧，双腿略屈，双脚均向着移动的方向，双前臂承托患者的腋下，同时双手抓着患者的同侧前臂。

4）另1名协助者站在轮椅旁边，双脚左右分开半蹲下来，用前臂托着患者的膝及足跟。

5）2名协助者数“一、二、三”后站起来抬起患者。

6）抬患者上身的协助者先进入厕所，二人合力把患者放在坐厕上。

（5）从地面转上轮椅：只适用于上肢健全有力者。

1）患者拉上手刹，按下脚踏板，背向轮椅，伸直双腿。

2）坐到脚踏板上，屈双肘，把前臂靠后放到座位上（如感到座位太窄，以致双臂难以着力，可以把一边的活动扶手去除），双臂用力把身体撑起。

3）患者身体重心倾向右边，左手按到座位上后，将重心转往左手，把右手按到座位上，双手合力拉臀部上座位，最后整理好双脚的位置。

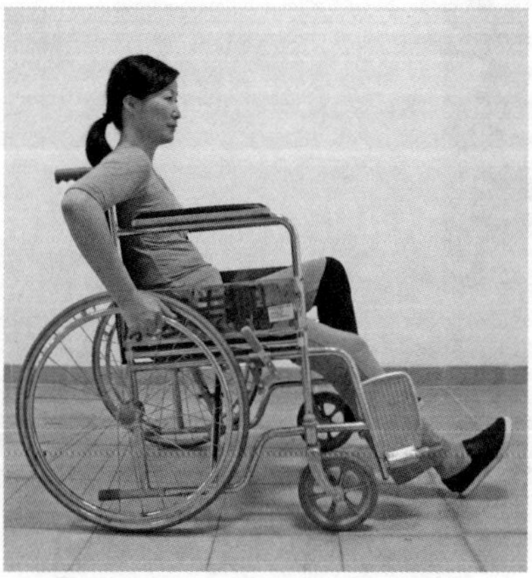

图3-30　自行推动轮椅步骤1

（6）自行推动轮椅的方法（图3-30～图3-32）。

省力方法步骤如下。

1）患者推动轮椅时身躯挺直，眼望向前，身靠后坐，屈曲手肘，抓紧轮环的后半部。

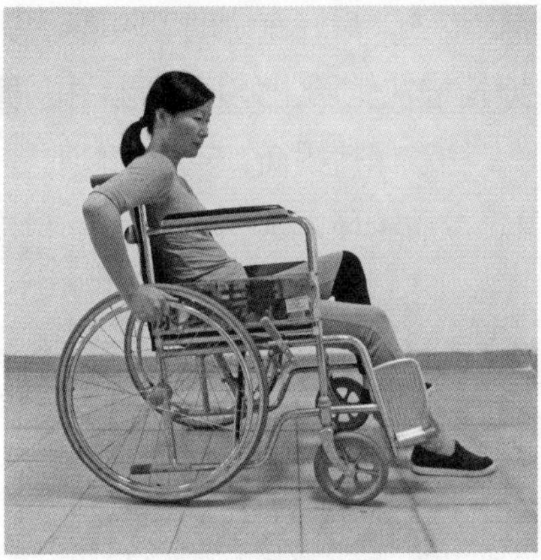

图 3-31　自行推动轮椅步骤 2

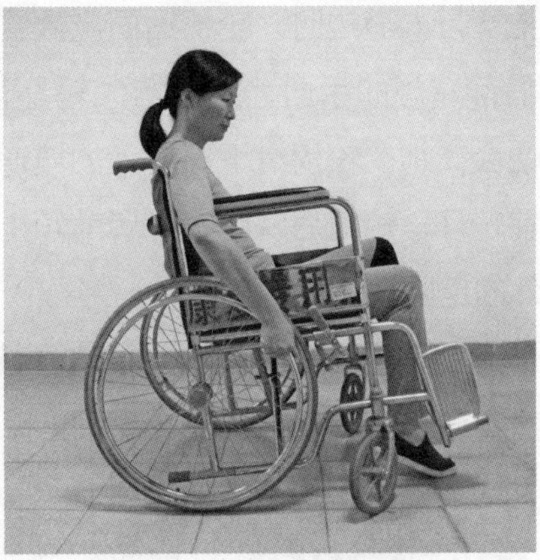

图 3-32　自行推动轮椅步骤 3

2）双臂向前推并伸直手肘，上身顺势前倾推动轮椅。

3）至手肘完全伸直时，即放开轮环，重复整套动作。

错误方法如下。

1）双臂低垂。

2）推动轮椅时，局限在轮环的前半部。

（7）上斜坡的安全姿势（图 3-33，图 3-34）。

1）患者上身前倾，可防止轮椅翻后。

2）若上身后仰，重力集中在后方，容易导致轮椅后翻。

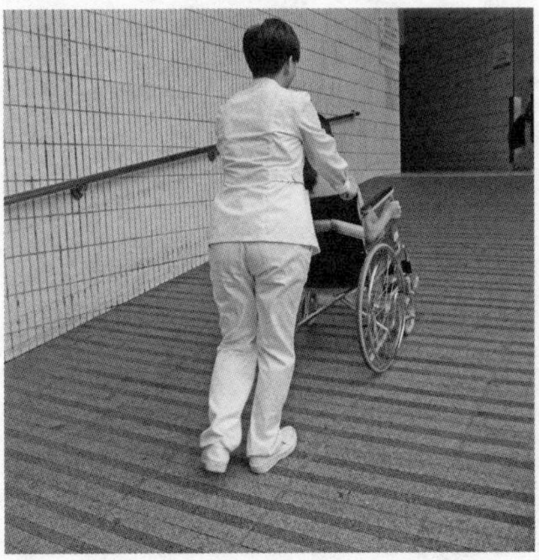

图 3-33　上斜坡的安全姿势 1

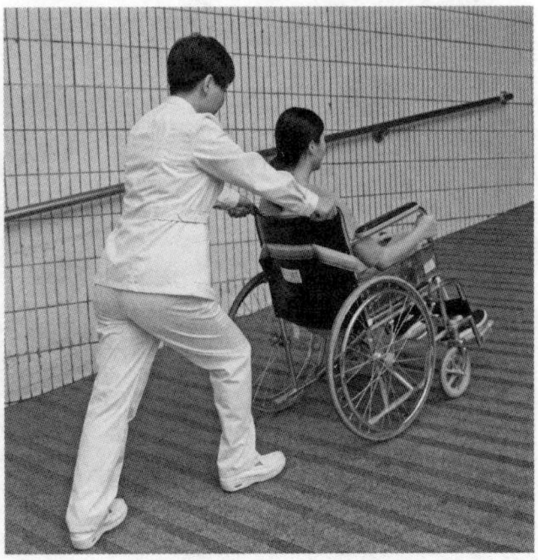

图 3-34　上斜坡的安全姿势 2

五、轮椅训练方法

轮平衡术练习法：轮平衡术可以克服很多环境障碍，这种练习法适合双手健全、手眼协调正常者。

练习上下行人道边时，轮椅后面应放置厚软垫子，最好有协助者陪同。患者身躯挺直，头稍后仰，屈曲手肘，手握紧大轮环，拇指按在轮胎上，轻轻向后拉并猛地向前推，小轮便会离地。轮椅滑下斜度大的坡道时，注意保持平衡。轮椅前倾时，患者后仰上身，推前轮环；轮椅后跌时，患者前倾上身，拉后轮环，避免小轮撞上硬物导致患者被抛出椅外的危险。

1. 轮椅倾斜的方法　协助者掌握这种技术，可推轮椅上下楼梯或行人道边，注意在轮椅后倾前要通知患者，请他提前做好准备（图 3-35 ~ 图 3-38）。

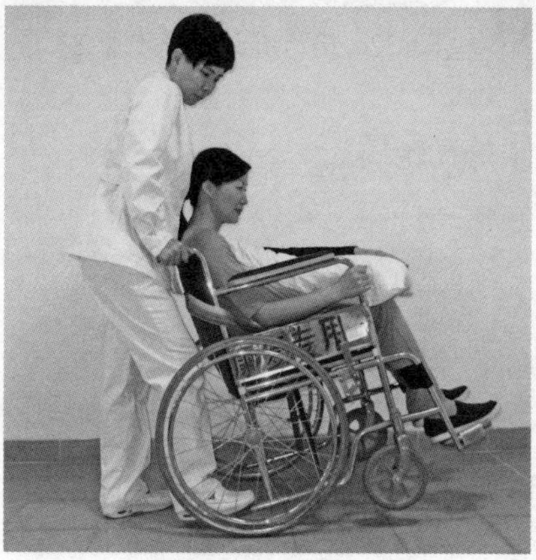

图 3-35　后倾 1

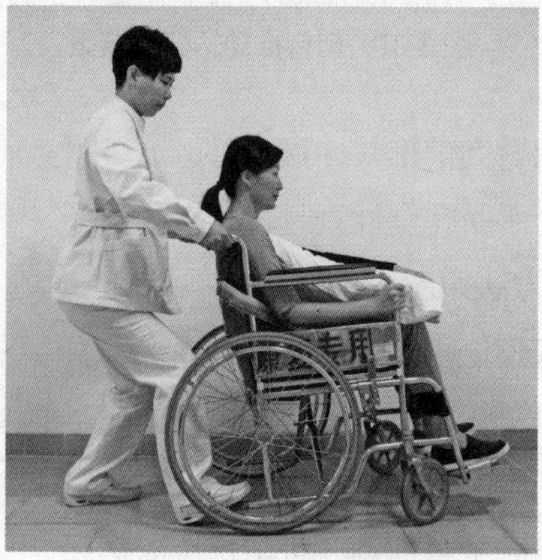

图 3-36　后倾 2

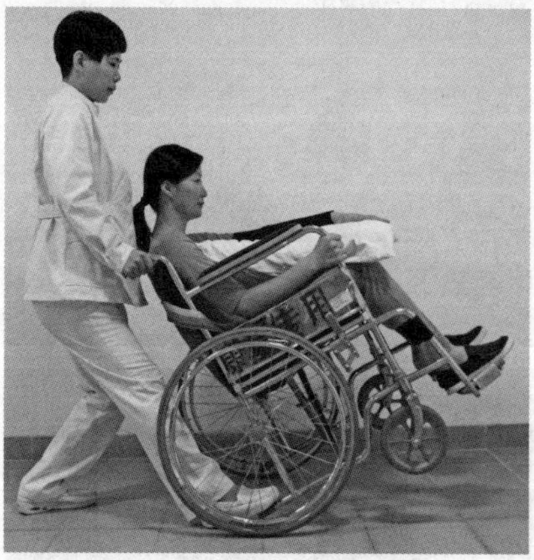

图 3-37　后倾 3

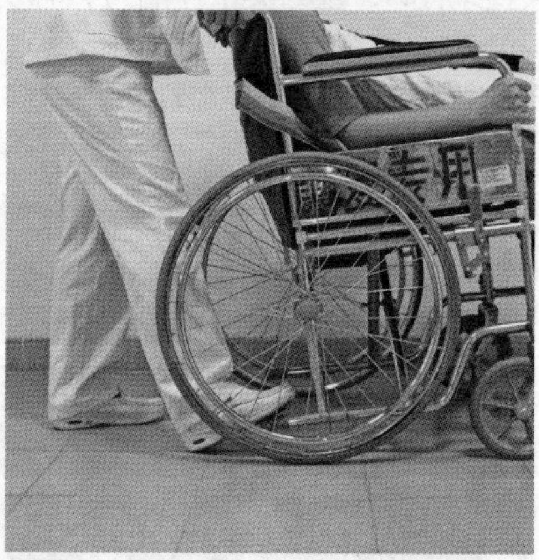

图 3-38　注意协助者双脚的位置

（1）协助者手握推柄，单脚放于后倾杆。

（2）手向下拉，脚向下踩后倾杆使轮椅后倾。

（3）操作过程中，协助者的双手会感到负担的重量逐渐减少。继续后倾轮椅，直至双手的负荷减至最低。轮椅后倾 30°，这个位置称为平衡点。协助者将轮椅放下时要缓慢，脚踏稳后倾杆，可以控制放下轮椅的速度。避免将患者抛出轮椅外。

协助者后倾轮椅时须注意，应检查患者的双脚是否放在脚踏上并留意患者的手有没有夹在轮椅之间（图 3-39，图 3-40）。

注：下落方法与推上的动作刚好相反。

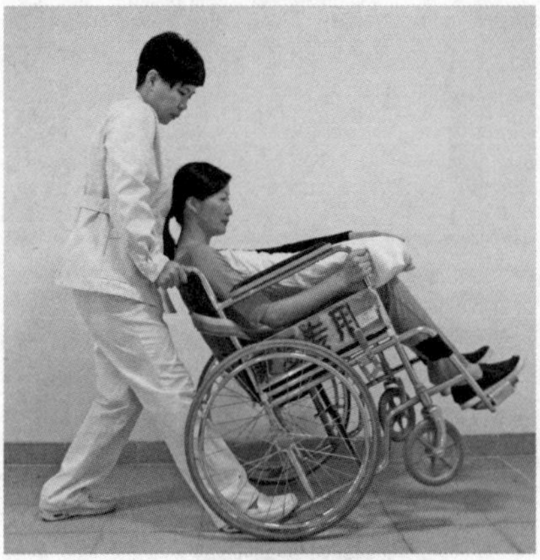

图 3-39　下落 1

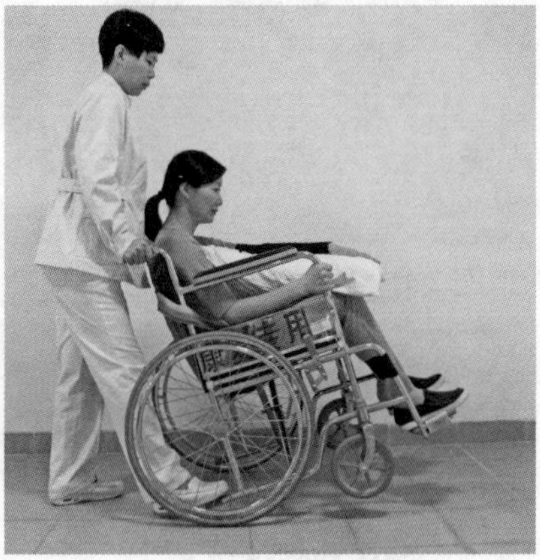

图 3-40　下落 2

（4）轮椅上落人行道边：轮椅面对人行道边，后倾至平衡点，小轮离地。

（5）协助者把踩着后倾杆的脚放回地面，同时推动轮椅，直至大轮能触到地面。

（6）协助者脚踩后倾杆，使小轮缓慢下降到人行道上。

（7）协助者双脚踏地，将轮椅沿着人行道边拉起后，推动轮椅上人行道。

（8）大轮完全越过人行道边时，便可继续行程。

（9）搬移轮椅协助患者上落楼梯的方法（至少需要 2 个人，以搬移活动脚踏板的轮椅为例）。

2. 上楼梯（图 3-41 ~ 图 3-48）

（1）较强壮协助者在后握轮椅推柄，其余协助者在侧，一手握支架的横梁，另一手握直柱，把轮椅背向楼梯。

（2）后倾至平衡点。

（3）把轮椅拉后直到大轮触及第一级台阶，这时后面的协助者双脚分别踏在第一级台阶和第二级台阶。

（4）当大家都准备好后，便可合力搬移轮椅逐级移上楼。

注意：不可着力于活动脚踏板或活动扶手，它们可能在搬移中突然松脱。搬移有固定脚踏板的轮椅时，较强壮协助者在后握住推柄，另外一个在前手握脚踏板。切勿推动推椅上落电动行人扶梯，这是非常危险的；使用直行电梯才是可靠的方法。

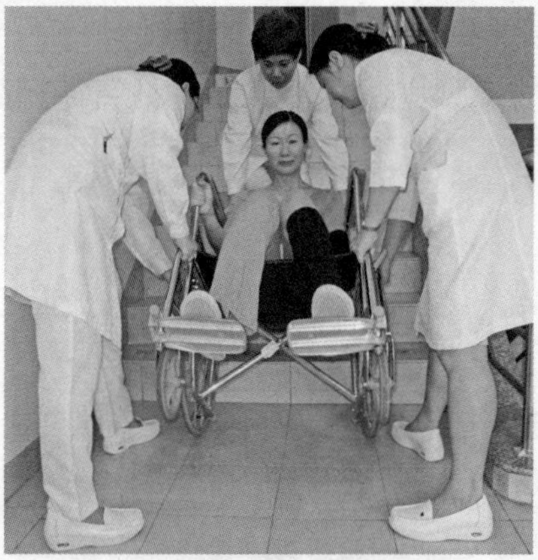
图 3-41　辅助轮椅上楼梯步骤 1

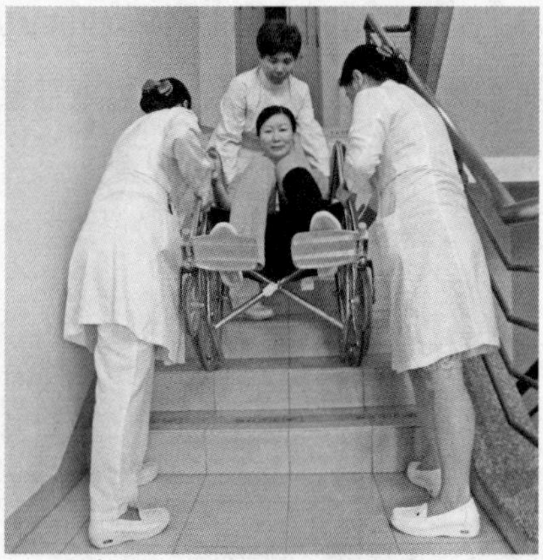
图 3-42　辅助轮椅上楼梯步骤 2

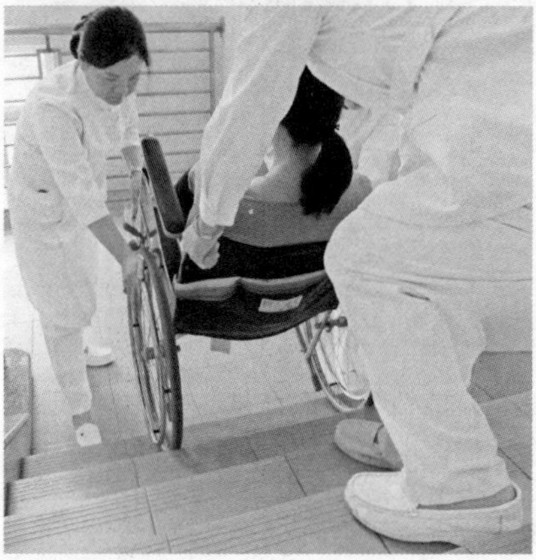
图 3-43　辅助轮椅上楼梯步骤 3

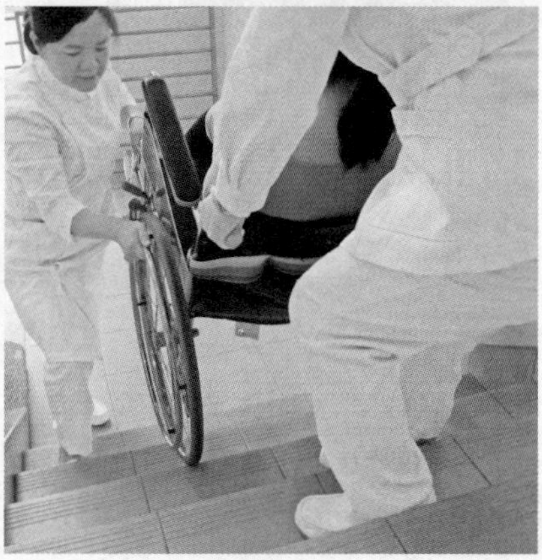
图 3-44　辅助轮椅上楼梯步骤 4

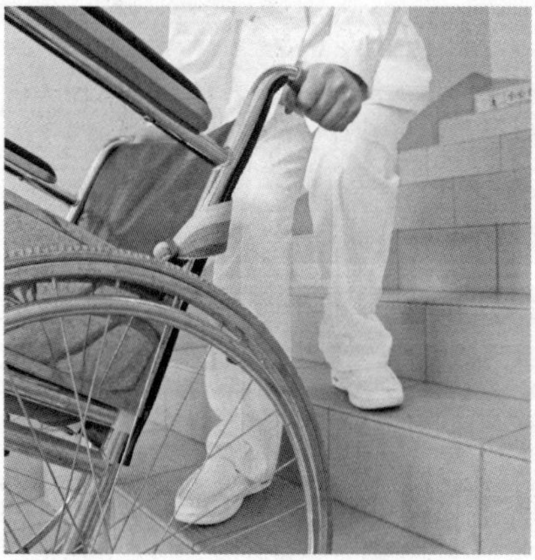
图 3-45　辅助轮椅上楼梯示范 1

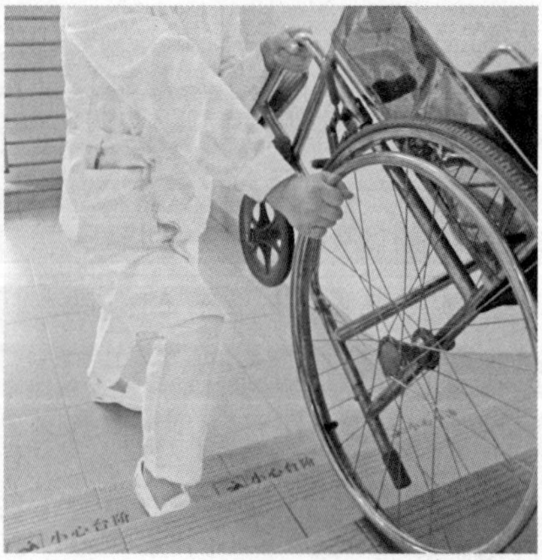
图 3-46　辅助轮椅上楼梯示范 2

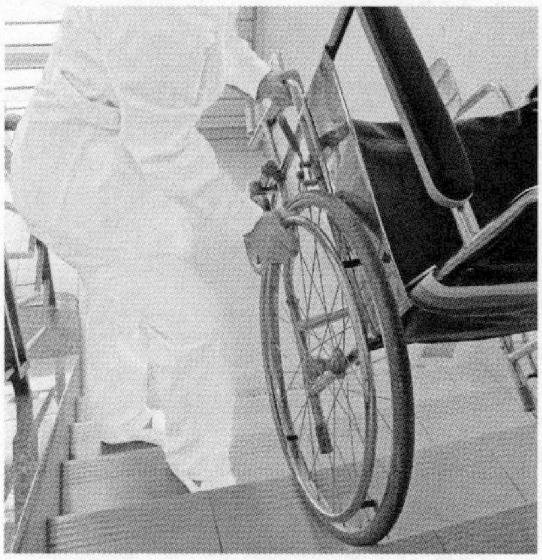

图 3-47　辅助轮椅上楼梯示范 3

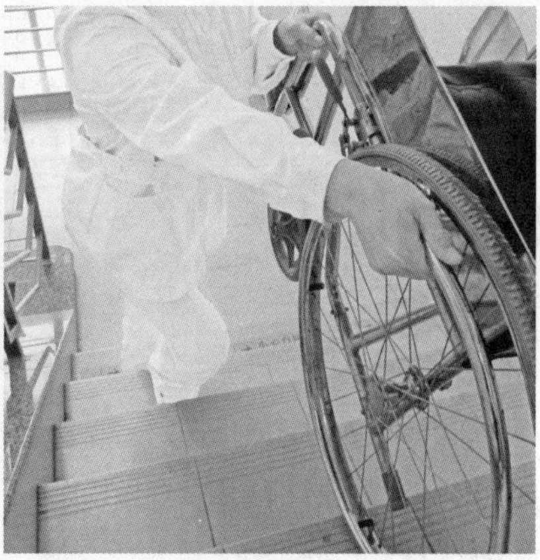

图 3-48　辅助轮椅上楼梯示范 4

3. 下楼梯（图 3-49 ~ 图 3-52）

（1）后面的协助者把轮椅正面面对楼梯，后倾至平衡点。

（2）把轮椅推前到楼梯边，前面的协助者双脚分别踏在上下台阶之间。

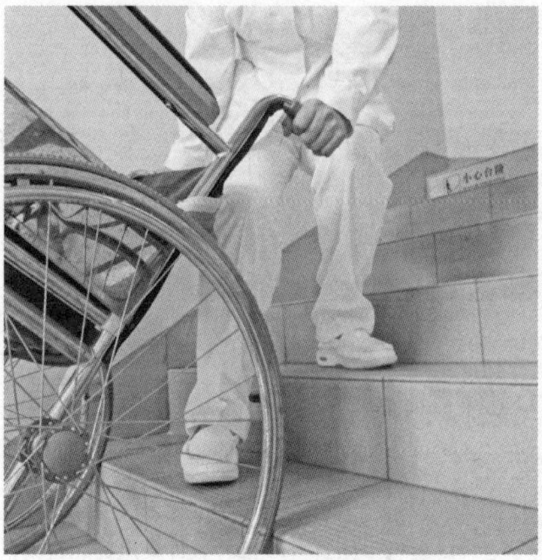

图 3-49　辅助轮椅下楼梯示范 1

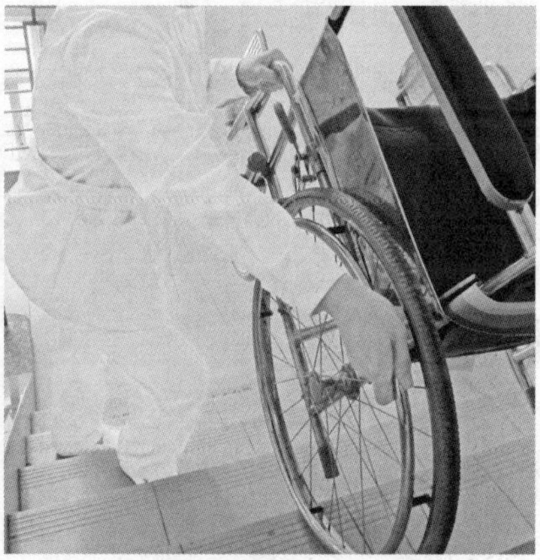

图 3-50　辅助轮椅下楼梯示范 2

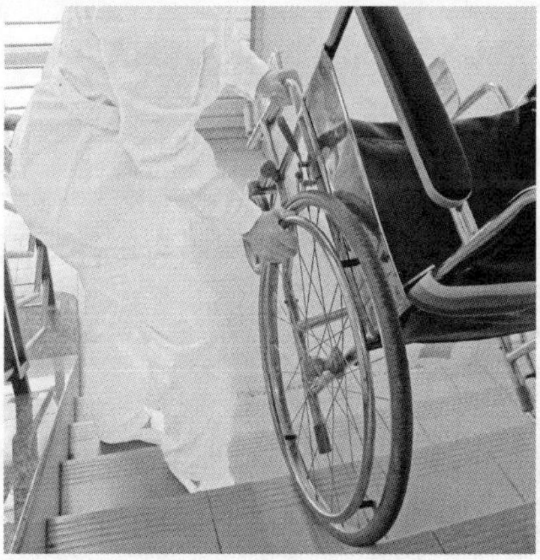

图 3-51　辅助轮椅下楼梯示范 3

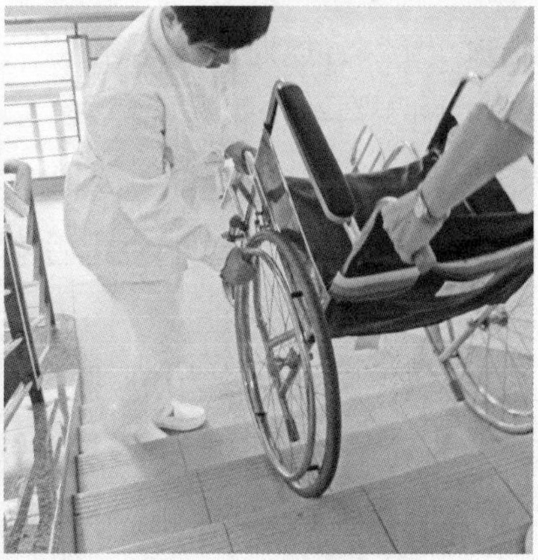

图 3-52　辅助轮椅下楼梯示范 4

（3）当大家都准备好后，便可合力控制轮椅逐级滚落。

（4）患者可以协助用力，上下人行道边或楼梯时，若患者的握力正常，可手握轮环。

六、轮椅健身操

1. 掌上压训练

（1）患者拉上手刹。

（2）前倾身体并抓着扶手。

（3）吸气，双手用力下压，身体向上，直至手肘完全伸直。

（4）呼气，慢慢降回座位上。

掌上压可以增强臂力，促进全身血液循环。训练次数：每天 1 ~ 2 回，每回次数视患者活动能力而定，循序渐进。

2. 交叉搁腿训练

（1）患者拉上手刹。

（2）用手将一侧腿提起。

（3）搁在另一侧腿上保持 1 ~ 2 分钟。

交叉搁腿保持大腿底部皮肤干爽并促进血液循环，预防压疮。训练次数：每天 1 ~ 2 回，每回 3 ~ 4 分钟，左右腿各做 1 次。

七、轮椅的保养

轮椅对于下半身残疾或行动不便的老年人来说，等同于他们的双脚。所以为了确保轮椅的最佳状态，轮椅需要定期保养。

1. 患者首先要了解设备，了解如何使用各处按钮，如何启动和快速停止轮椅，尤其当遇到突发情况时可以及时进行正确处理。

2. 轮椅放于干爽通风处，若轮椅沾上泥水或者被雨淋湿，及时擦拭车身保持清洁，并涂上防锈蜡防止配件锈蚀。

3. 使用轮椅前，应检查各部件，如螺栓是否松动，若松动应及时紧固。每 3 个月检查 1 次，检查轮椅上各种螺母（特别是后轮轴的固定螺母），确保所有部件均固定良好，如发现松动，须及时调整、紧固。

4. 轮椅车座架的连接螺栓为松连接，严禁旋紧。

5. 定期检查轮胎使用情况和活动、转动结构的灵活性，轮胎应气压充足，不能与油、酸性物质、热源、明火等接触，以防受到破坏，定期按需加注润滑油。

6. 如果因某种原因需要将轮子的轴拆去，在重新安装时应拧紧螺母，确保无松动。

7. 电动轮椅要养成用完即充电的习惯，即使是闲置的电动轮椅也要养成定期充电的习惯，使电池电量保持饱满，禁止亏电存放。如长时间不使用电动轮椅，亏电存放会严重影响轮椅的使用寿命，而且闲置时间越长，电池损坏越严重。还须避免雨淋，注意轻拿轻放等。

第二节 拐杖

拐杖分手杖和腋杖 2 种，这里主要介绍患者常用手杖的使用方法。

一、手杖的分类

1. 单脚手杖（图 3-53） 适用于握力好、上肢支撑力强的患者，如偏瘫、下肢肌力减退（多见于脊髓灰质炎或下肢神经损伤的患者）、平衡障碍（多见于颅脑损伤或多发性硬化的患者）、下肢骨与关节病变（多见于骨性关节炎、下肢骨折、骨质疏松或半月板切除的患者）、老年人、单侧下肢截肢或佩戴假肢、偏盲或全盲等患者。适用于阶梯或空间狭窄处。与其他拐杖相比，手杖提供的支撑面小，有一定的不稳定性。但手杖轻，易存放，外形较美观。自我活动能力良好者，可正确使用手杖助力。

2. 三脚或多脚手杖（图 3-54） 用于辅助下肢功能障碍且平衡能力欠佳的患者。优点是有 3 个或多个支脚，支撑面大，稳定性增加，有不同的尺寸，易调节。缺点是因支撑面大而影响上下楼梯。

3. 带座手杖 由手柄、手杖和可折叠座位组成，承重时为手柄在前方。用于辅助下肢功能轻度障碍或体力欠佳者，可单侧用于辅助行走，打开椅子，方便休息。

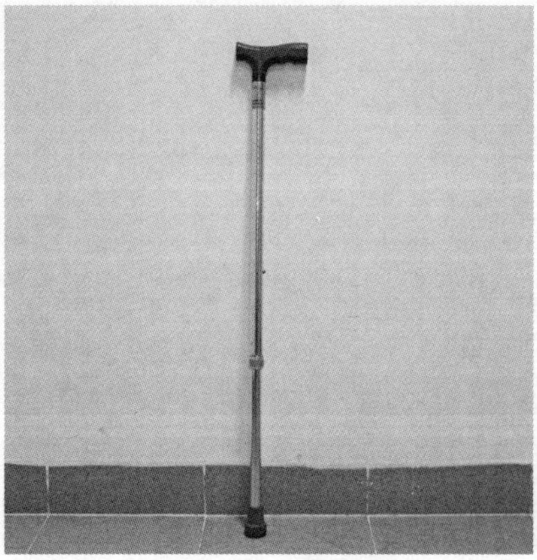

图 3-53 单脚手杖

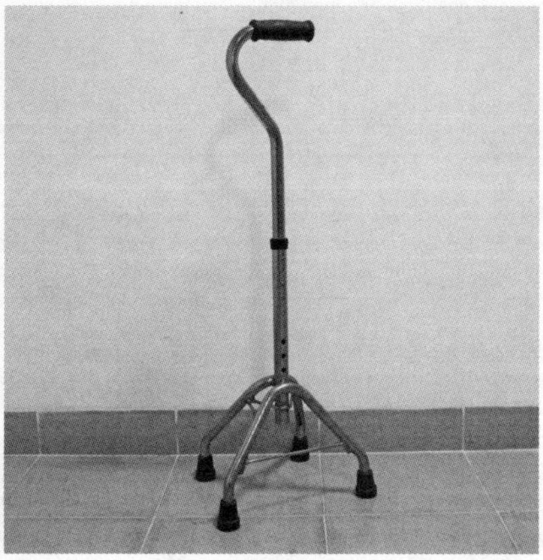

图 3-54 多脚手杖

二、手杖长度调节

1. 无站立困难的患者 让患者穿舒适的鞋站立，体重平均分布于双腿，双眼平视前方，双上肢自然下垂。如为不可调型手杖须去除套头，支撑面朝上，手柄朝下放在地板上，垂直地靠于患者体侧。在手杖与患者前臂尺骨茎突水平平齐处做标记，锯去多余的部分即可。如为可调型手杖，可让患者肘关节屈曲 30°，腕关节背伸，患者足小趾前外侧约 15 厘米处至背伸手掌面的距离即为适宜的手杖长度，直接按此长度调整即可。简单计算方法是，患者站立时大转子的高度即为手杖的长度（图 3-55，图 3-56）。

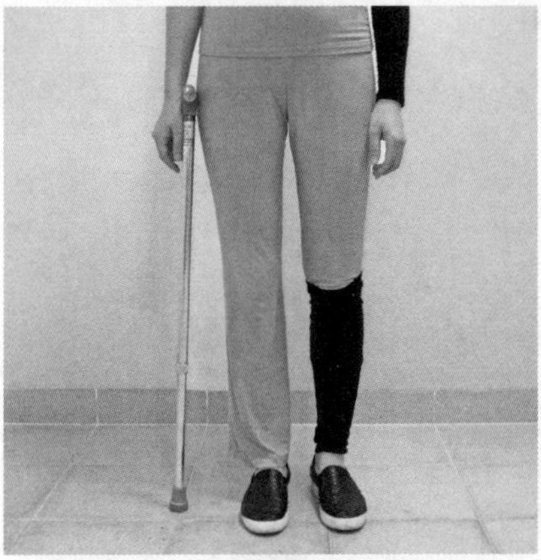

图 3-55　不可调型手杖长度

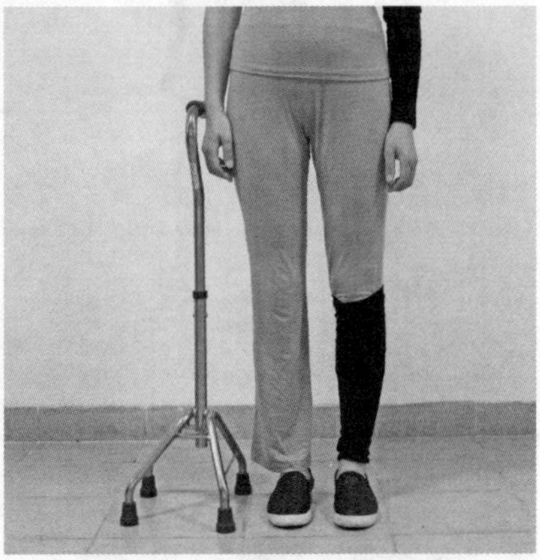

图 3-56　可调型手杖长度

2. 无法站立的患者　患者仰卧于床上，双手伸直放于身旁，协助者测量患者自尺骨茎突到足跟的距离，然后增加 25 厘米即为手杖适宜的长度。增加的 2.5 厘米为穿鞋时鞋跟的高度。

三、手杖的使用

1. 从坐位转移至立位（图 3-57 ~ 图 3-63）

（1）患者在座椅上臀部适当前移。

（2）手杖放在健侧（多脚手杖）或斜靠于扶手（单脚手杖）。

（3）患者躯干前倾，重心前移，下肢用力，健侧手下推扶手，站立，接着抓起手

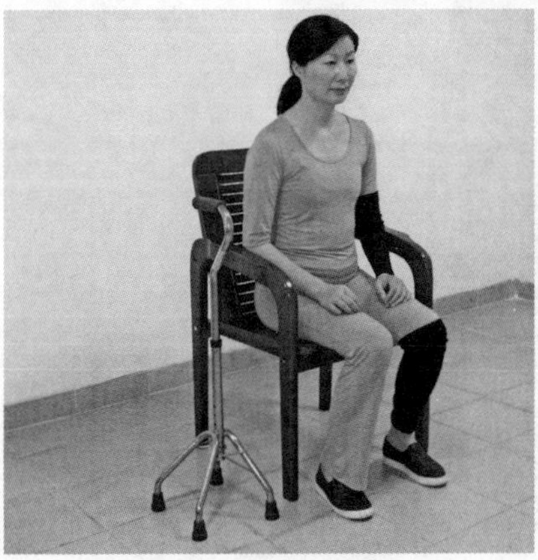

图 3-57　臀部前移

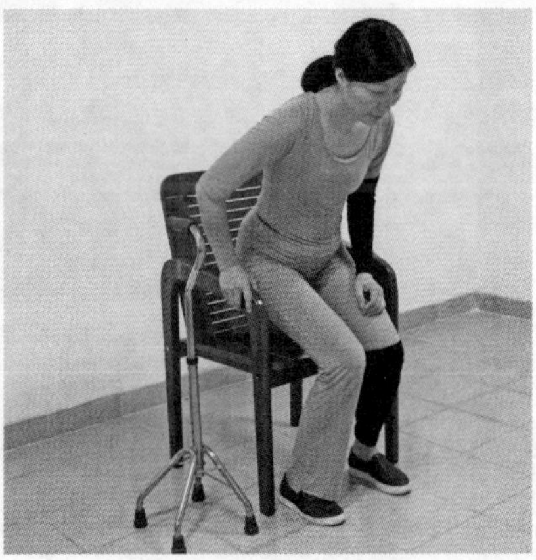

图 3-58　重心前移

杖。使用单脚手杖时，站立前可先用扶手。

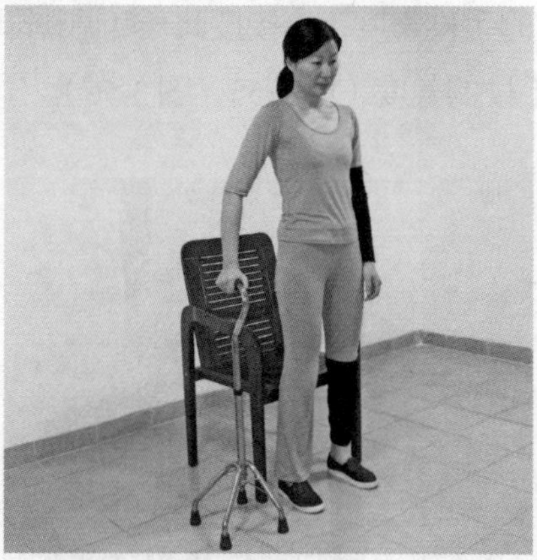

图 3-59　扶手杖站起

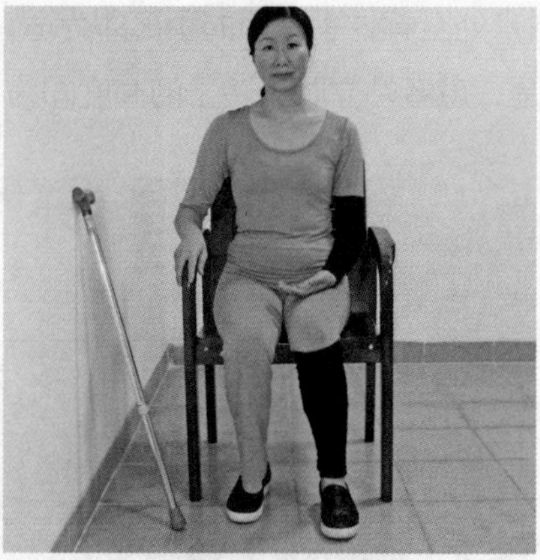

图 3-60　臀部前移

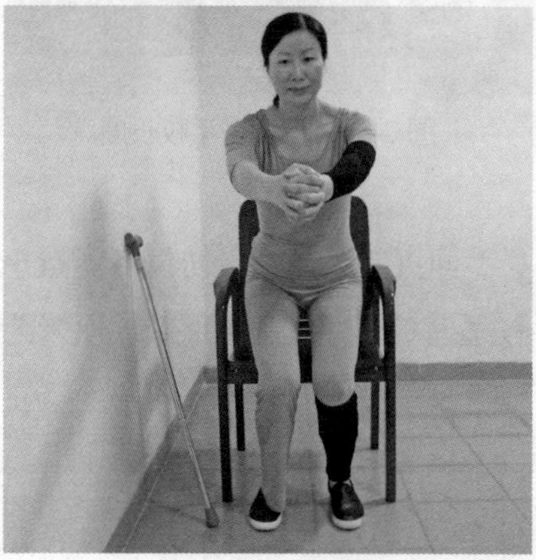

图 3-61　重心前移

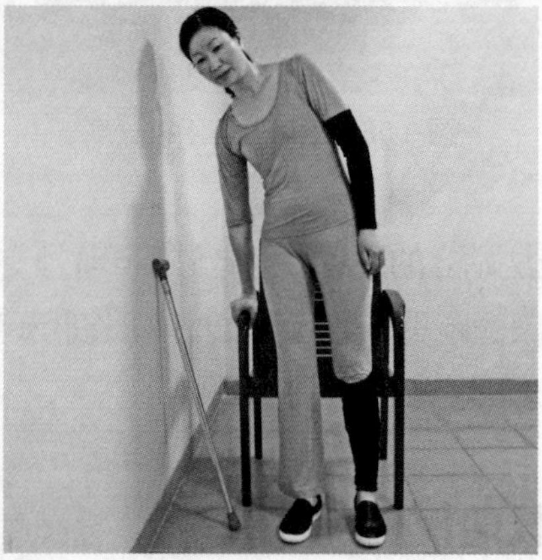

图 3-62　扶椅子站起

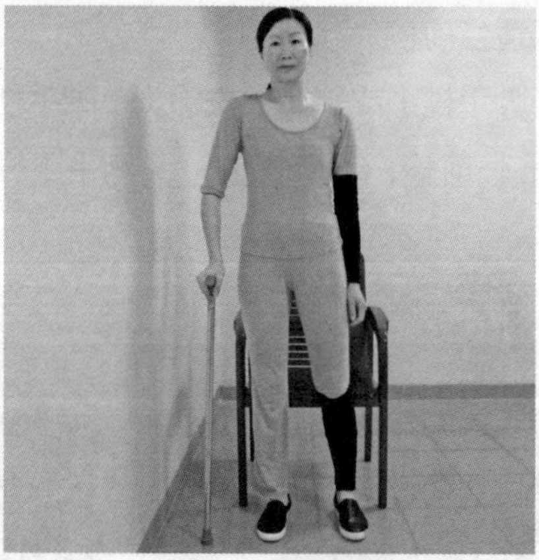

图 3-63　健侧持拐杖

2. 从立位转移至坐位（图 3-64 ~ 图 3-66）

（1）当患者接近座椅时，向健侧旋转，背对座椅。

（2）患者身体缓慢向后，直到腿部接触到座椅。

（3）躯干向前倾，缓慢坐下，当患者抓住扶手时可将手杖放在座椅一侧。

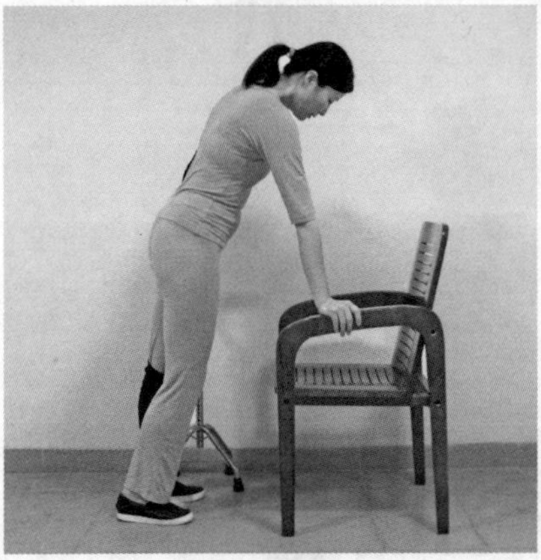

图 3-64　健侧手支撑扶手

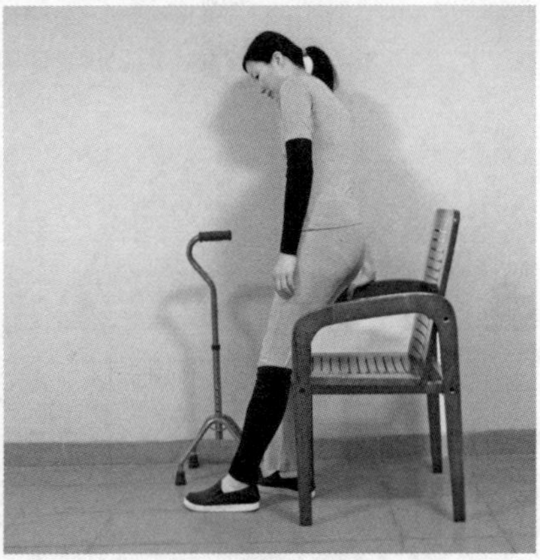

图 3-65　健侧旋转

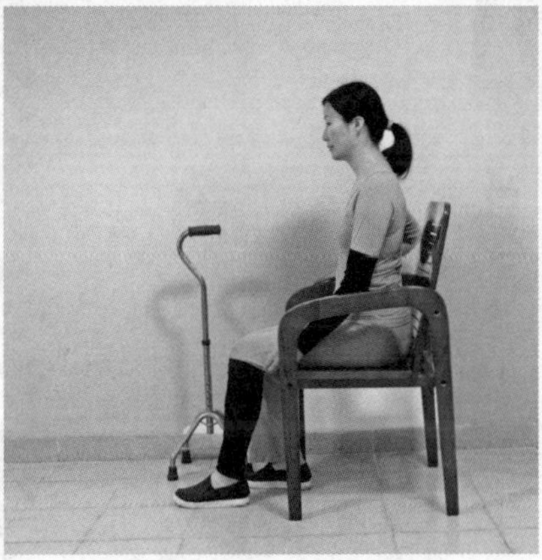

图 3-66　躯干前倾坐下

四、持手杖的步行方式

手杖应置于健侧上肢旁。在平路上步行时患侧下肢应与手杖同时前行，保持手杖相对靠近身体，不应超越患侧下肢的足趾前。如果手杖远离身体会引起身体侧倾或前倾，从而导致动态的稳定性下降。如果双下肢同时存在问题，应在明确患者的实际问题后再决定手杖位于哪一侧。（正面，图 3-67 ~ 图 3-69；侧面，图 3-70 ~ 图 3-72）

使用手杖时需要考虑的细节包括：①哪一侧用手杖最适宜；②在改善平衡或步行耐力时哪个问题更突出；③如果步态存在偏移，整体步态改善后身体姿势是否有效；④手的位置是否影响安全（如转移、在楼梯或户外步行时）；⑤双手握力是否有差别；⑥是否需要 2 支手杖来改善平衡。

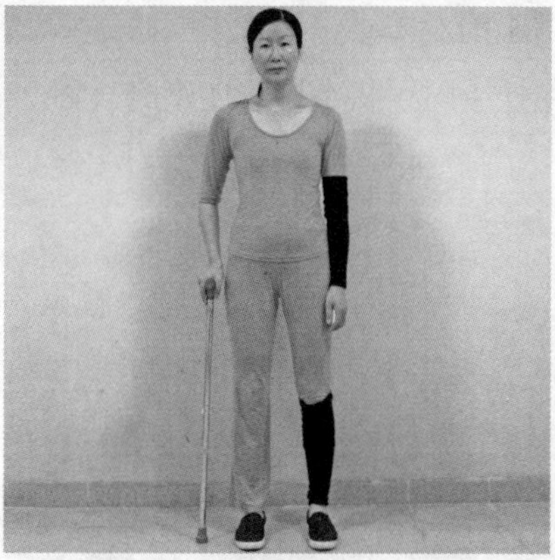

图 3-67　健侧手持单脚手杖

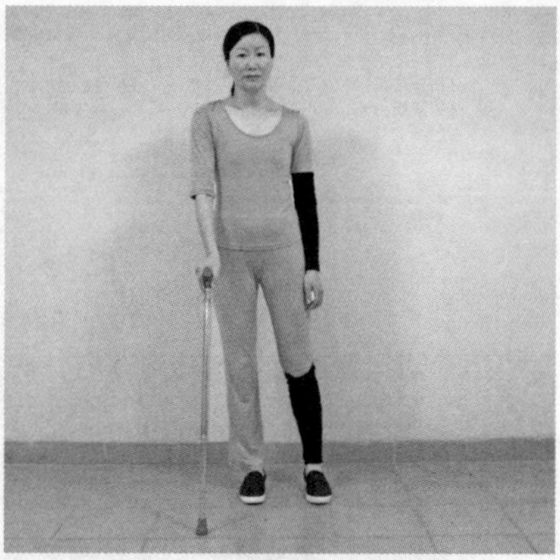

图 3-68　移动单脚手杖

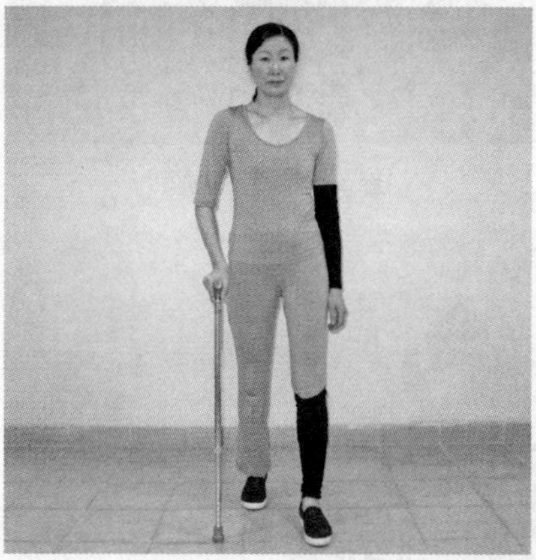

图 3-69　迈出患侧腿

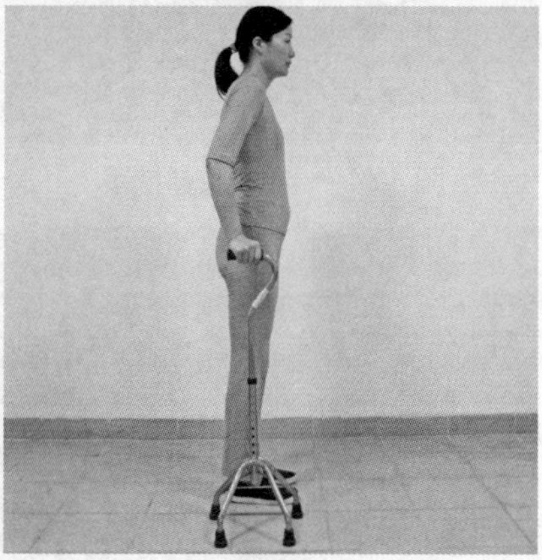

图 3-70　健侧手持多脚手杖

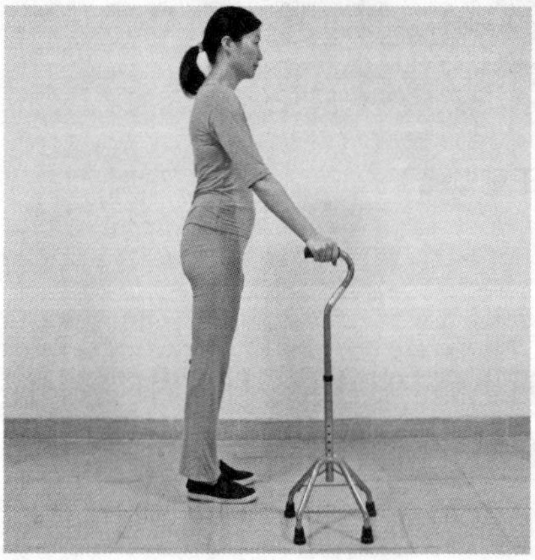

图 3-71　移动多脚手杖

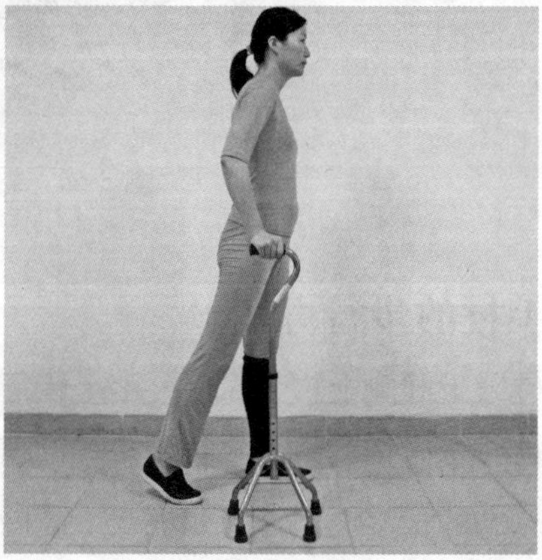

图 3-72　迈出患侧腿

1. 杖 - 患 - 健的三点步方式

患者行走时手杖和足的运动顺序：先移动手杖，后迈出患侧腿，再迈出健侧腿。由于步行时至少有 2 个支撑点，故稳定性较高。偏瘫患者在无指示的情况下大多数使用杖 -

健 - 患的步行方式。

2. 患者使用两点步行进时，手杖与患侧腿同时迈出，然后迈出健侧腿。患者采用此步态行走时比三点步快，多在轻症患者或患者恢复后期应用。

五、手杖协助上下楼梯

1. 下楼梯（图 3-73 ~ 图 3-76） 患者拄拐侧靠近墙边站立，然后提起拐杖放在下一级台阶上，患侧腿迈下台阶，最后健侧腿迈下台阶。

2. 上楼梯（图 3-77 ~ 图 3-83） 患者拄拐侧靠近楼梯扶手侧站立，先移动拐杖上一级台阶，健侧腿跟着迈上台阶，然后患侧腿迈上同一级台阶。

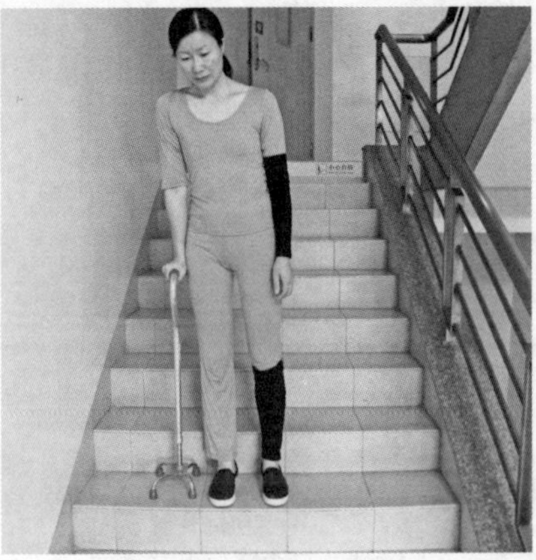

图 3-73　下楼梯步骤 1

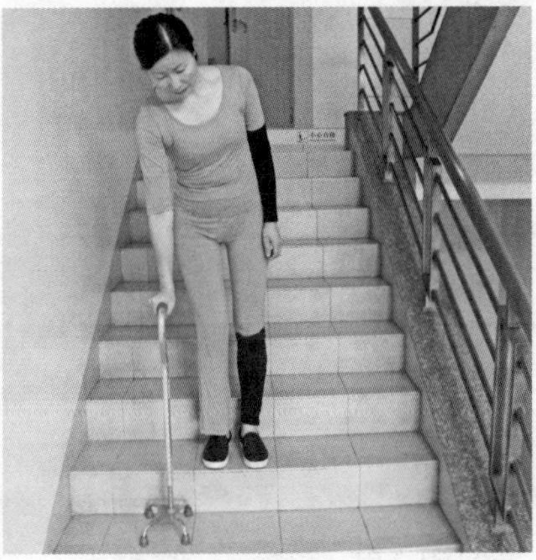

图 3-74　下楼梯步骤 2

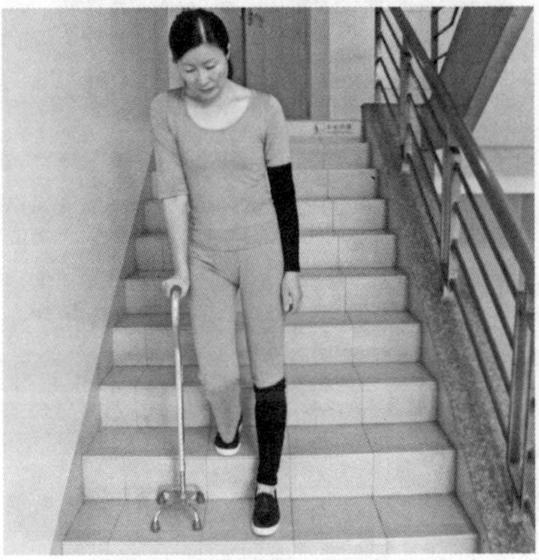

图 3-75　下楼梯步骤 3

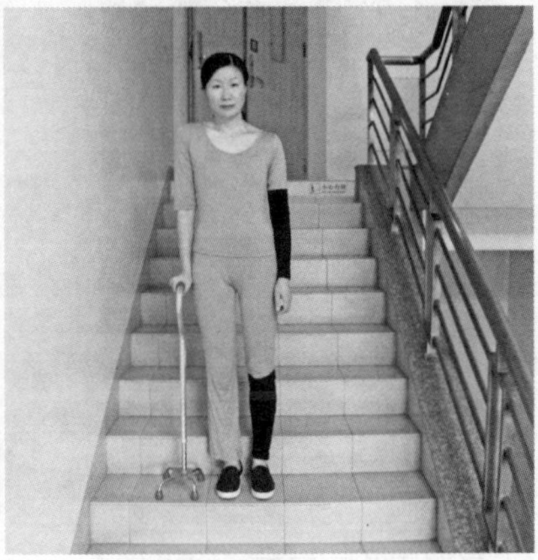

图 3-76　下楼梯步骤 4

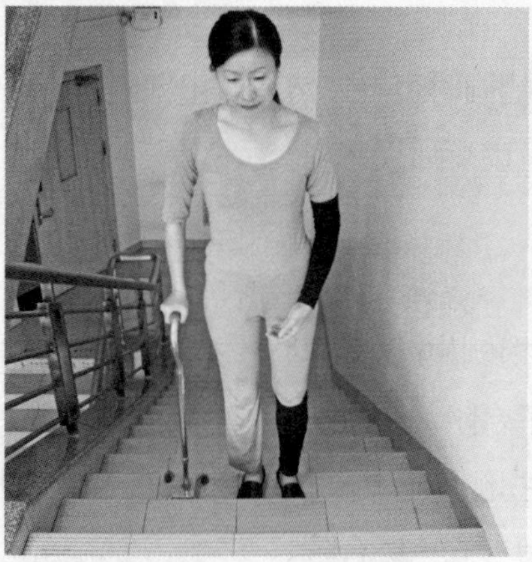

图 3-77　上楼梯正面步骤 1

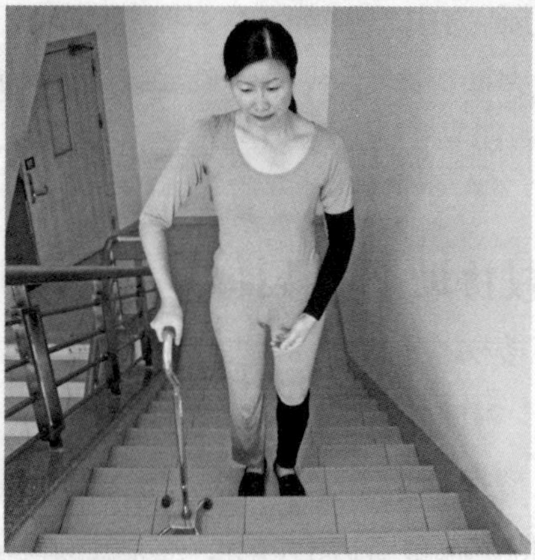

图 3-78　上楼梯正面步骤 2

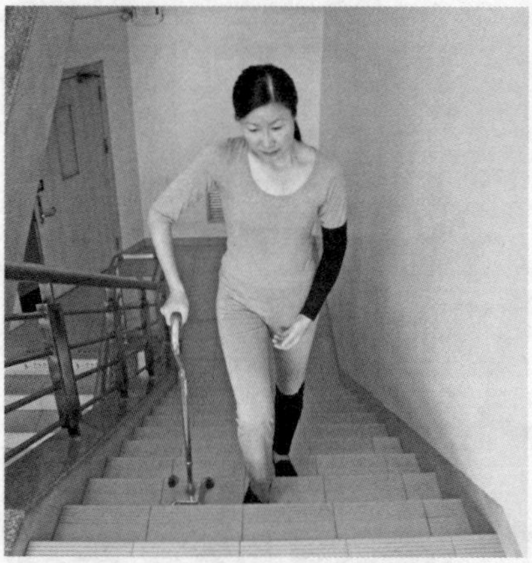

图 3-79　上楼梯正面步骤 3

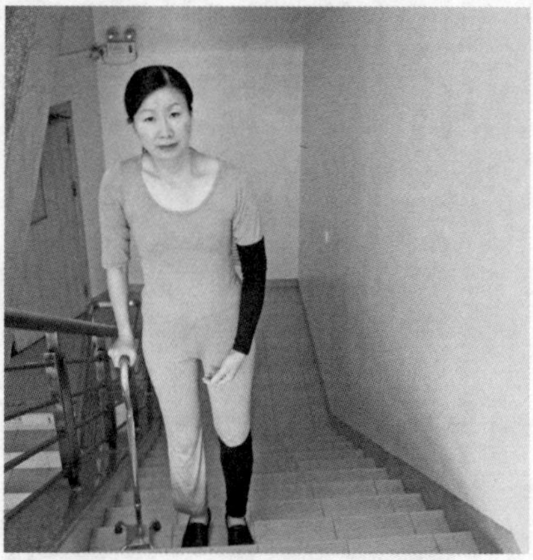

图 3-80　上楼梯正面步骤 4

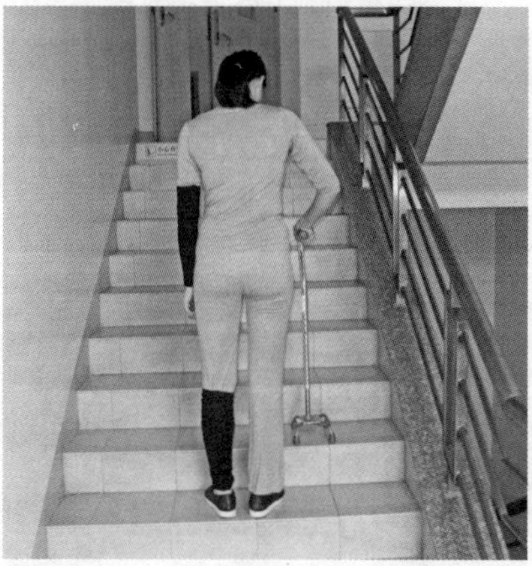

图 3-81　上楼梯背面步骤 1

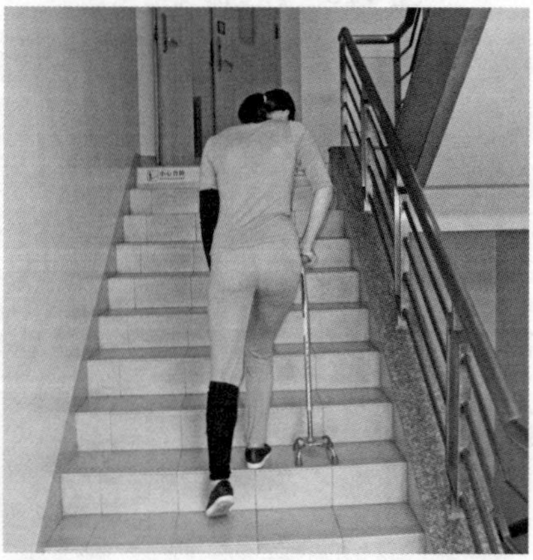

图 3-82　上楼梯背面步骤 2

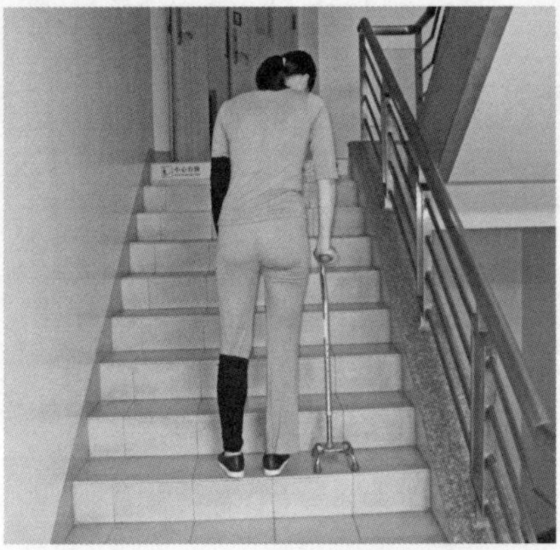

图 3-83　上楼梯背面步骤 3

参考文献

[1] 燕铁斌 . 康复护理学 [M]. 北京 : 人民卫生出版社 ,2012.

[2] 谭峰 . 缺血性中风 [M]. 北京 : 科学技术文献出版社 ,2016.

第四章 居家简易康复护理器具制作

第一节 绳梯训练

一、绳梯训练适应证

1. 适用于肩部活动受限的患者，把绳梯固定在墙上，方便有需要的患者进行爬行训练及肩部的拉伸运动（图 4-1，图 4-2）。

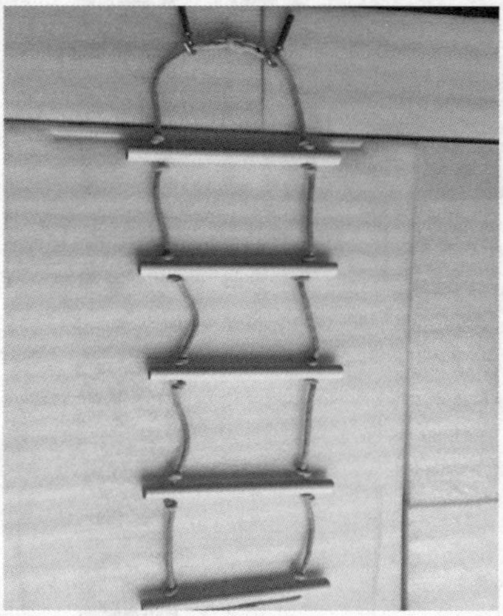

图 4-1 绳梯固定在墙上

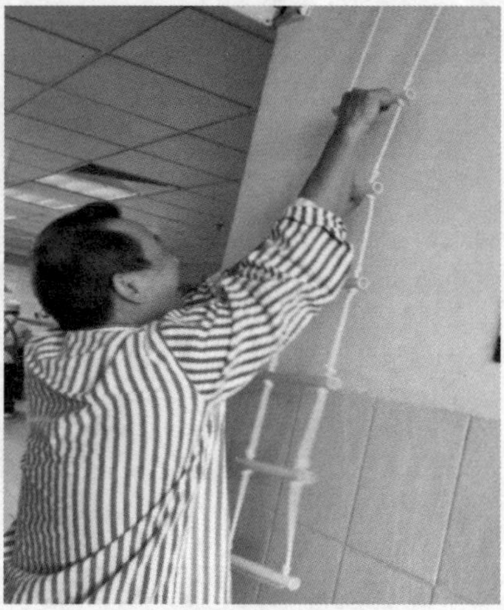

图 4-2 肩部拉伸运动

2. 适用于截瘫或截肢患者，把绳梯固定在床尾协助患者进行起卧锻炼（图 4-3，图 4-4）。

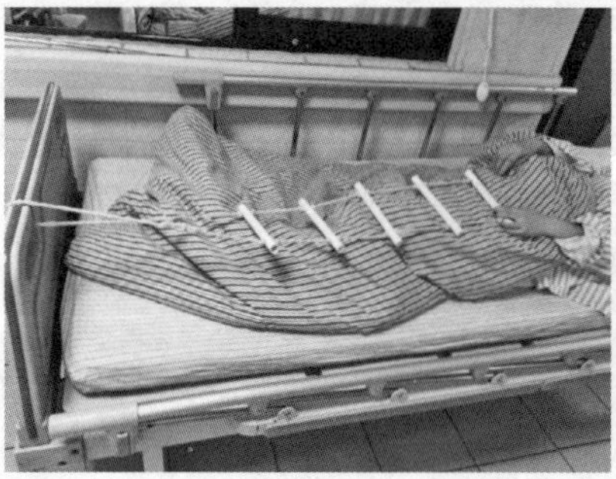

图 4-3 绳梯固定在床尾

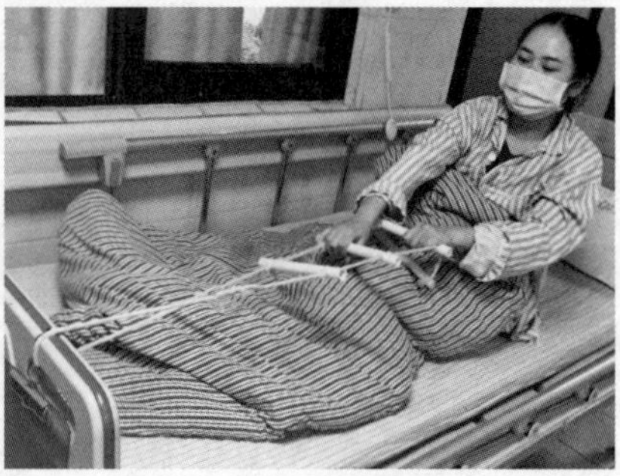

图 4-4 协助患者起床

二、绳梯制作

1. 制作工具 弹簧钢管、电钻（用于钻洞）、锤子、长钉、制作板、PVC 电线管、剪刀、砂纸、小刀、卷尺（图 4-5）。

2. 制作材料　3米实心绳（直径6毫米）1根，20厘米PVC电线管5根（图4-6）。

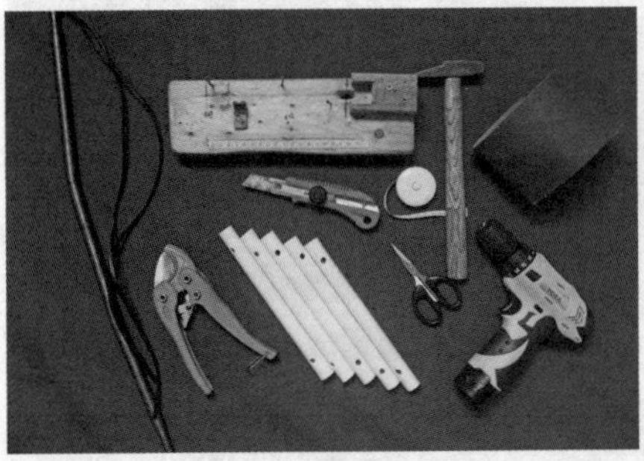

图4-5　制作工具

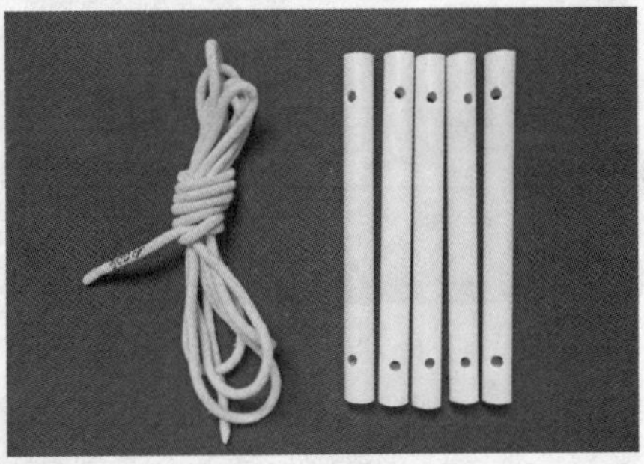

图4-6　制作材料

3. 制作步骤

（1）PVC电线管的准备

1）取一条长约62厘米的PVC电线管（图4-7），从管的两端分别在20厘米、23厘米处做标记（图4-8）。

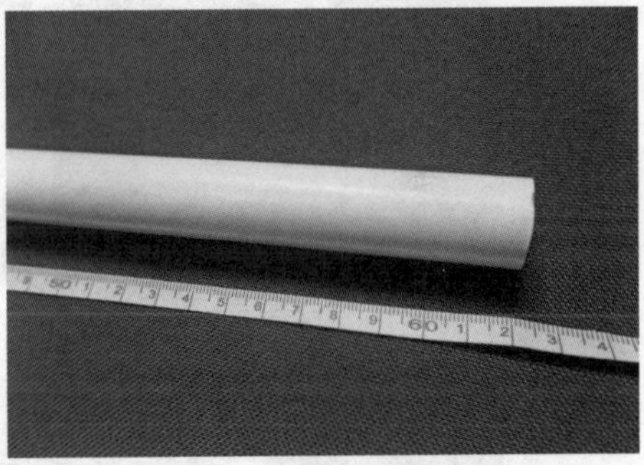

图4-7　取62厘米PVC电线管

2）把弹簧钢管穿进已做好标记的PVC电线管内对PVC电线管进行塑形，弹簧钢管的直径比PVC电线管的直径略小，长度相等或略长（图4-9）。

3）把PVC电线管放在膝盖处以标着23厘米的点为支点向两边掰，使PVC电线管塑形成一定弧度（图4-10），双手拿着PVC电线管两端向中心继续用力掰，使PVC电线管更有弧度（图4-11）。

4）塑形后不急着把弹簧钢管拔出来，拿起剪刀对准PVC电线管标着20厘米处（图4-12），一手用力压紧剪刀，一手旋转PVC电线管直至把PVC电线管剪断（图4-13）。

5）另一端做法如上，把PVC电线管剪成3段，2根20厘米的用来制作绳梯，1根22厘米的用来制作滑轮牵引器的把手（图4-14）。

6）同样的方法把5根20厘米PVC电线管剪好。若剪好的PVC电线管末端不平时可以把它放在砂纸上磨平（图4-15）。

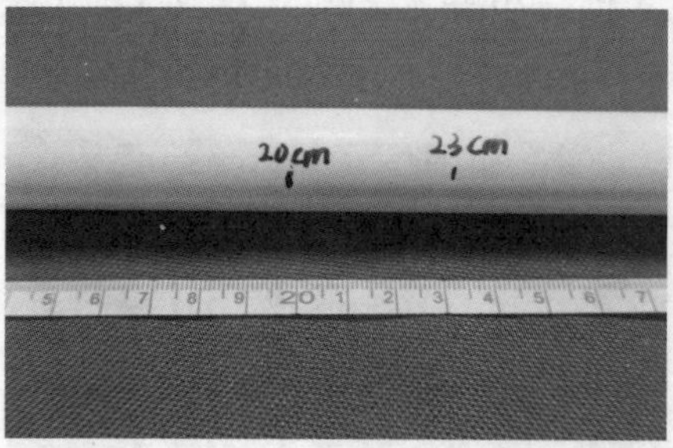

图 4-8　在 PVC 电线管上取点

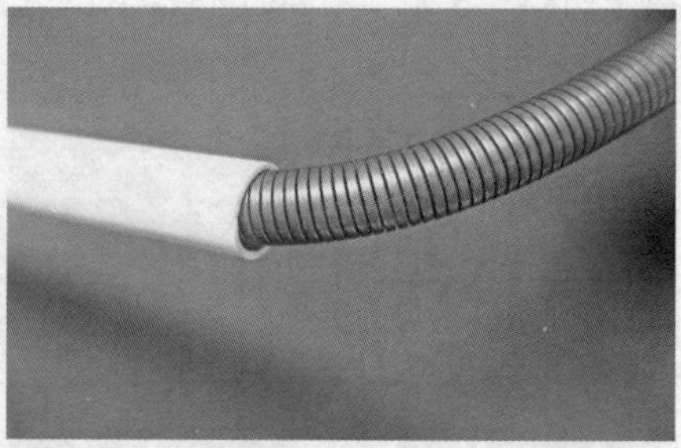

图 4-9　把弹簧管放进 PVC 电线管里

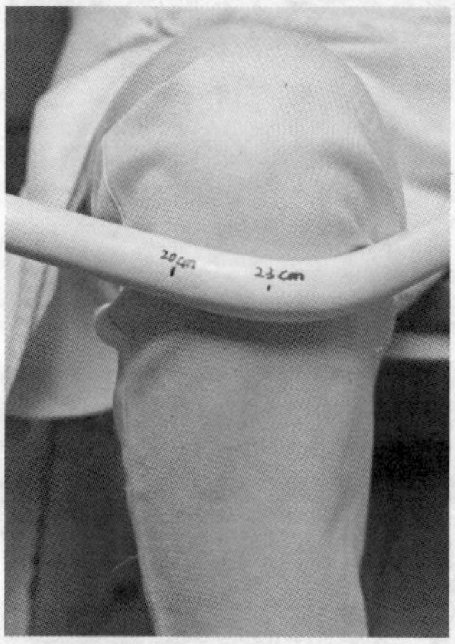

图 4-10　23 厘米处为支点

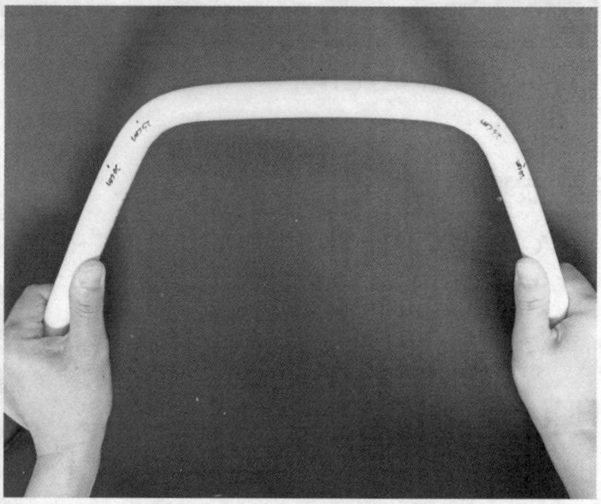

图 4-11　塑形成合适的弧度

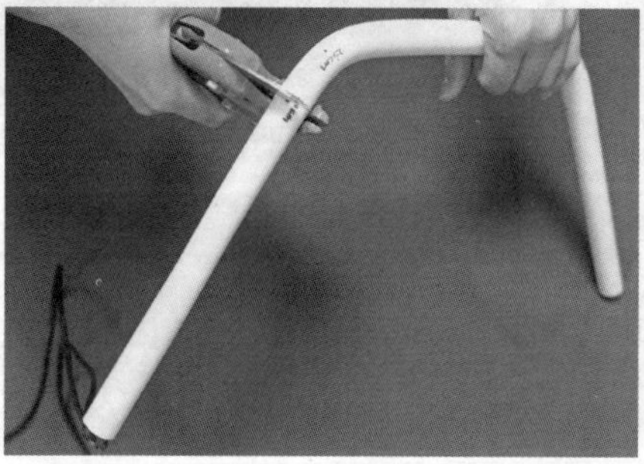

图 4-12　用剪刀在 PVC 电线管 20 厘米处剪裁

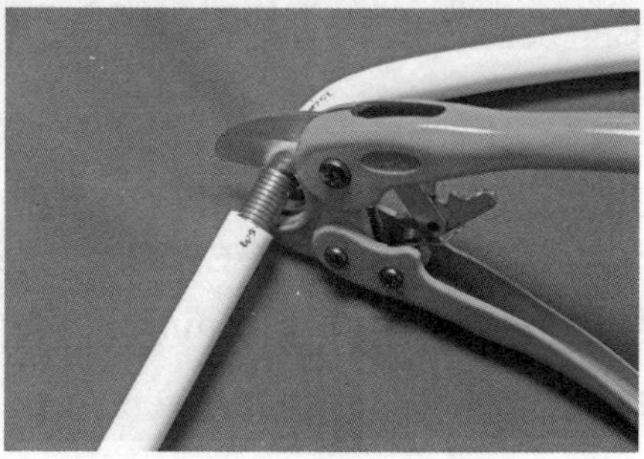

图 4-13　剪断 PVC 电线管

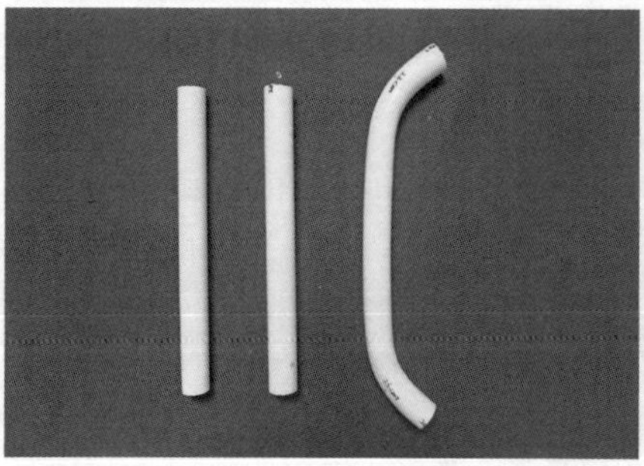

图 4-14　裁剪出来的 PVC 电线管

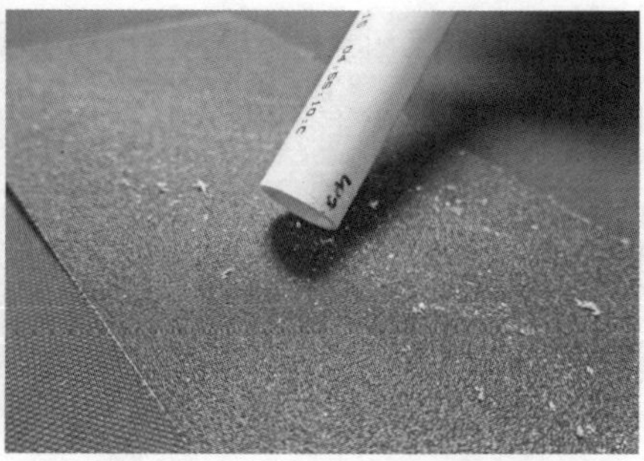

图 4-15　在砂纸上磨平末端

（2）在 PVC 电线管上打洞

1）拿出制作板（图 4-16），把裁剪好的 20 厘米 PVC 电线管放在制作板上，在管的两端 3 厘米处做标记，注意标记的 2 个点要在同一水平线上（图 4-17）。

2）拿起锤子在标记好的 PVC 电线管上用长钉对准标记点进行敲打，打出一个小洞，注意开洞时最好把洞开得大一点（图 4-18）。

3）拿起电钻装上钻头后，一手扶稳 PVC 电线管，一手拿着电钻对准已打好的小洞垂直向下用力，进一步钻出更大的洞，当听到第一声“轰隆隆”时继续用力向下钻，直至听到第二声“轰隆隆”才证明已钻好（图 4-19）。

4）用小刀把已钻好的孔剩下的残端修饰平整（图 4-20）；同样的方法把 5 根 PVC 电线管都打好洞。

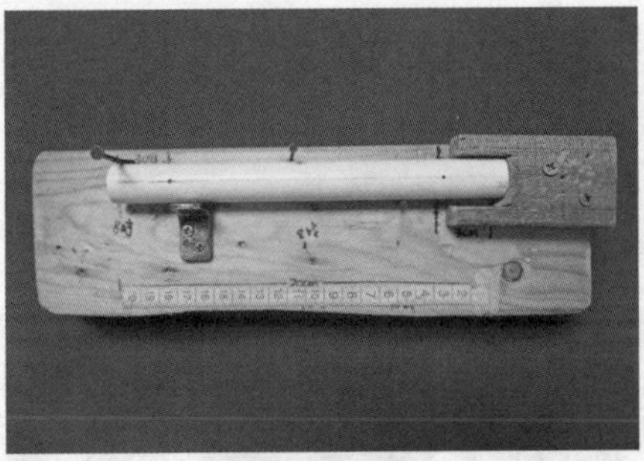
图 4-16　制作板

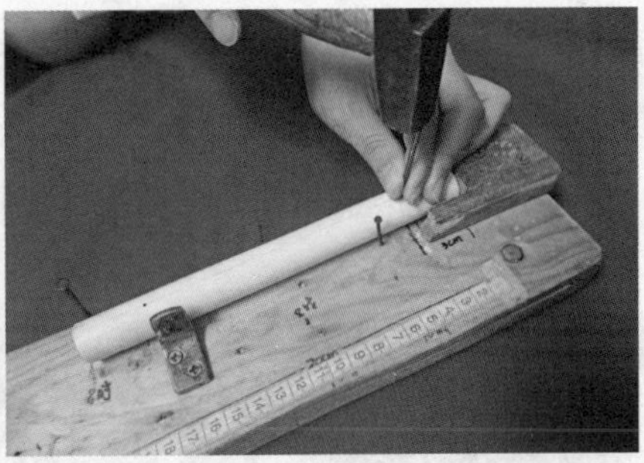
图 4-17　在 3 厘米处取点

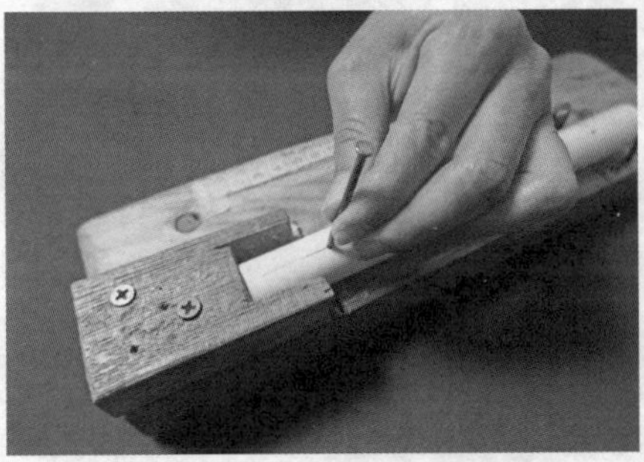
图 4-18　用长钉打洞取点

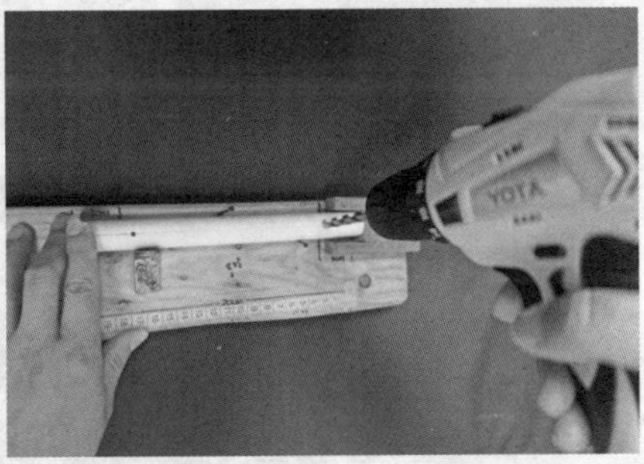

图 4-19　在 3 厘米处用电钻打洞

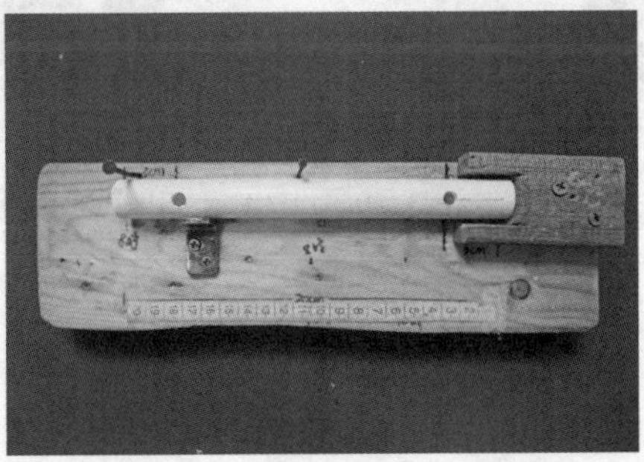
图 4-20　打好洞的 PVC 电线管

（3）穿绳梯的方法

1）用一根 3 米的实心绳，在绳子的两端用胶布缠好，拿出第 1 根钻好孔的 PVC 电线管把绳子分别穿进 PVC 电线管的 2 个洞里，调整绳子直至绳子的两端等长（图 4-21，图 4-22）。

2）在绳子上分别打上结把第 1 根 PVC 电线管固定好（图 4-23，图 4-24，图 4-25）；确定第 2 节绳梯的位置，把一边的绳子拉到对侧绳结处在此处打个结固定，另一边绳子用同样的方法（图 4-26）。

3）穿上第 2 根 PVC 电线管（图 4-27），把 PVC 电线管推至两边绳结处后打结固定 PVC 电线管（图 4-28）；重复步骤直至把 5 根 PVC 电线管穿好（注意每根 PVC 电线管都要有 2 个绳结固定）。

4）穿好 5 根 PVC 电线管后 2 根绳打 8 字结：左手边的绳搭在右手边绳上，绕过右手边绳后把它放在左边绳上，绕过左边绳后拉紧 2 个绳头就把 8 字结打好。打 8 字结后绳结不易松脱（图 4-29 ~ 图 4-32）。

5）打完结后，2 根绳末端用胶布固定好（图 4-33，图 4-34）。

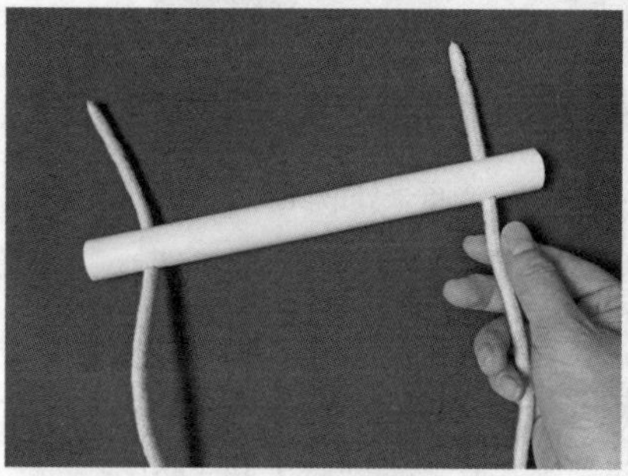
图 4-21　两端穿进 PVC 电线管里

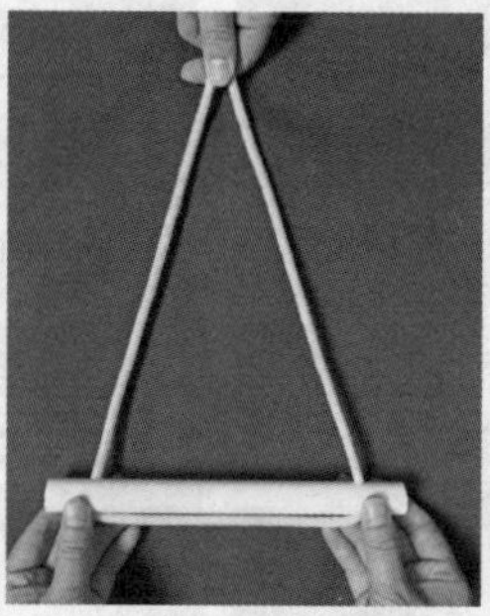
图 4-22　绳子两端等长

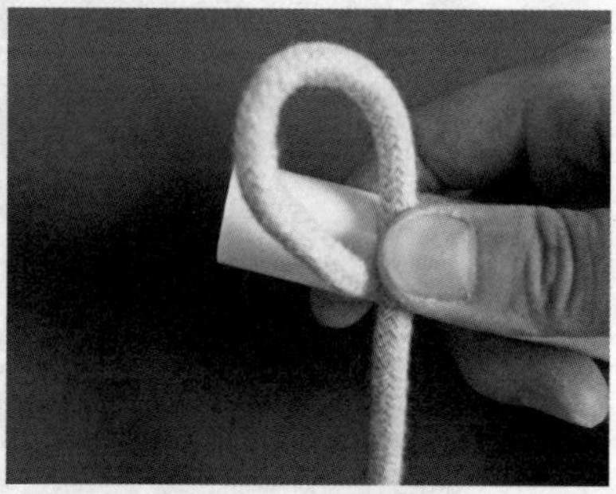
图 4-23　打结方法 1

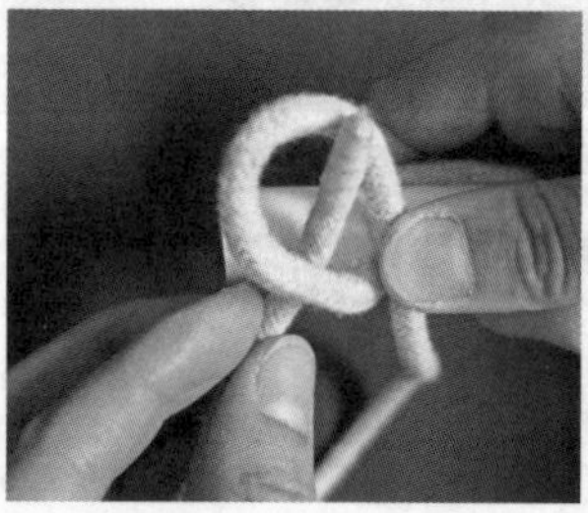
图 4-24　打结方法 2

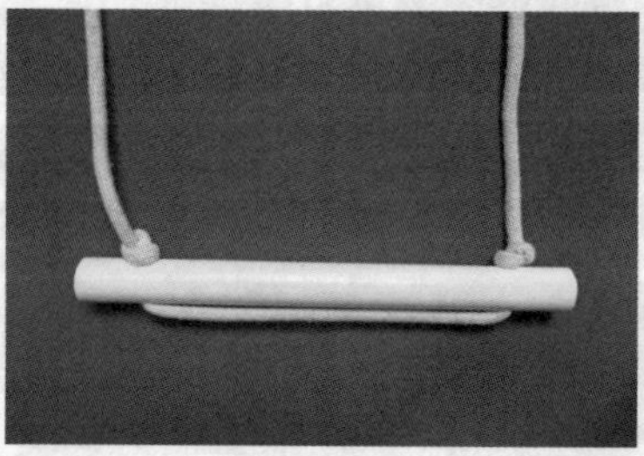
图 4-25　打好结固定 PVC 电线管

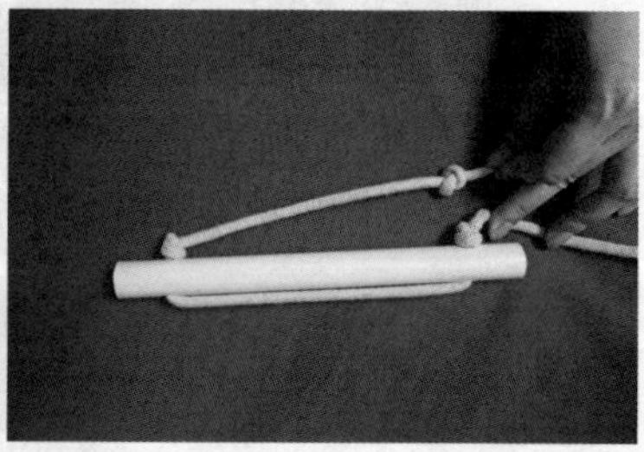
图 4-26　确定第 2 节长度的方法

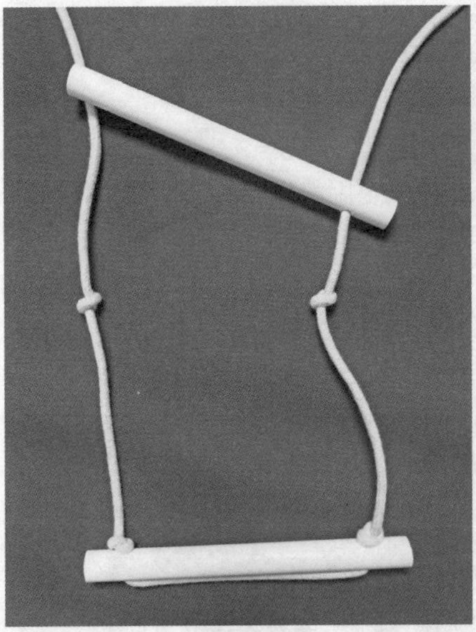
图 4-27　穿进第 2 根 PVC 电线管

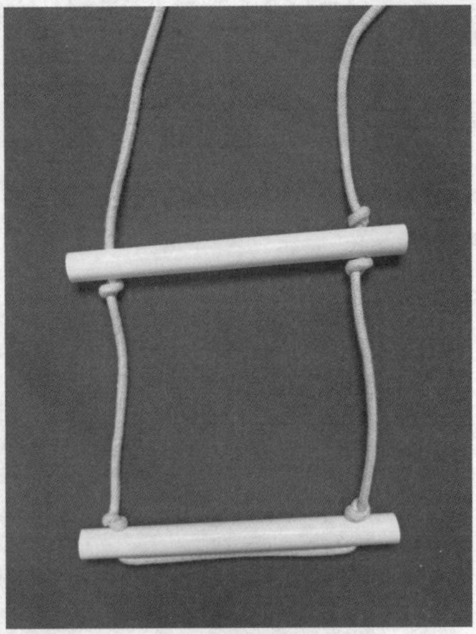
图 4-28　打结固定第 2 节

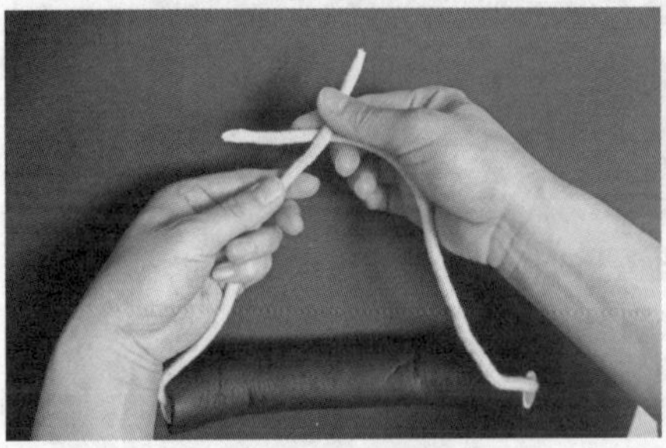
图 4-29　打 8 字结步骤 1

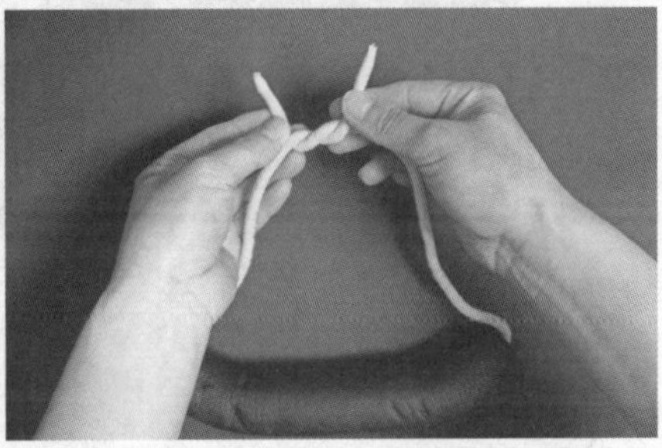
图 4-30　打 8 字结步骤 2

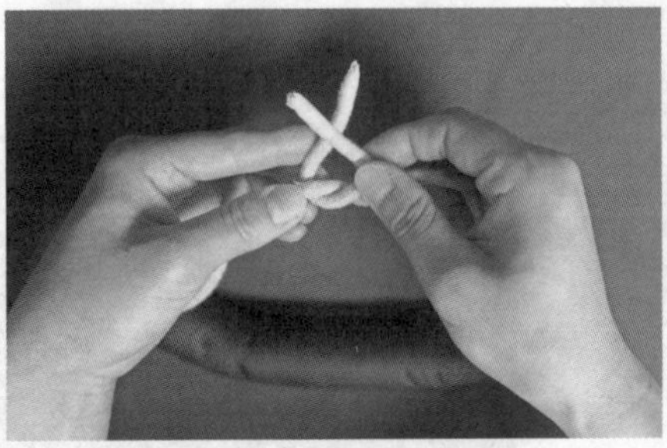
图 4-31　打 8 字结步骤 3

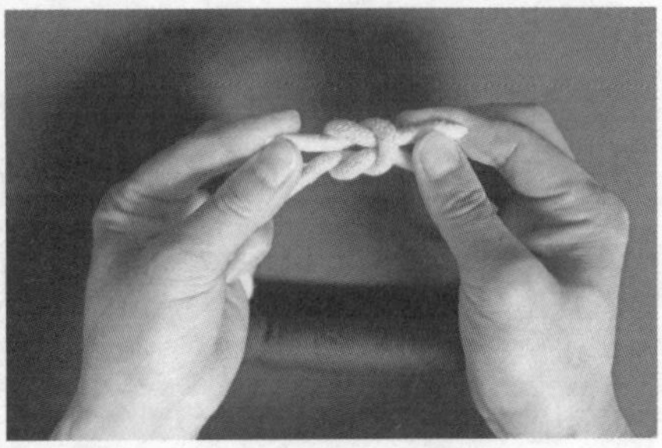
图 4-32　打 8 字结步骤 4

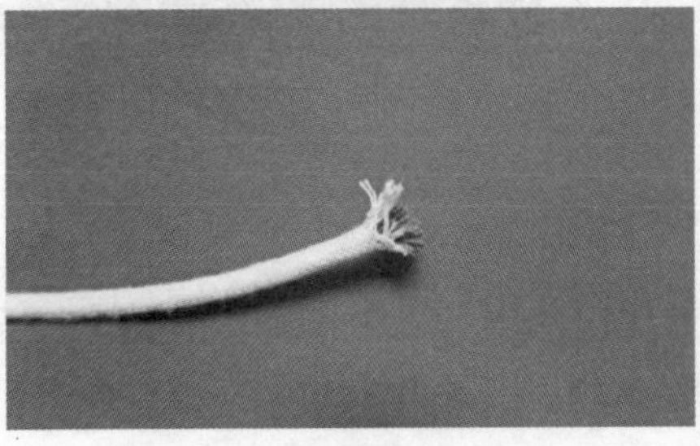
图 4-33　两端绳子的散端

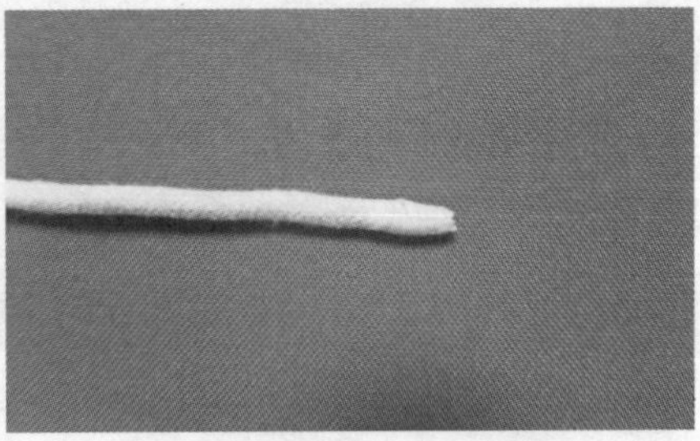
图 4-34　胶布缠好散端

第二节 滑轮牵引器训练

一、滑轮牵引器的适应证

滑轮牵引器训练适用于脑卒中偏瘫患者，通过使用滑轮牵引器，利用健侧肢带动患侧肢进行锻炼（图 4-35、图 4-36）。

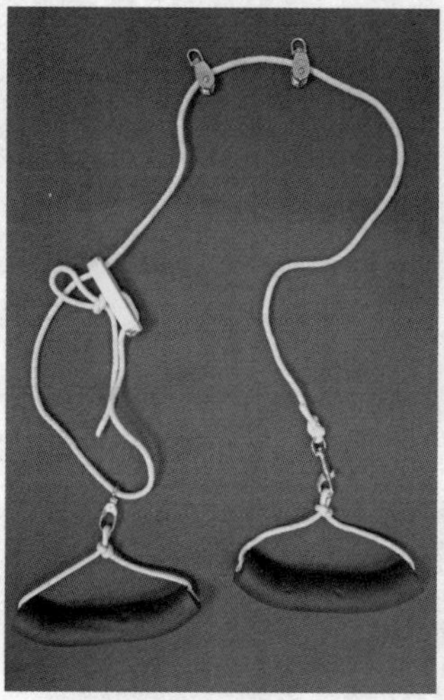

图 4-35 滑轮牵引器

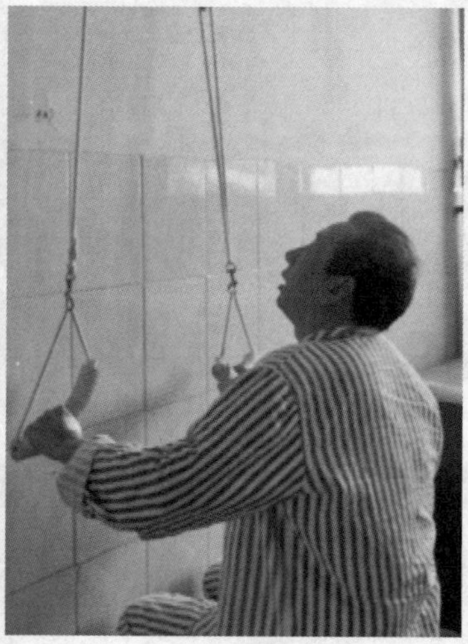

图 4-36 脑卒中偏瘫患者利用滑轮牵引器运动

二、滑轮牵引器的制作

1. 滑轮牵引器的制作材料（图 4-37）。

2.5 米实心绳（直径约 6 毫米）	1 根
1.5 米实心绳（穿把手用）	1 根
已塑形好约 22 厘米的 PVC 电线管	2 根
空调海绵管	2 段
狗扣（钥匙扣）	2 个
滑轮	2 个
调节板（实木，有一定厚度）	1 个

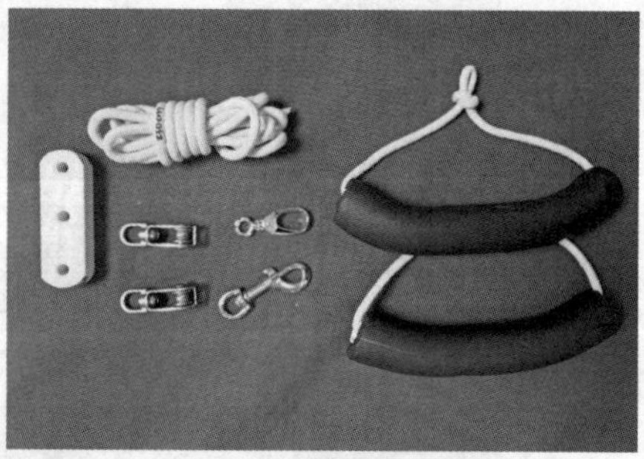

图 4-37 部分制作材料

2. 滑轮牵引器的制作步骤

（1）2 个把手的制作方法

1）把已塑形好的 2 根约 22 厘米长的 PVC 电线管分别穿进空调海绵管内，注意空调海绵管直径与 PVC 电线管直径相等或略大（图 4-38，图 4-39）。

2）穿进去后根据 PVC 电线管长度对空调海绵管进行裁剪（图 4-40）。

3）拿一根约 1.5 米的实心绳穿进 PVC 电线管内，在绳长度约 75 厘米处进行裁剪；裁剪完在绳子末端打 8 字结。

4）2 根绳子末端固定好，把绳结塞进 PVC 电线管内（图 4-41）。

5）在绳子中间处打个结固定备用（图 4-42）。

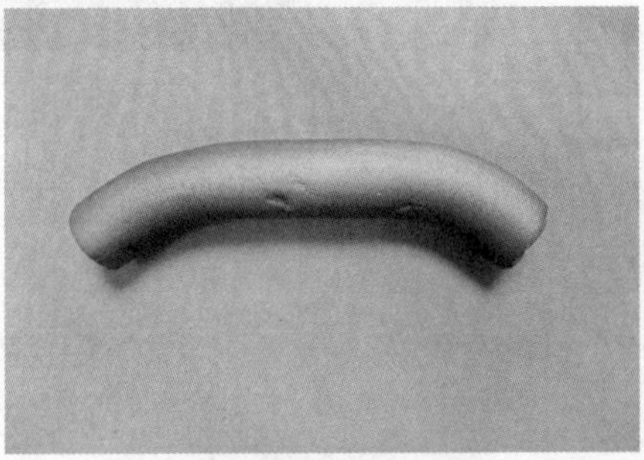

图 4-38　空调海绵管

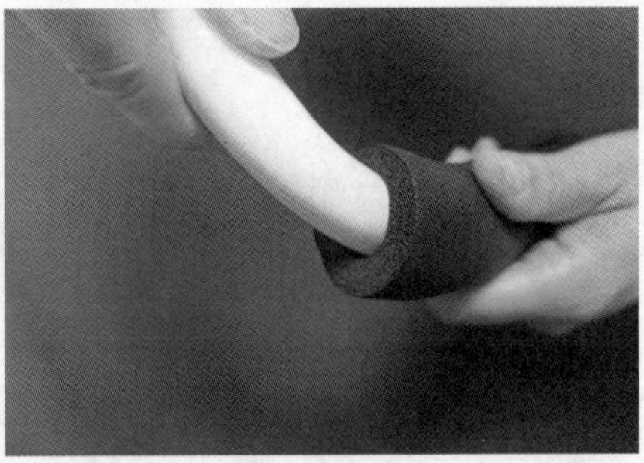

图 4-39　把已塑形好的 PVC 电线管穿进空调海绵管里

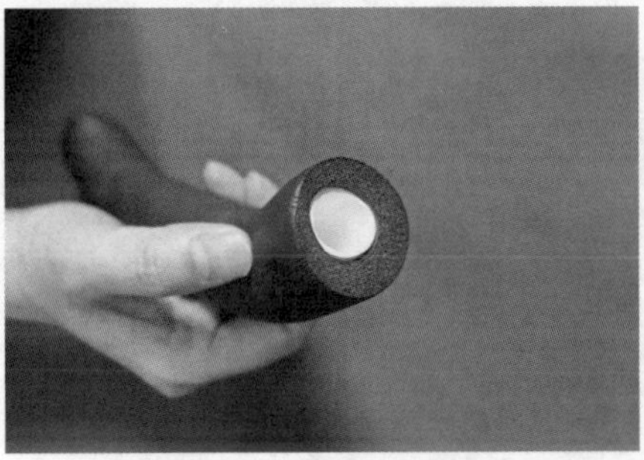

图 4-40　裁剪相等长度

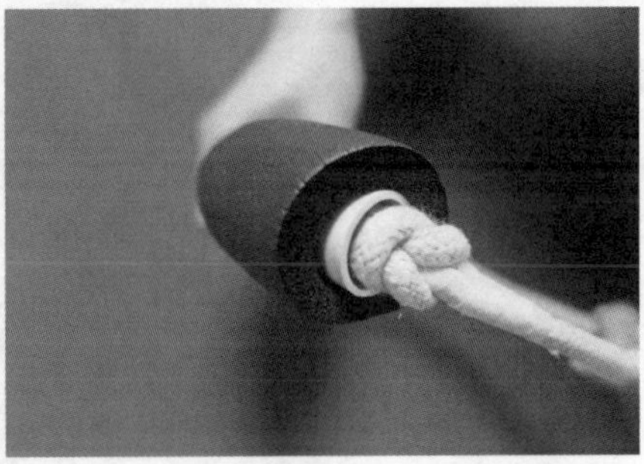

图 4-41　把绳结塞进 PVC 电线管里

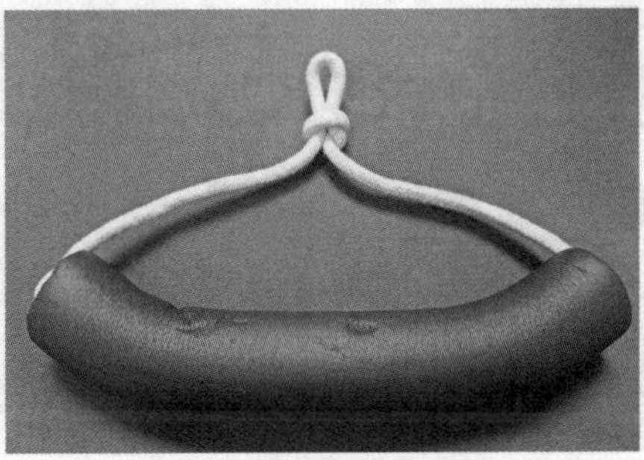

图 4-42　打结固定

（2）调节板的制作方法

1）调节板的作用：通过上下调整调节板高度来改变牵引装置的长度。

2）制作调节板的材料及工具：实木木板（厚度约 1.5 厘米）、电钻、电锯、打磨机。

3）把木板用电锯裁成长为 10 厘米、宽为 3 厘米的小木板；用打磨机把木板的 4 个角磨圆滑；用电钻在木板平均钻出 3 个洞（图 4-43）。

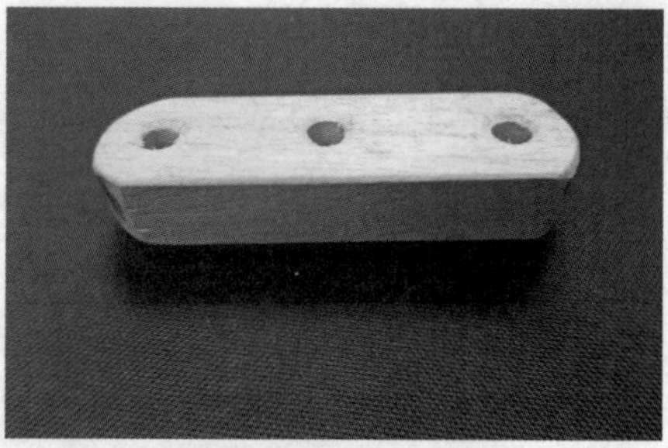

图 4-43　实木调节板

（3）滑轮牵引器的制作方法

1）拿起 1 根 2.5 米的实心绳和 1 个狗扣，把绳子的一端穿进狗扣里（图 4-44），打 2 个结固定，固定好后用胶布把末端缠好后放着备用（图 4-45）。

2）拿起绳子的另一端，先用胶布把末端修饰好，然后拿起 2 个滑轮，把绳子穿进 2 个滑轮里（图 4-46）。

3）穿过 2 个滑轮后拿起调节板穿过第 1 个洞（图 4-47），拿起另一个狗扣穿进去（图 4-48）后从调节板的第 3 个洞穿出来（图 4-49），再穿过调节板的第 2 个洞然后打个结固定（图 4-50）。

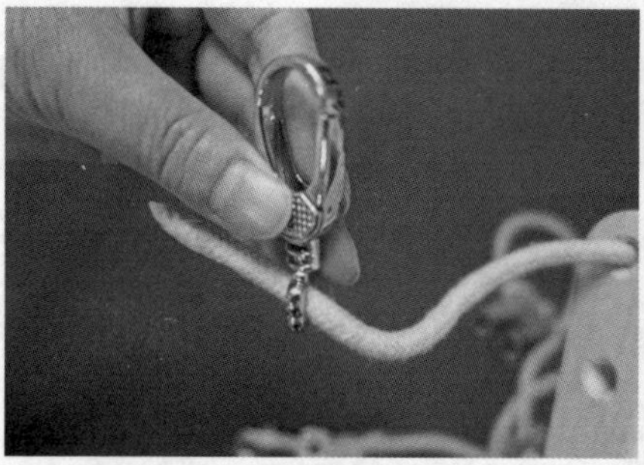

图 4-44　实心绳穿进 1 个狗扣

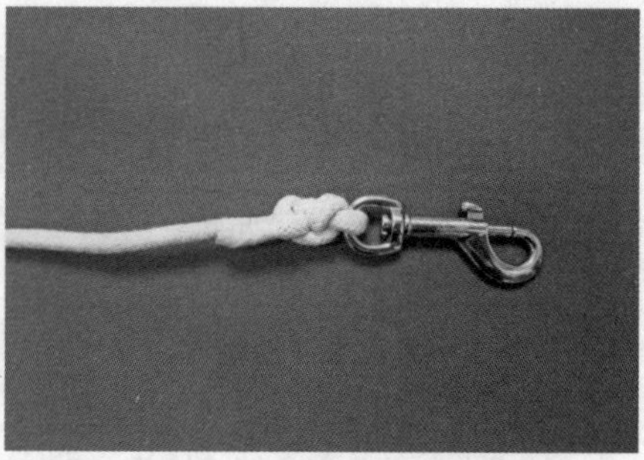

图 4-45　打结固定胶布缠好末端

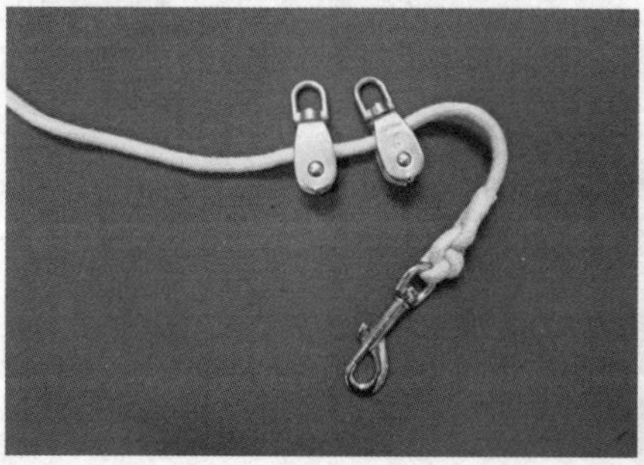

图 4-46　穿 2 个滑轮

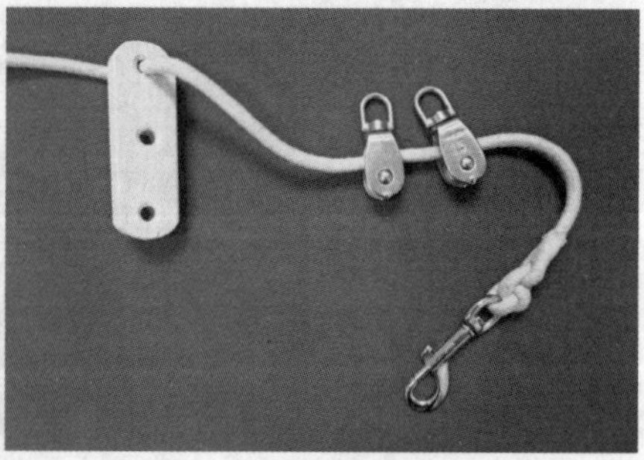

图 4-47　穿进调节板第 1 个洞

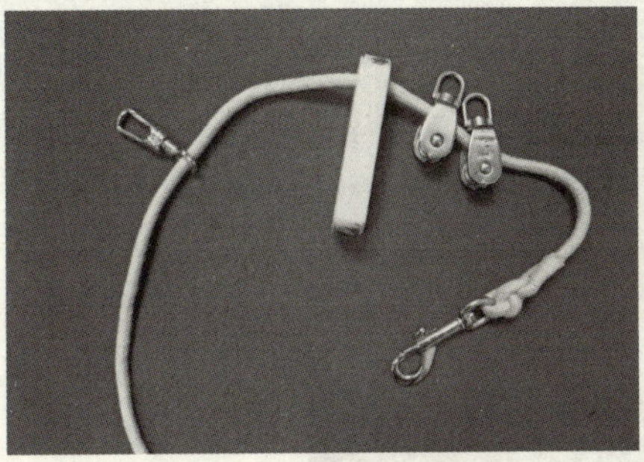

图 4-48　再穿 1 个狗扣

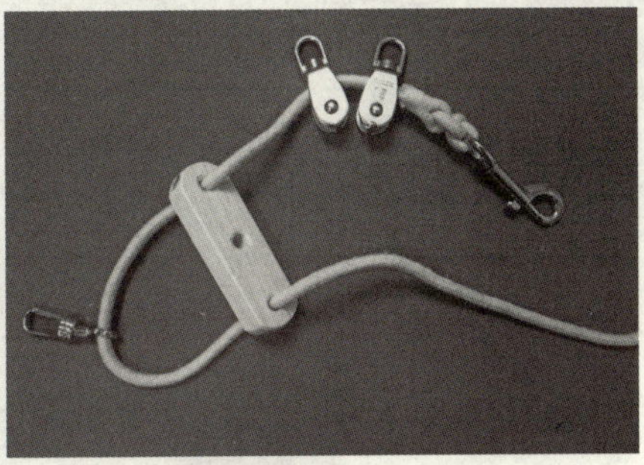

图 4-49　穿进调节板第 3 个洞

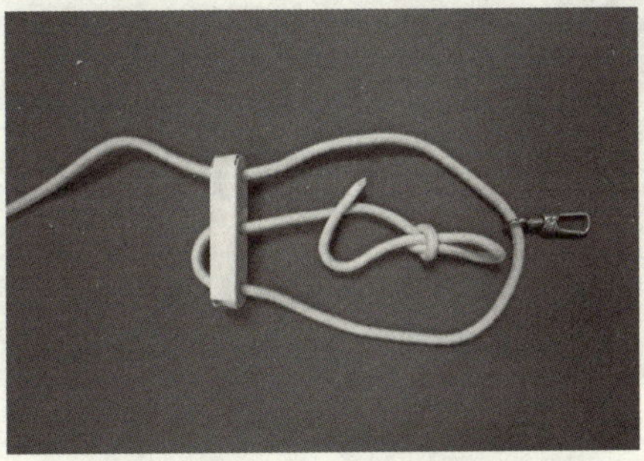

图 4-50　穿进第 2 个洞后并打结固定

第三节 手推板训练

一、手推板训练适应证

适用于脑卒中偏瘫患者，通过使用手推板带动患侧上肢进行运动（图 4-51）。

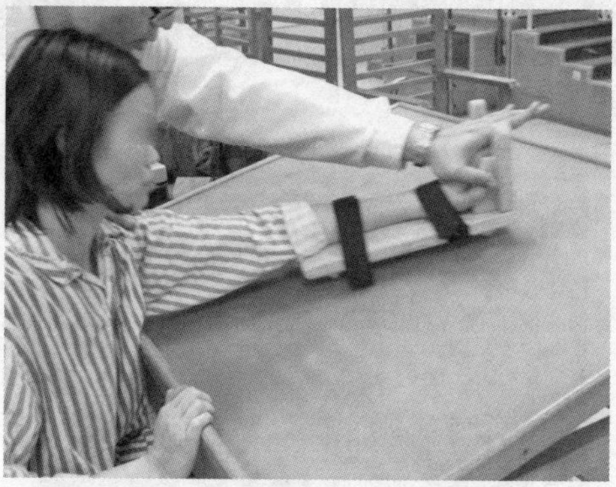

图 4-51　脑卒中偏瘫患者利用手推板带动患侧肢进行运动

二、手推板制作方法

1. 制作工具（图 4-52）　电钻（上螺丝钻头）、锤子、小刀、剪刀、打火机、橡皮筋（3～4 根）、十字螺丝刀。

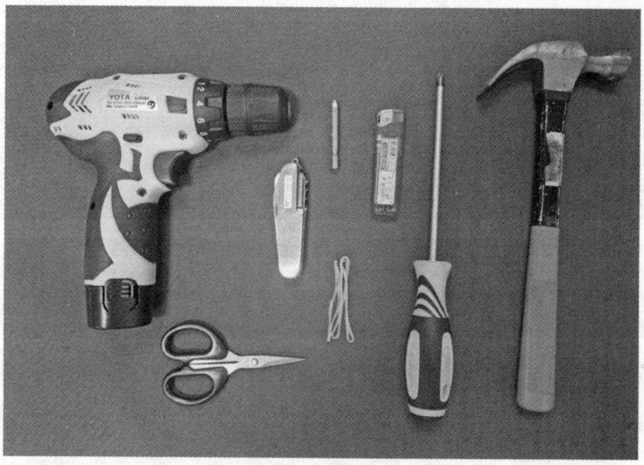

图 4-52　制作工具

2. 制作材料（图 4-53）　实木木板 1 块、牛眼轮 4 个、方形扣 2 个、有魔术贴带子 2 根、无魔术贴带子 1 根、螺丝钉 8 颗、小钉 12 颗、泡沫 1 块、乳白胶 1 瓶、橡皮筋 4 根、打火机 1 个（购买螺丝钉与牛眼轮时，注意螺丝钉大小要能穿过牛眼轮的孔）。

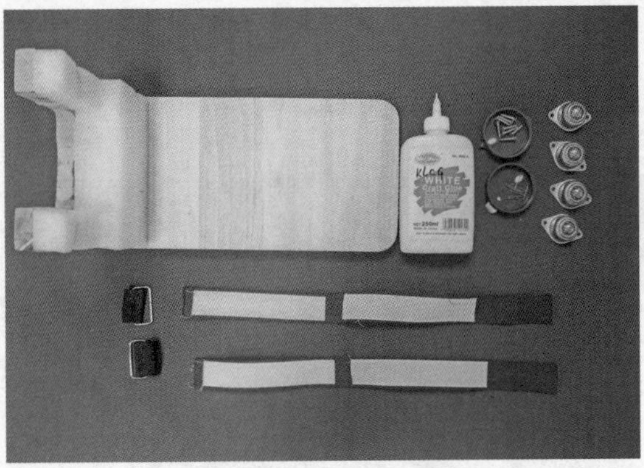

图 4-53　部分制作材料

3. 制作步骤

（1）手推板木板的制作

1）准备 2 块实木木板：一块长约 12 厘米，宽约 18 厘米，中间锯开深度约 3 厘米，宽 10 ~ 13 厘米（略宽于成人手掌宽度）；另一块长 35 ~ 37 厘米（比患者前臂略长），宽约 18 厘米。

2）2 块木板准备好后，用螺丝钉将 2 块木板固定在一起（图 4-54）。

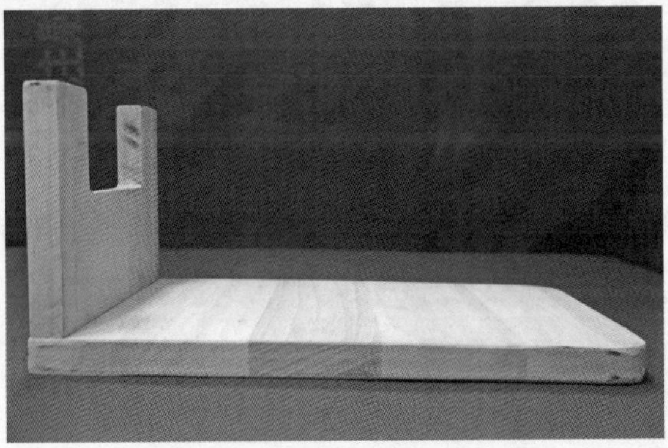

图 4-54　组合好的实木木板

（2）牛眼轮的安装方法

1）把木板翻到背面，用一个物品当参照物确定第 1 个轮子的位置，确定位置后用铅笔在轮子的 1 个洞的中心做 1 个标记（图 4-55）。

2）用小钉在标记处开洞，洞要尽量打深一点（图 4-56）；把小螺丝钉放在已开好的洞处，用已接上螺丝接头的电钻将螺丝钉钻入木板内（图 4-57），钻入第 1 个洞时注意先不要把螺丝钉上紧，用同样的方法把轮子的另一个头固定好。

3）用十字螺丝刀分别将2个螺丝上紧，使轮子固定；同样步骤把4个轮子分别安装在木板的4个角（图4-58）。

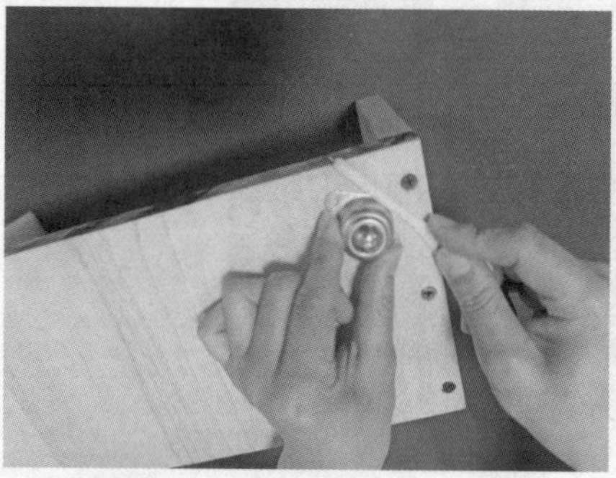

图4-55 参照物确定轮子位置

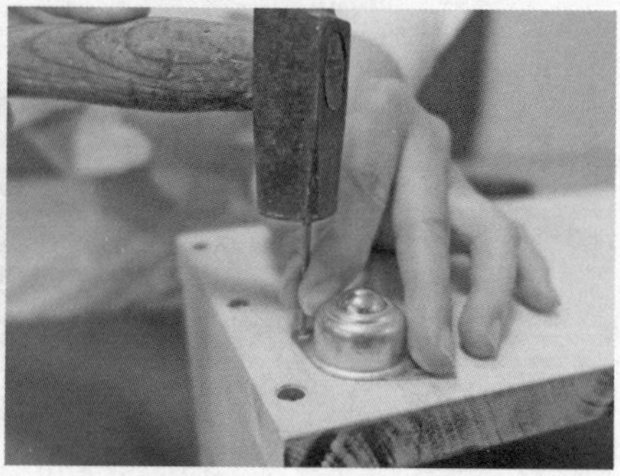

图4-56 用小钉打洞

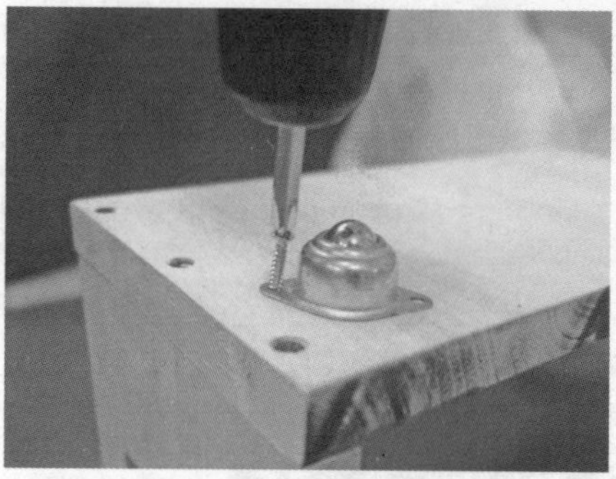

图4-57 用电钻上螺丝

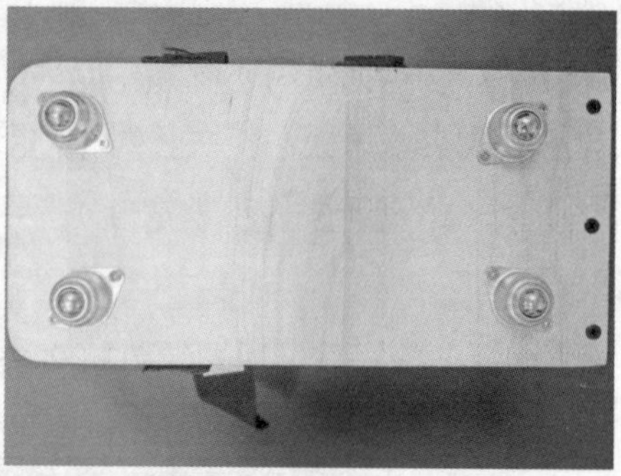

图4-58 安装好4个轮子

（3）绳带的安装方法

1）剪出2根长约6厘米的无魔术贴带子，带子末端用打火机烧平整。拿起一根穿进方形扣里，把木板侧放，分别在板的前1/3处、后1/3处用小钉把方形扣固定好（图4-59）。

2）有魔术贴带子的两端（长约48厘米）用打火机烧平整，穿进方形扣内，水平拉到对侧，然后用小钉固定（图4-60）。

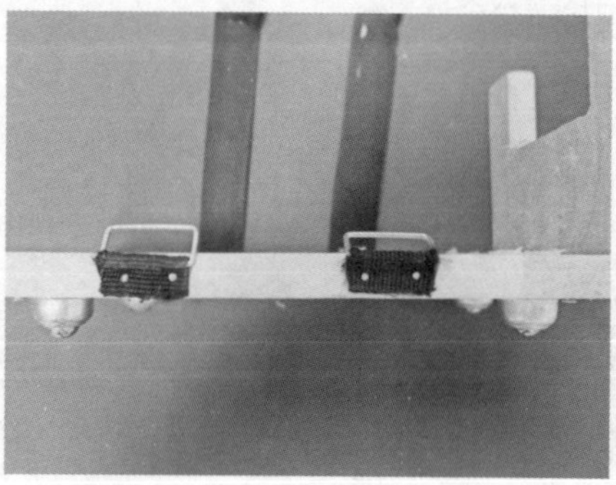

图4-59 取合适距离固定方形扣

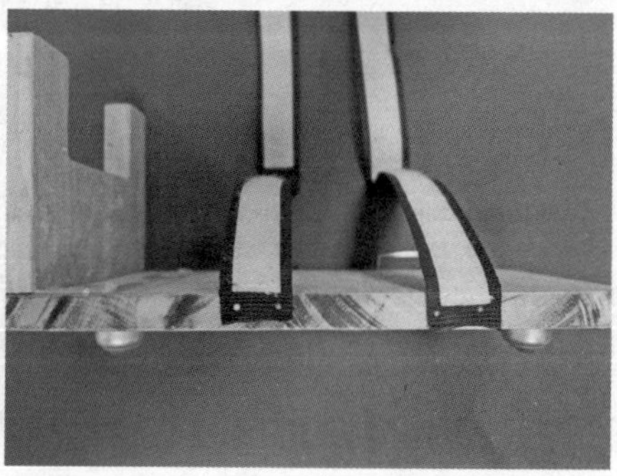

图4-60 与方形扣水平位置固定魔术贴带

（4）泡沫的安装方法

1）把泡沫放在手推板上按照木板的大小进行裁剪。

2）把接触手的一面的泡沫边角裁平，防止患者手被泡沫的边角位压到，然后把泡沫接触木板的 2 个面均匀涂上白乳胶，贴在木板上（图 4-61），用橡皮筋绑住固定一晚，手推板就能用了（图 4-62）。

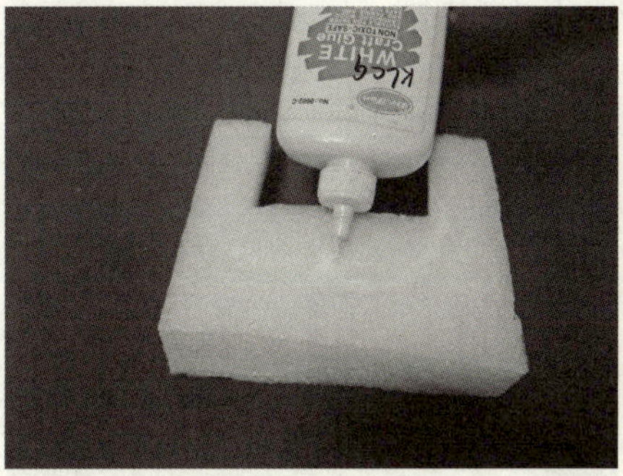

图 4-61　均匀涂上乳胶

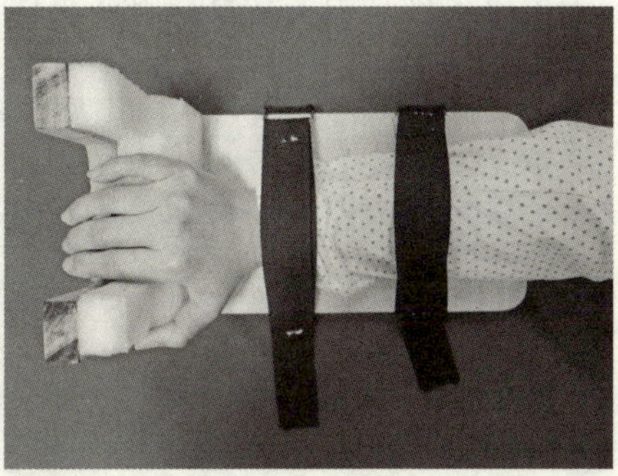

图 4-62　使用手推板

第四节 简易日常生活活动训练板

简易生活活动训练板作用：把生活中丢弃的衣服、鞋子、裤子（图 4-63）、各类门锁（图 4-64）、各种大小不同的瓶子（图 4-65）等生活日用物品装订在木板上，患者通过锻炼患侧手指的精细动作，达到满足生活基本活动需要的目的，既可以减轻家人照顾的压力，又可以废物利用、变废为宝，减轻家庭经济负担。

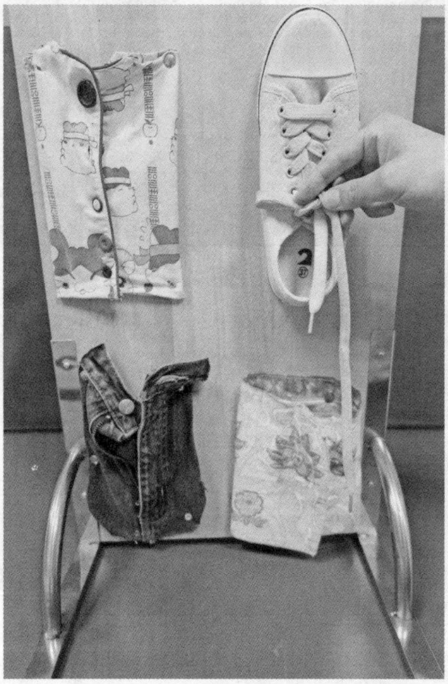

图 4-63 衣服、鞋子、裤子装订在木板上

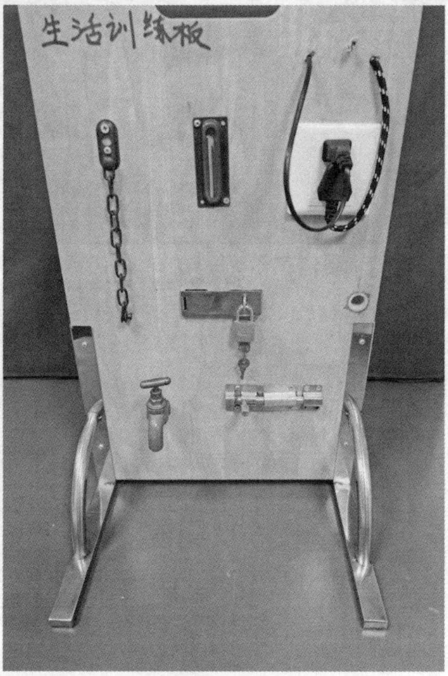

图 4-64 各类门锁装订在木板上

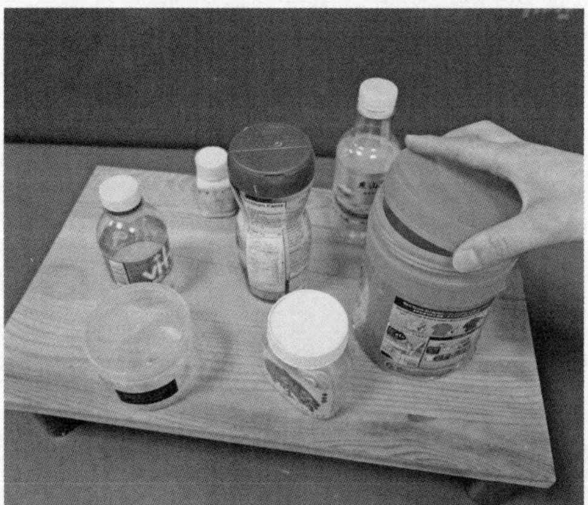

图 4-65 各种大小不同的瓶子装订在木板上

第五章 居家自我安全管理

第一节 预防压疮

一、压疮概念

压疮又称压力性溃疡，是由于身体局部组织长时间受压，发生持续缺血、缺氧、营养不良而致组织溃烂。易发生在骨骼凸出的部位，如骶尾部、足跟部、坐骨结节和股骨大转子等处。常见于瘫痪和长期卧床的患者，如脑卒中后很多患者会遗留肢体偏瘫，行动不便，更甚者是全瘫或以植物人状态生存。面对患者长期卧床的情况，不管是在医院还是在家里，保持患者皮肤的完好尤为重要。为保证患者皮肤的完好，避免压疮的发生，须做好对患者状态的评估，包括身体状态、营养状态、皮肤情况、肢体活动度、二便情况等。

二、预防压疮护理要点

1. 对于长期卧床的老年人，首先要做好皮肤减压，一般可予以水垫和翻身枕（图5-1，图5-2），有条件的可以放置气垫床。其次应定时翻身，一般白天2小时翻身1次，夜间4小时翻身1次。

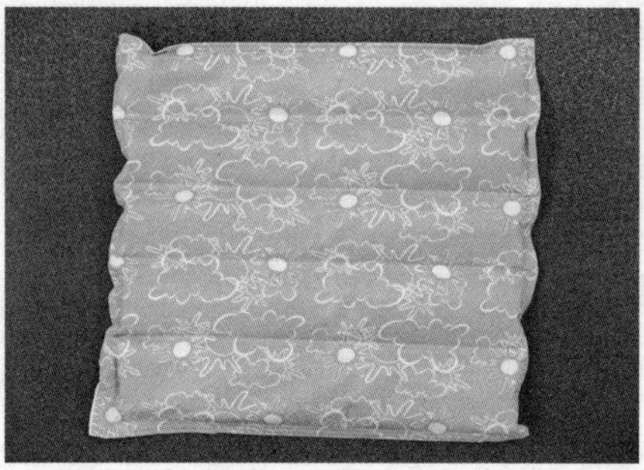

图5-1　水垫

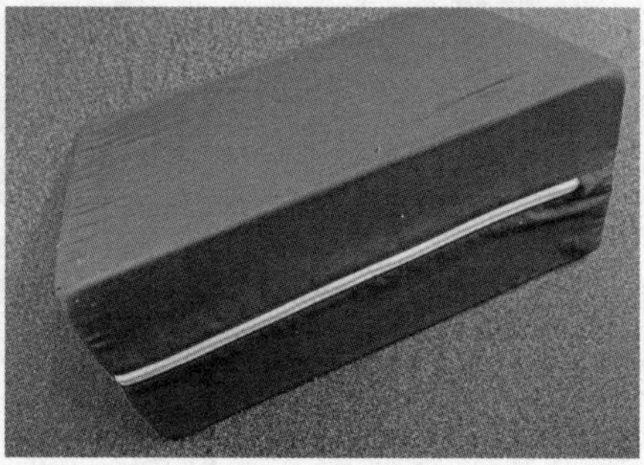

图5-2　翻身枕

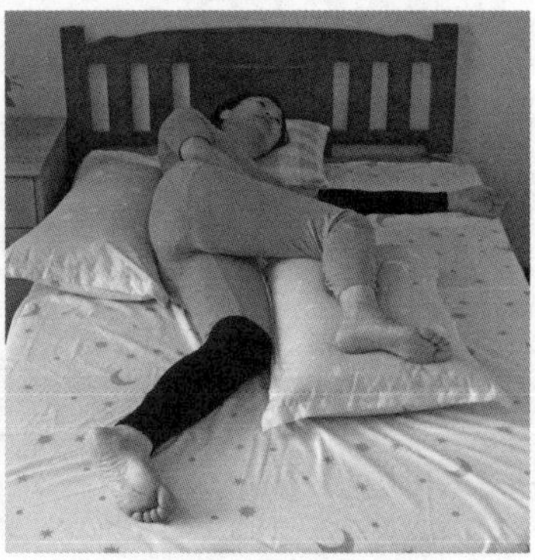

图5-3　平整的床铺

2. 床单位要保持平整、干净，床上尽量不要放杂物，避免被压到。二便后要及时清理，保持局部皮肤干爽，夏天应避免湿疹的发生（图5-3）。

3. 如果是大小便失禁者，要及时更换尿垫，每次更换尿垫时要用温水抹洗干净。如已发生压疮，为了使伤口尽快愈合，可以留置导尿管。大便失禁者，还可以使用人工肛袋来收集患者大便，减少大便直接接触肛周皮肤，减少对皮肤的刺激。如患者因大便失禁引起肛周皮肤潮红、湿润的可以外用造口粉，每天 3 ~ 4 次，或每次大便清理后外用。

4. 每天可以多次给予受压部位如骶尾部、左右髋部、足跟、枕部、左右外耳郭、肘部、左右外踝部等处涂擦陈渭良伤科油等，效果都很好（图 5-4）。

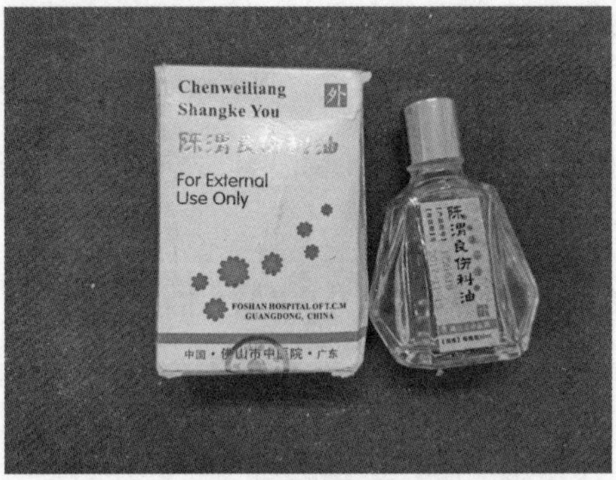

图 5-4　陈渭良伤科油

5. 关注老年人的营养状况，充足的营养可以减少老年人发生压疮的概率，帮助已发生的压疮快速愈合。可以进食牛奶、鸡蛋、肉类、鱼类等高蛋白质食物。

6. 尽量减少对老年人的牵拉　搬动时不要牵拉老年人，如 1 个人力量不够，老人又无法配合时就需要找其他人帮助。脑卒中患者活动不利，但可以利用其健侧协助翻身或搬动（图 5-5）。

7. 患者在床上行抬臀、拱桥等运动（图 5-6），每天可多次，每次时间可根据身体状况来定。患者运动的指导原则：能坐的不要躺，能走的不要坐，尽可能不要卧床，可以在床上坐起，可以坐轮椅，病情允许的患者也可以下床活动，但是要由专人陪同，不能自行下床，防跌倒。

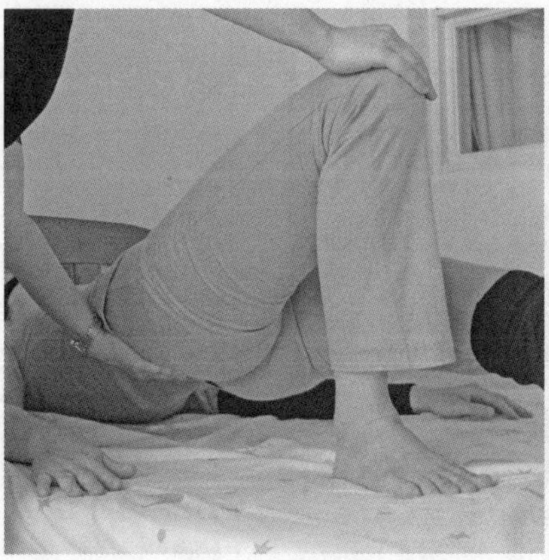

图 5-5　协助床上移动

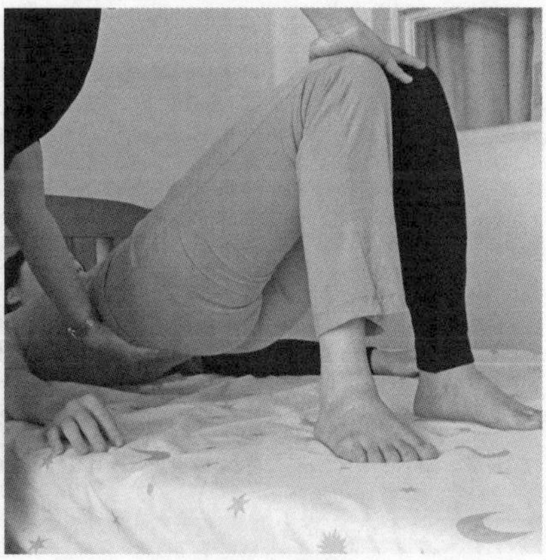

图 5-6　抬臀运动

第二节 预防烫伤

老年患者由于自身的生理因素或疾病的原因，身体对外界的刺激不敏感，这样就很容易对身体造成伤害。如天气冷了，老人使用热水袋或电热毯等很容易造成皮肤烫伤。

预防烫伤的要点

1. 做好对老年人的评估　了解老年人有没有烫伤史，了解烫伤的危险因素，向老年人宣教烫伤预防的相关知识。

2. 喜欢睡前用热水泡脚的老年人（图 5-7），水温不宜过高，应在 40℃左右。如家中没有水温计，可以让家属协助试水温，以不烫手为度，不要让老年人去试水温，因为老人的感觉已经变差，感受的温度会有误差。

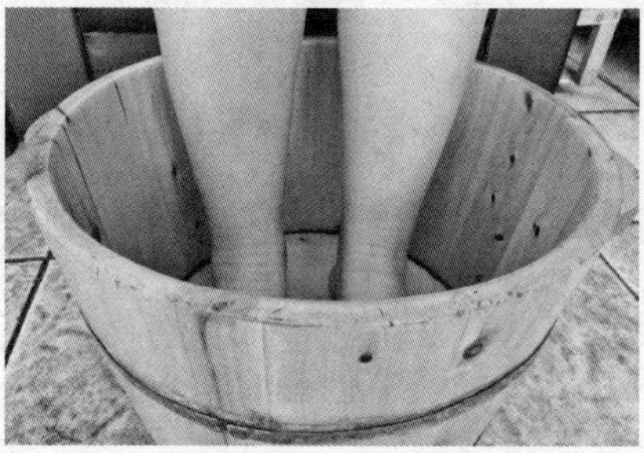

图 5-7　泡脚

3. 泡脚时间不宜过长，以 20 分钟为宜，泡完后如果皮肤出现潮红、瘙痒，不要抓挠皮肤，可以外涂润肤品。

4. 尽量避免使用热水袋（图 5-8），如果要使用热水袋不要直接接触皮肤，可用毛巾包裹热水袋再使用，水温不应高于 50℃，使用过程中应密切观察皮肤情况。

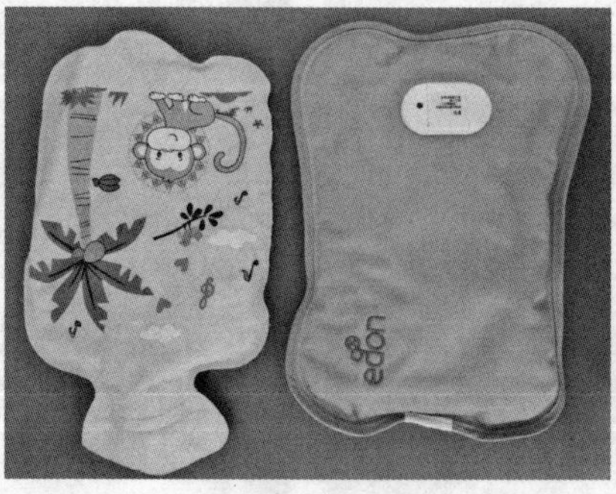

图 5-8　热水袋

5. 家中如使用电暖炉，老年人应离暖炉 2 米远（图 5-9），这样可以避免烫伤。如使用电热毯，温度设定在 40℃，不宜过高。一般睡前先预热 1 ~ 2 小时，睡前关闭电热毯。

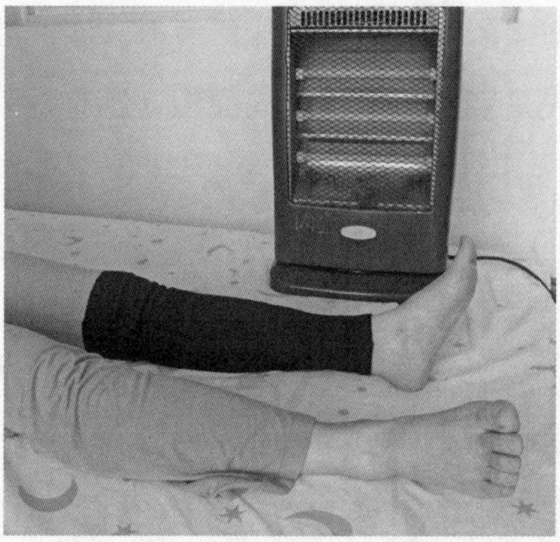

图 5-9　不正确的暖炉使用方式

6. 老年人洗澡时最好有家属陪同，家属要调好水温，不要让老年人自己调水温，避免洗澡时因水温太高引起烫伤。

7. 家里的暖水瓶放在老年人拿不到的地方，可以将老年人饮用的温度合适的水放在保温杯内。

8. 老人进餐时饭菜的温度不能过高，汤水要温的，以不烫口为宜。

第三节 预防跌倒

一、跌倒

跌倒是指因突发、不自主的、非故意的体位改变，倒在地上或更低的平面上。老年患者很容易发生跌倒，首先是自身身体状态的原因，还有是因患病引起的行走不便、失衡等，所以对 65 岁以上的老年人预防跌倒尤为重要。

二、预防跌倒要点

1. 评估患者的跌倒风险，如有没有跌倒史、疾病状态、步态、身体的平衡情况、对跌倒的认识等。评估后对有跌倒高风险的患者，除了向其进行防跌倒的宣教，对家属的宣教也很重要，因为家属作为患者的照护者，起着很重要的作用。

2. 跌倒高风险患者需要家属 24 小时陪护，尤其是外出活动时，不要让患者自行外出，否则跌倒的概率会很高。

3. 家中的物品摆放尽量简单，固定位置，不要放置太多的杂物（图 5-10，图 5-11）。地面要保持干燥，避免老人滑倒，造成意外的伤害。

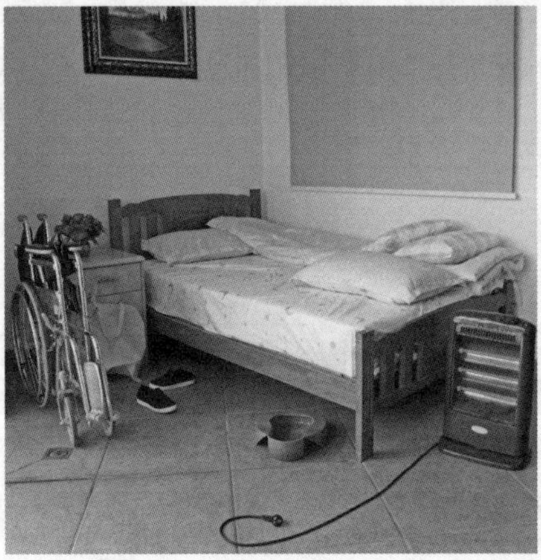

图 5-10　物品摆放凌乱

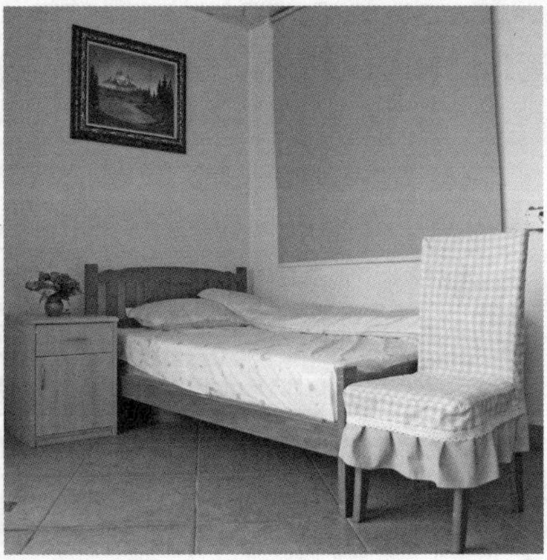

图 5-11　物品摆放整齐

4. 跌倒多发处往往是洗手间，可以适当对洗手间进行简易的改造，如蹲厕改成坐厕、马桶旁加扶手、厕所地面加防滑垫等，可以减少老人发生跌倒的概率（图 5-12）。

5. 跌倒多发生处还有卧室，卧室的床尽量靠墙，不能靠墙的床边要放床栏固定或是放沙发，避免老人从床上摔下来。夜间最好使用尿壶，尽量减少夜间上洗手间的次数（图 5-13）。

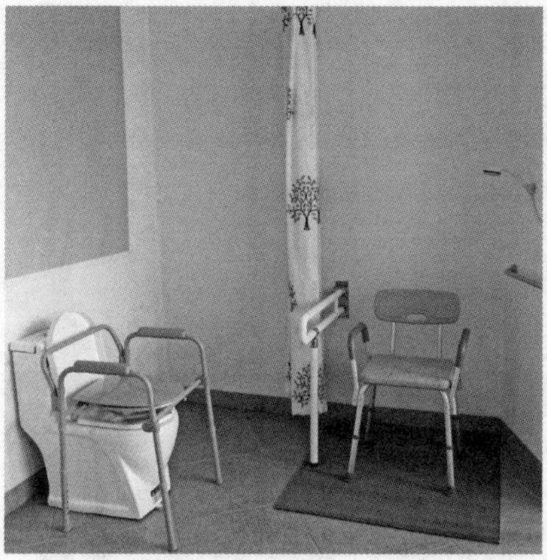

图 5-12　改造后的洗手间

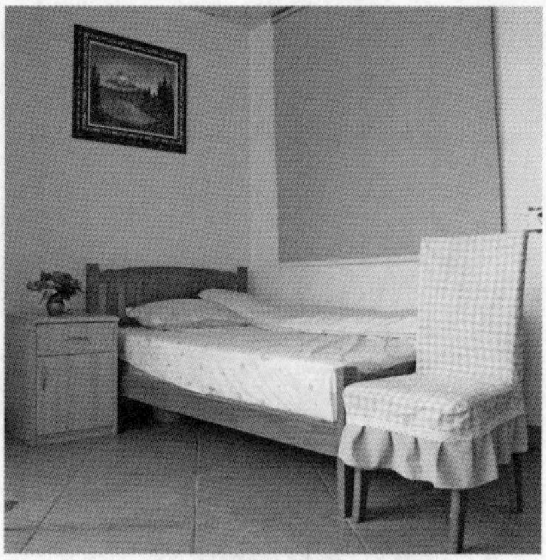

图 5-13　卧室床的摆放

6. 把老年人需要用到的物品放在其可触及的地方方便拿取（图 5-14），减少因取物而跌倒的风险。睡前最好预留一盏小灯，方便老年人夜间上洗手间或取物。

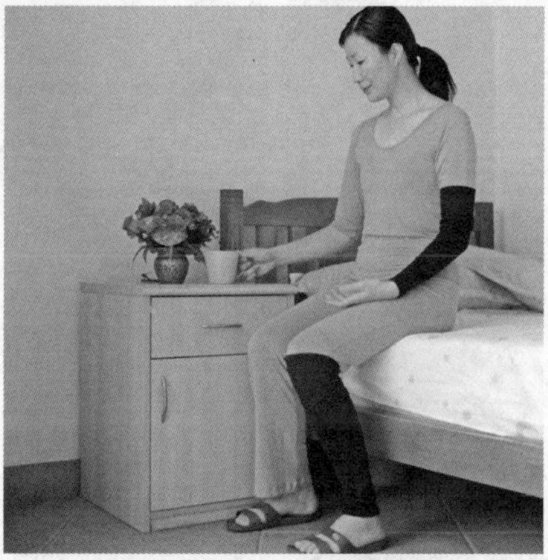

图 5-14　日用物品摆放合适

7. 步态不稳的老年人要学会使用三脚架或四脚架助行器帮助行走（图 5-15，图 5-16），助行器应根据老年人的身高调到适合的高度，行走时要有家属陪同。

8. 老年人的裤子应长度适宜，过长容易绊倒（图 5-17）。行走时最好穿软底防滑的布鞋，这种鞋子轻便，方便老年人行走（图 5-18）。

9. 老年人应在身体状态最佳的时候活动，如果口服了镇静药就应卧床休息，不宜活动。

10. 老年人平时起床时最好做到 3 个 30 秒，即醒后 30 秒后方可坐起，坐起 30 秒后方可站立，站立 30 秒后方可行走（图 5-19，图 5-20）。避免劳累，避免去人多的地方，尽量劳逸结合，量力而行。

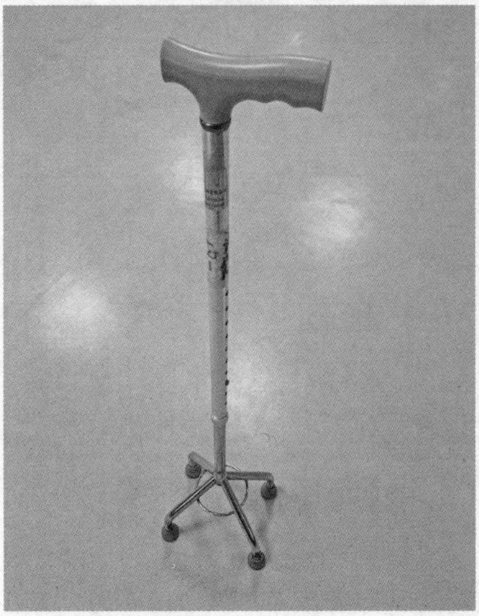

图 5-15　四脚架

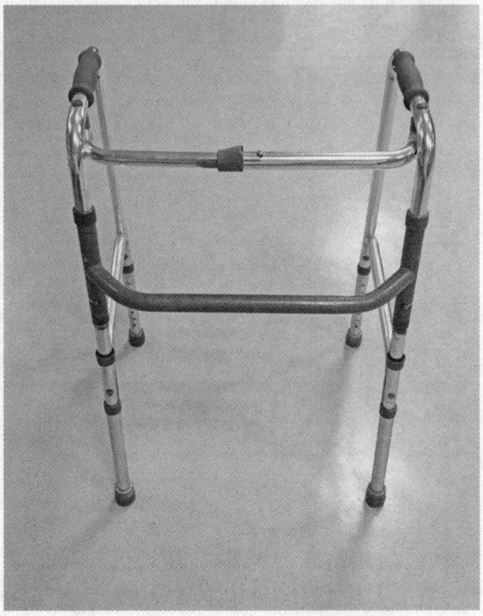

图 5-16　助行器

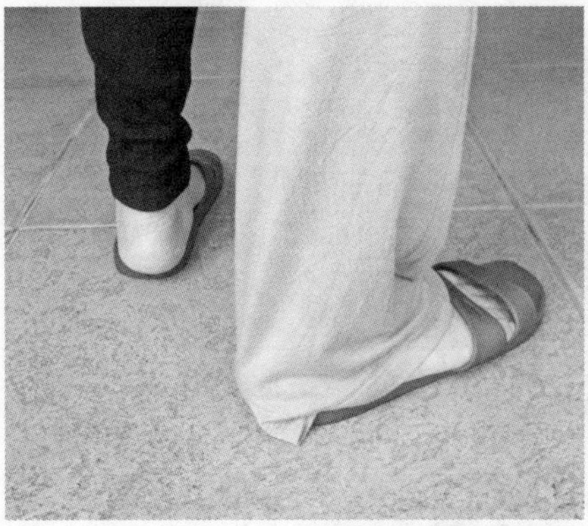

图 5-17　长度不合适的裤子

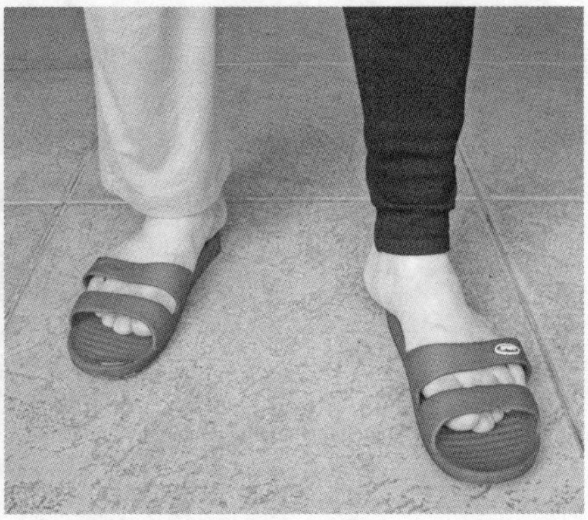

图 5-18　不合适的鞋子

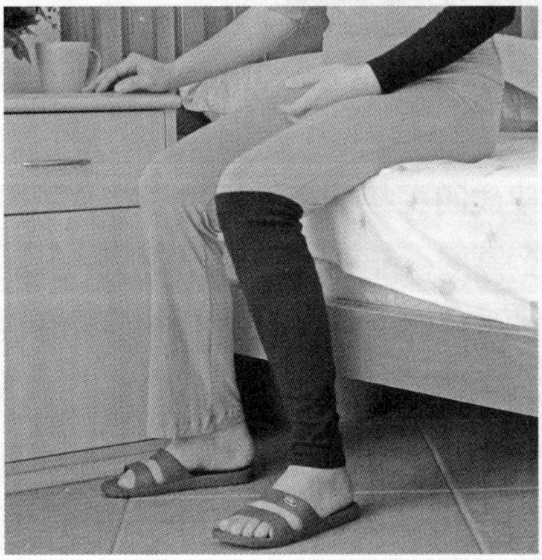

图 5-19　坐 30 秒

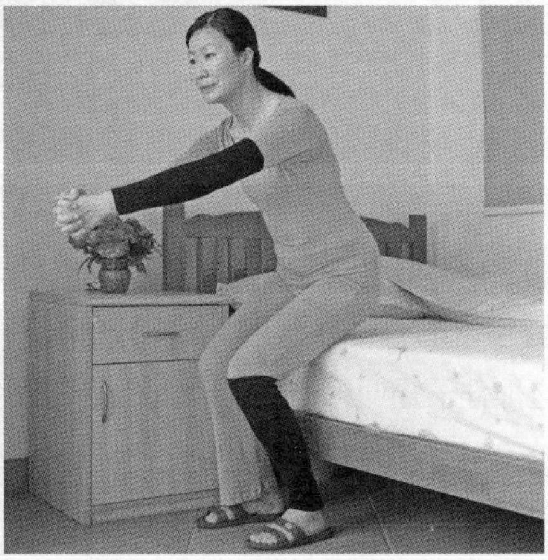

图 5-20　站立 30 秒

11. 家具最好避免有过多的棱角，减少老年人撞伤或绊倒的风险。

第四节 预防走失

一、走失

很多老年人随着年龄的增长出现记忆力下降、理解力下降，或因痴呆等因素，均有可能存在认知方面的障碍。老年人很容易在家属不注意的时候离家，因为认知方面的问题，找不到回家的路。

二、预防患者走失要点

1. 如果发现老年人有记忆力下降或理解力下降，请到医院去进行与认知相关的检查，确认老年人是否存在认知障碍。

2. 有认知障碍的老年人，家属最好24小时陪伴，不要让其离开自己的视线，不要让其在没有家人陪伴的情况下外出。

3. 如果只有老年人一人在家，门建议反锁，尽量避免老年人自行外出，减少走失的风险。

4. 给老年人戴上黄手环，具体使用方法如下。

（1）家属用手机扫描黄手环表盘上的二维码（图5-21），通过微信关注黄手环公众号。

（2）成功关注黄手环微信公众号后，在微信消息窗口中回复ZC进行注册，并按照提示输入黄手环背面的注册码（图5-22）。注：注册码为字母与数字相结合的6位编码，在手环背面。

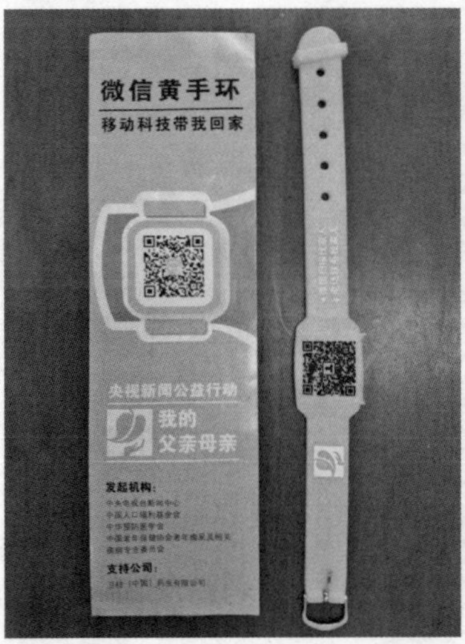

图5-21 黄手环上的二维码

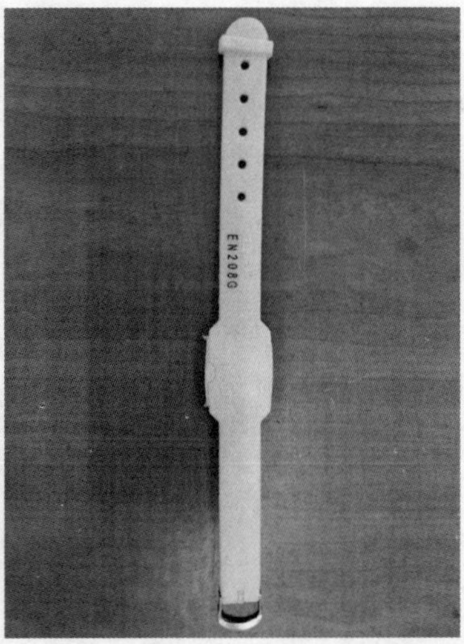

图5-22 黄手环背面的6位注册码

（3）填写好位于黄手环表盘下方信息存放口内的“家人信息”纸卡后，将其再次插回黄手环表盘。

5. 有条件的家庭可以给老年人配定位手表，这样更方便老年人自己外出时的联系，家人更放心（图 5-23）。

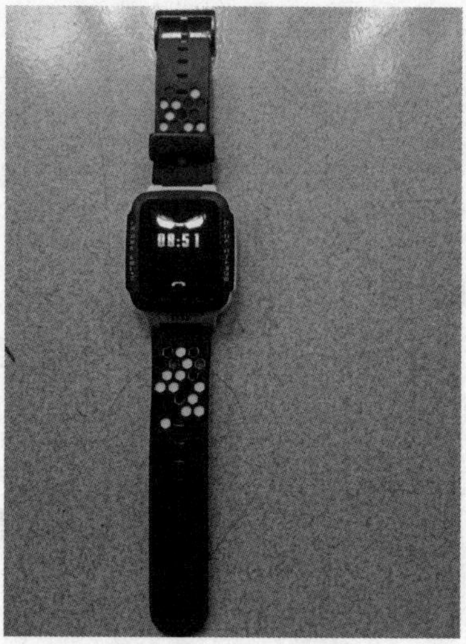

图 5-23　定位手表

6. 有认知障碍的老年人可以到医院寻求适当的治疗，延缓病情发展，减轻家庭负担。

第五节 预防误吸

一、误吸

误吸是指人在进食或非进食时，在吞咽过程中有数量不等的液体或固体食物进入声门以下的呼吸道，而不是全部食物随着吞咽动作顺利进入食管。老年人因为生理、疾病或药物的原因，在进食时易发生误吸。

二、预防误吸的要点

1. 对老年人的进食状况进行评估，包括吞咽动作、吞咽有无延迟、进食有无呛咳、咀嚼能力等，了解老年人平时进食所需时间、食物的性状等。只有了解了老年人的进食情况才能更好地做出指导。通过检查老年人的空吞咽动作以及进行快速饮水试验、洼田饮水试验、吞糊试验来了解老年人的吞咽困难程度。

2. 如果患者有吞咽困难、进食呛咳，均要及时去医院进行吞咽筛查，了解吞咽困难的原因，并及时治疗。不要明知患者进食困难还继续喂食，这样很容易引起吸入性肺炎，加重患者的病情。

3. 要根据医生和护士对患者的吞咽评估来决定患者进食的食物性状。

4. 老年人进食时尽量不要分散其注意力，不要与正在进食的老年人讲话，让其专心进食。因为进食时讲话，声门打开会导致食物进入气管，引起误吸。

5. 老年人进餐时要保持良好的情绪，进餐时不要和老年人争吵，保持良好的进餐氛围。食物尽量多元化，色、香、味俱全，让老年人有进食的欲望。

6. 最好的进餐体位是坐位，尽可能让老年人坐着进餐，如不能坐位，需要卧床时，也要抬高床头 45° ~ 60°，这样的体位方便老年人或患者的吞咽。喂食后 30 ~ 60 分钟方可放低床头，以避免食物反流（图 5-24）。

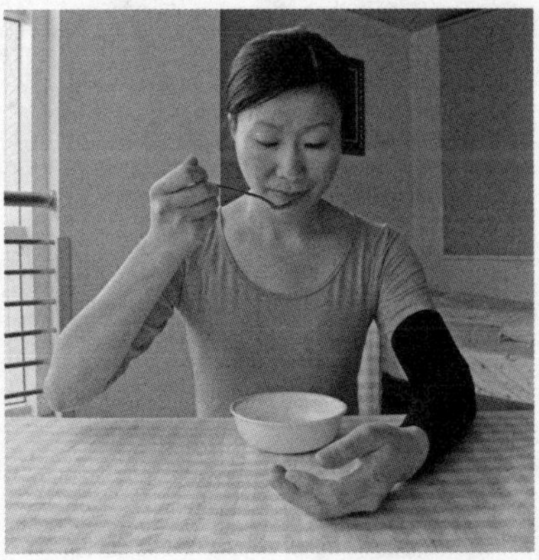

图 5-24　坐位进餐

7. 老年人进食时应细嚼慢咽，速度不宜过快，要留意有吞咽困难的老年人进食中有无呛咳。食物的选择也很重要，一般有吞咽困难的老年人都不宜进食流质食物，可以选择质软、易消化、富有营养的食物，如稠粥、面条、烂饭、蛋羹、肉末等。如要进食流质或是汤水，可以加用凝固粉改变食物的性状后予老年人进食，可以避免误吸发生的概率。

8. 患者进食过程中如果出现呛咳应停止继续进食，检查出现呛咳的原因，是否因食物的性状不适合患者进食还是患者原本有咳嗽的症状（图 5-25）。

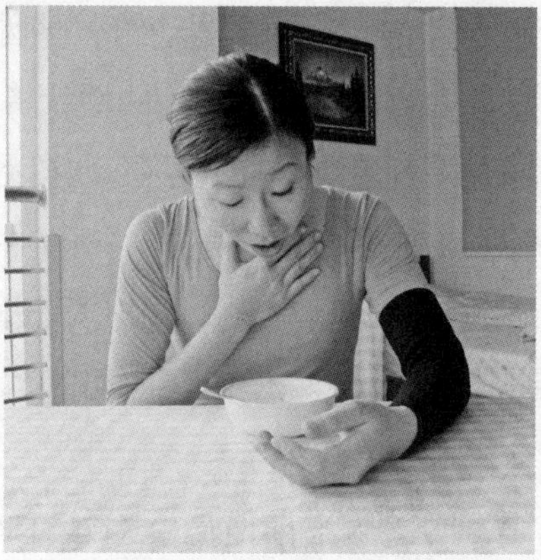

图 5-25　进食时呛咳

9. 喂食时用的勺子不应太大，以适合患者吞咽的一口量来喂食（图 5-26），确定患者已完全吞下第 1 口才可以喂第 2 口。

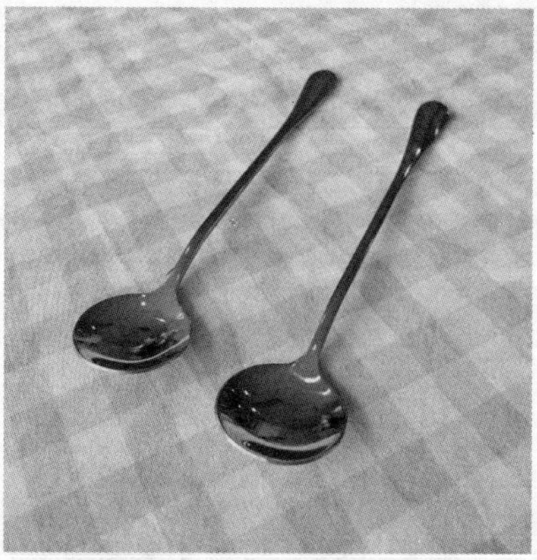

图 5-26　进食标准的勺子

10. 如进食过程中出现窒息（图 5-27，图 5-28），可借助家具行海姆利希急救法自救。具体做法：患者利用家中合适的家具，身体略弯，使家具角位于脐部上约 2 横指的部位，然后用力冲击 5 次，头向前伸、口张开（图 5-29，图 5-30）。

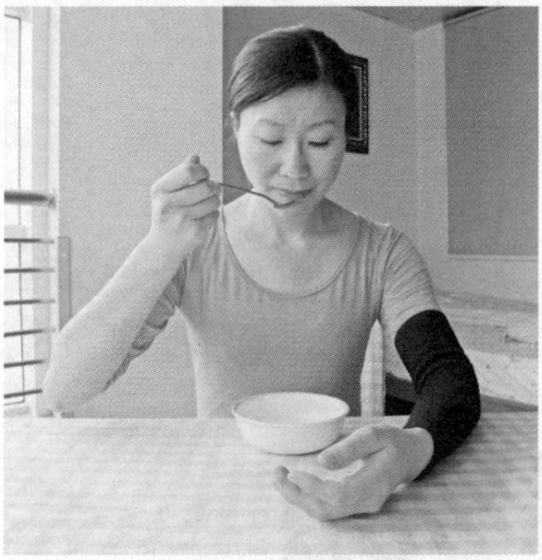

图 5-27　进食

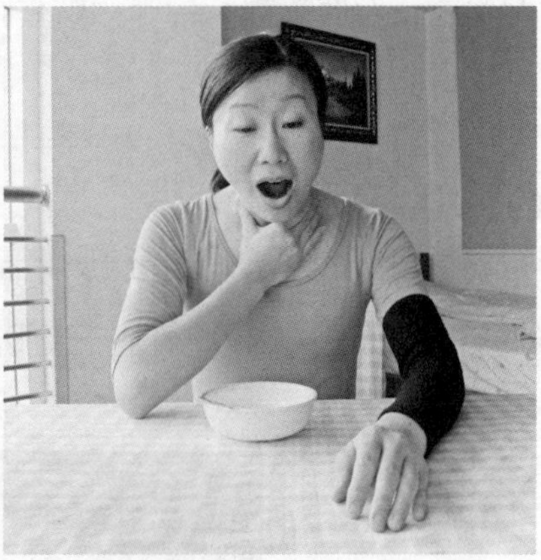

图 5-28　进食时误吸

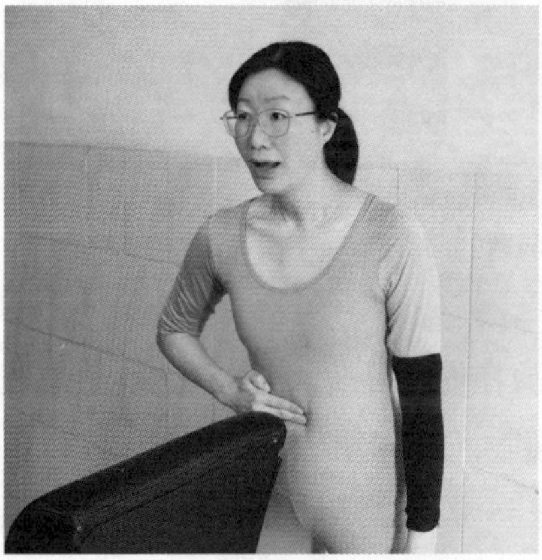

图 5-29　定位

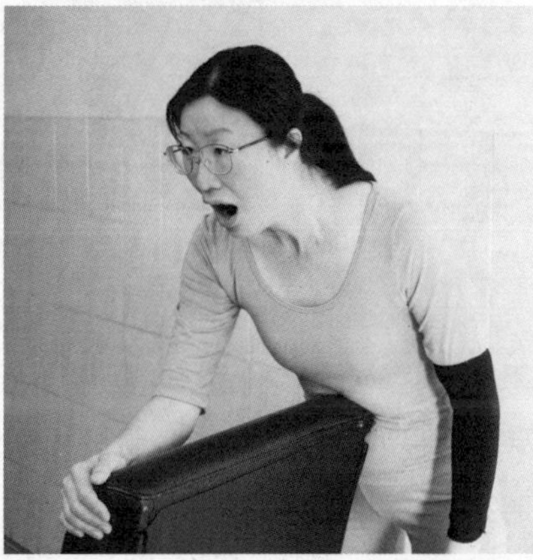

图 5-30　利用家具行海姆利希急救法自救

第六节 安全用药

老年患者因疾病的原因，需要长期服药，但是对于一些记忆力下降、痴呆或是行为能力异常的患者，如何做到安全服药就存在很大的问题。家属要做好患者安全用药的监督。

安全用药注意事项

1. 老年患者常多种疾病并存，需要长期口服多种药物治疗。建议用分药盒把每天要服用的药物按种类分开，并标识清楚一天服药的时间，避免错误服药（图 5-31）。

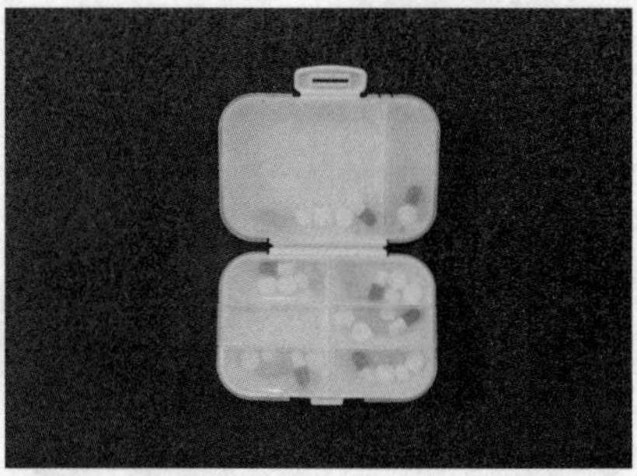

图 5-31　分类放置的口服药

2. 如患者记忆力下降、痴呆，药物不要放在他们可以拿到的地方。每次服药有专人给药并确保药物服下，避免他们多服药或是漏服，影响病情。

3. 口服药要按时、按量服用，抗高血压药一般早上服，降血脂药一般晚上睡前服。尤其是降血糖药，要按时、定量服用，注意不要漏服、不要停服。降血糖药的服用时间包括：饭前 30 分钟服药；吃第一口饭即刻服药；饭后服药以及睡前服药（晚上 9：00 最好）。老年人爱忘事，服用磺胺类药物时，可不同于年轻人，在进餐中或进餐后服药，以避免低血糖。

4. 口服抗高血压药和降血糖药不能随意停药或更改药物剂量，如在服用过程中出现不适要及时就诊。须在医生的指导下更换药物的品种或调整药物的剂量。

5. 药物的保存　药物应放在避免阳光照射到的地方，备用的胰岛素要放在 5 ~ 8℃的冰箱内。已开始使用的胰岛素可在室温下存放。

6. 长期服药的患者应定时做肝肾功能和血液等其他方面的监测，如有问题及时处理，因为有些药物对肝肾功能存在损害的可能性。

手机扫描二维码，免费观看视频

跟视频学练居家康复护理技术

单桥运动

双桥运动

上肢关节被动运动

下肢关节被动运动

脑卒中患者床上坐位操作示范

脑卒中患者患侧卧位操作示范

脑卒中患者健侧卧位操作示范

脑卒中患者仰卧位操作示范